Erfolgskonzepte Praxis- & Krankenhaus-Management

Ihre Erfolgs-Konzepte für Klinik und Praxis

Als Arzt sind Sie auch Führungskraft und Manager: Teamführung, Qualitätsmanagement, Kodier- und Abrechnungsfragen, Erfüllung gesetzlicher Vorgaben, patientengerechtes Leistungsspektrum, effiziente Abläufe, leistungsgerechte Kostensteuerung …

Zusätzliche Kompetenzen sind entscheidend für Ihren Erfolg.

Agieren statt reagieren

Gestalten Sie zielgerichtet die Zukunft Ihres Unternehmens - als Organisator, Stratege und Vermarkter.

Marc Däumler
Marcus M. Hotze

Social Media für die erfolgreiche Arztpraxis

Mit 175 Abbildungen

Springer

Marc Däumler
excognito Agentur für Kommunikation
Berlin

Marcus M. Hotze
HEUSSEN Rechtsanwaltsgesellschaft mbH
Berlin

ISBN 978-3-642-37072-4
ISBN 978-3-642-37073-1 (eBook)
DOI 10.1007/978-3-642-37073-1

Die Deutsche Nationalbibliothek verzeichnet diese Publikation in der Deutschen Nationalbibliografie; detaillierte bibliografische Daten sind im Internet über ► http://dnb.d-nb.de abrufbar.

SpringerMedizin

Planung: Hinrich Küster, Heidelberg
Projektmanagement: Kerstin Barton, Heidelberg
Lektorat: Volker Drüke, Münster
Projektkoordination: Heidemarie Wolter, Heidelberg
Umschlaggestaltung: deblik Berlin
Fotonachweis Umschlag: © thinkstockphotos.de
© contrastwerkstatt, fotolia.com, Seiten: 38, 40, 42, 44, 45, 46, 48, 65, 86, 88, 96, 107, 122, 207, 217, 219, 231, 232, 251, 252, 253
© fhmedien_de, fotolia.com, Seiten: 96, 107
© DOC RABE MEDIA, fotolia.com, Seiten: 65, 79, 86, 88, 100, 107, 219, 220, 232, 239, 240
© Denis Junker, fotolia.com, Seite: 107
© pix4U, fotolia.com, Seiten: 96, 107
© Gennadiy Poznyakov, fotolia.com, Seiten: 107, 257, 258, 259
Herstellung: Crest Premedia Solutions (P) Ltd., Pune, India

Gedruckt auf säurefreiem und chlorfrei gebleichtem Papier

Springer Medizin ist Teil der Fachverlagsgruppe Springer Science+Business Media
www.springer.com

Vorwort

Bei Youtube schaut man Musikvideos. Und berufliche Kontakte sind bei Xing abgelegt, nicht bei Facebook, denn bei Facebook tummeln sich doch vornehmlich Teenager, die überwiegend unbedeutenden Schwachsinn mitteilen, zum Beispiel, wo sie gerade welchen Kaffee mit wem trinken. Und Twitter wird nur von ein paar mitteilungsbedürftigen Berufskommunikatoren oder Prominenten wie beispielsweise Boris Becker zum Tratsch für die Medien genutzt. Ach so, klar, der typische Social-Media-Nutzer ist weiblich und im Durchschnitt unter 18 Jahre alt und für medizinische Themen überhaupt nicht zugänglich.

Ist das wirklich so?

Was stimmt davon, was wird vielleicht erst in ein paar Jahren zutreffen, und was ist Mythos? Die Social-Media-Einsteiger erleben in diesem Buch sicherlich viele Überraschungen und werden ihre Ansicht über Social Media grundlegend überdenken und verändern – garantiert! Fortgeschrittene können mit vielen Tipps und Tricks ihre bisherige Arbeit sicherlich deutlich effektiver gestalten – auch garantiert!

In diesem Buch geht es nicht um einen Lobgesang auf Social Media, oft mit »Facebook, Twitter & Co.« abgekürzt. Dieses Buch verfolgt nicht das Ziel, sämtliche Möglichkeiten von vielen Social-Media-Tools zu erklären, sondern konzentriert sich ausschließlich auf die Bereiche, die für eine Arztpraxis relevant sind. Wie bei allem muss immer abgewogen werden zwischen Chance und Risiko, Aufwand und Nutzen. Enorme Möglichkeiten warten hier, um Umsatz, Bekanntheit und Image zu steigern und sehr gezielt die »richtige« Zielgruppe anzusprechen, und das erstaunlich individuell abgestimmt auf jede Praxis. Und meistens sind diese Möglichkeiten tatsächlich noch ungenutzt, obwohl nur Minuten am Tag nötig wären, um diese Vorteile zu aktivieren. Gleichsam lauern auch viele bekannte und unbekannte Gefahren, und das Image kann mitunter Schaden nehmen. In diesem Buch sind die Chancen und die Gefahren zusammengefasst, und natürlich auch, wie Sie diese erkennen, handhaben und nutzen.

Ärzte und Arztpraxen sind nicht vergleichbar mit anderen Unternehmen. Die Erwartungen an einen Arzt und die Restriktionen, etwa aus Berufsrecht und dem HWG (Heilmittelwerbegesetz), sowie die meist sehr knappe Zeit in einer Arztpraxis erfordern eine andere, eine spezifische Herangehensweise. Tatsächlich beginnt das Marketing schon mit dem Türschild, und bereits hier regelt das HWG die Möglichkeiten, welche Eigenschaften dieses Türschild haben muss. Ein Handwerker hat es sicherlich erheblich leichter mit seinem Türschild, und die Wahrscheinlichkeit, dass ein anderer Handwerker mit diesem Türschild »Probleme anmeldet«, ist auch geringer als bei Ärzten. Genau genommen bietet Social Media Ihrer Praxis zahlreiche Türschilder an, einerseits mit weiteren beeindruckenden Marketing-Möglichkeiten, andererseits leider auch mit weiteren gesetzlichen Vorgaben. Zwar wurden gesetzliche Richtlinien für Mediziner in der Werbung zunehmend gelockert, aber wer weiß schon tatsächlich, was nun erlaubt ist und was nicht? Der Wust an Vorschriften ist ebenso vielfältig wie die betroffenen Rechtsmaterien: Berufsrecht, Wettbewerbsrecht, Internetrecht, allgemeine Gesetze – da kann der Überblick schnell verloren gehen. Umso wichtiger ist es für die tägliche Praxis, zumindest die wesentlichen rechtlichen Eckpfeiler zu kennen. Hätten Sie gewusst, dass Sie sich und Ihre Praxismitarbeiter mittlerweile in Berufskleidung und sogar bei der Behandlung auf Fotos präsentieren dürfen? Und dass in bestimmten Fällen auch die Wiedergabe von Vorher/Nachher-Bildern zulässig ist? Gerade für Ihren Auftritt in den sozialen Medien sind die jüngsten Liberalisierungen sehr hilfreich. Trotzdem gilt: Schrankenlos ist die Freiheit natürlich nicht. Dazu kommt, dass ein Orthopäde oder ein Radiologe sicherlich anders in der Social-Media-Welt agieren muss als ein Hausarzt oder ein Ästhetisch-Plastischer Chirurg – aus juristischer Sicht wie auch aus Sicht eines PR-Beraters.

Dieses Buch begleitet Sie vom ersten Schritt über den perfekten Auftritt und später zur professionellen Pflege. Sie erhalten Tipps, wie Sie am besten Aufgaben intern delegieren können, um möglichst wenig Zeit investieren zu müssen. Mit zahlreichen Checklisten können Sie leicht überprüfen, wo Sie stehen und wie Sie am effektivsten Social Media nutzen. Wie Sie Ihre Mitarbeiter auch über Social Media mehr an die Praxis binden, steht genauso im Buch wie Tipps für Ihr Verhalten in einer Krisensituation.

Mit unserer Autorenkombination aus einem PR-Berater und einem Rechtsanwalt, die beide sowohl auf Medizin als auch auf Social Media spezialisiert sind, erhalten Sie das moderne Praxis-Social-Media-Spektrum zum sicheren Erfolg.

Marc Däumler
PR-Berater

Marcus M. Hotze
Rechtsanwalt und Fachanwalt für Urheber- und Medienrecht

Die Autoren

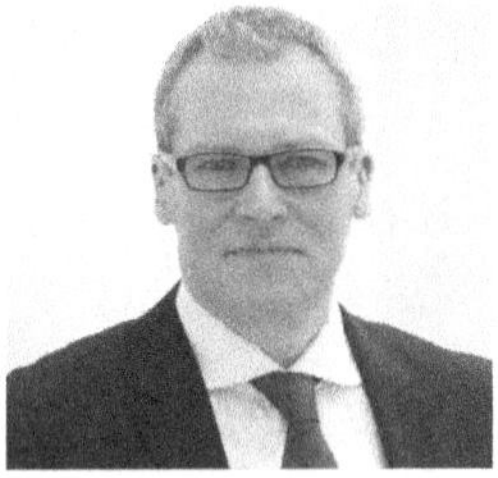

Marc Däumler
ist studierter Diplom-Kaufmann und PR-Berater, arbeitete als Journalist, Pressesprecher und PR-Berater, bevor er sich mit seiner Agentur excognito in Berlin selbstständig machte. Zum Kundenportfolio gehören neben Praxen auch Kliniken, medizinische Verbände und internationale Pharmaunternehmen. Mit seiner Spezialisierung auf die Medizinbranche ist er gefragter Dozent, Referent und Autor für Pressearbeit, Imagebildung, Krisen-PR sowie das Trendthema Social Media.

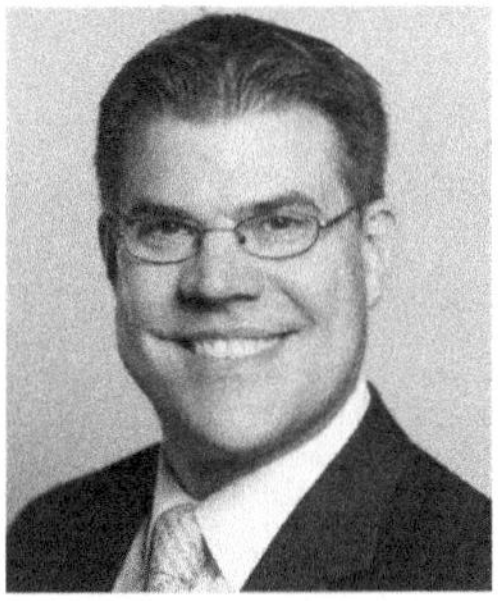

Marcus M. Hotze
ist Rechtsanwalt und Partner der Heussen Rechtsanwaltsgesellschaft in Berlin. Als Fachanwalt für Urheber- und Medienrecht berät er Unternehmen aus dem Medien-, Gesundheits- und IT-Bereich im Wirtschaftsrecht. Neben seiner Tätigkeit in lizenzrechtlichen und regulatorischen Fragestellungen ist Marcus M. Hotze ein praxiserfahrener Experte für das Internet-, Werbe- und Vermarktungsrecht. Er ist in vielfacher Weise, insbesondere im Hinblick auf aktuelle Rechtsfragen rund um Social Media, als Lehrbeauftragter und Dozent aktiv.

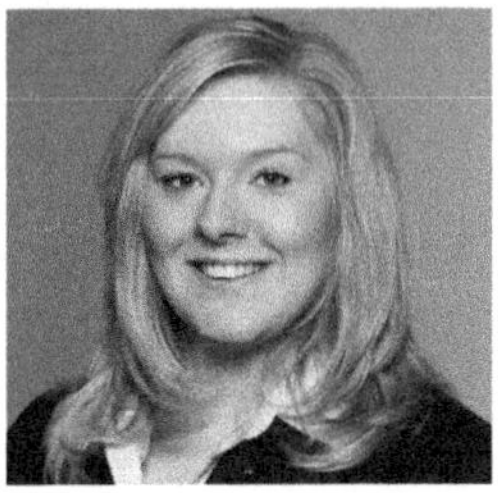

Katharina Murawski
ist PR-Beraterin bei excognito und Soziologin (M.A.) mit dem Schwerpunkt der Kultur- und Mediensoziologie. Nach Stationen in verschiedenen Redaktionen und PR-Abteilungen war sie auch für Projekte der ProSiebenSat.1 Media AG verantwortlich. Bei excognito betreut sie Kunden aus dem Health-Care-Bereich und ist erste Ansprechpartnerin für alles, was mit Social Media zu tun hat.

Inhaltsverzeichnis

Einführung

Marc Däumler, Marcus M. Hotze

M. Däumler, M. M. Hotze, *Social Media für die erfolgreiche Arztpraxis*, Erfolgskonzepte Praxis- & Krankenhaus-Management, DOI 10.1007/978-3-642-37073-1_1, © Springer-Verlag Berlin Heidelberg 2015

1

1.1 Was ist Social Media?

Es müsste doch ganz leicht sein, diese Frage zu beantworten, denn dieser Begriff ist alltäglich. Alleine bei Google finden Sie zu dem Begriff »Social Media« rund eine viertel Milliarde Treffer, also etwa 250 Millionen. Ein Synonym gibt es aber nicht, also ein Wort, das »anstelle« verwendet werden kann. Und so könnte man ein Lexikon herausbringen, in dem ausschließlich Definitionen des Begriffs Social Media beschrieben sind.

Der Duden beschreibt Social Media wie folgt:

» Gesamtheit der digitalen Technologien und Medien wie Weblogs, Wikis, soziale Netzwerke u. Ä., über die Nutzerinnen und Nutzer miteinander kommunizieren und Inhalte austauschen können. (Redaktion DUDEN Online 2014)

Noch nicht ganz klar? Kein Problem! Social Media ist ganz einfach erklärt:

Sie haben ein bestimmtes Hobby oder ein bestimmtes Interesse und suchen Personen, die genau dieses Interesse mit Ihnen teilen und mit denen Sie sich dann gut und einfach austauschen können. Klar, dazu gibt es zum Beispiel Vereine und Clubs. Wenn es um die »Blumenfreunde Berlin-Marzahn« geht, dann ist ein Verein sicherlich eine Lösung, um sich wöchentlich mit Gleichgesinnten auszutauschen. Denn es ist nicht so schwierig, diesen Personenkreis zu finden. Bei den »Madagaskar-Blumenfreunden« wird das mit dem Finden und Treffen und Austauschen mit genau diesen Blumenfreunden schon schwieriger. Und Personen zu finden, die sich für »Bunte Schattengewächse der Frühgeschichte auf den Osterinseln« interessieren, wird es schon deshalb fast unmöglich, weil Sie die Leute, die das interessiert, erst einmal finden müssen. Mit Social Media ginge das – auch wenn es wahrscheinlich keine bunten Schattengewächse der Frühgeschichte auf den Osterinseln tatsächlich gibt!

Social Media, auch soziale Medien genannt, bedeutet, dass sich Personen mit gleichen Interessen finden und dialogorientiert austauschen können. Niemals war es zudem leichter, seine Standpunkte und sonstigen Inhalte vielfältig und weltweit zu verbreiten und einer Masse an (bekannten und unbekannten) Internetnutzern zur Diskussion zu stellen. Social Media ermöglicht es also Personen, einander im Internet zu suchen, zu finden und sich zu »treffen«, um sich auszutauschen. Klingt noch immer kompliziert? Ist es nicht, denn Sie nutzen schon lange die sozialen Medien, also Social Media, ohne es eigentlich zu ahnen. Glauben Sie nicht?

Haben Sie schon mal bei Wikipedia etwas gesucht und den Beitrag gelesen? Sicherlich. Wissen Sie eigentlich, wer diese Artikel schreibt? Bei Wikipedia kann jeder, der will, Artikel verfassen, jeder, Sie auch, und was noch weniger Leute wissen: Man kann über die Artikel sogar diskutieren. Nicht gewusst? Überprüfen Sie es! Oben links finden

Sie zu jedem Artikel auch einen Diskussionsbereich. Das ist eigentlich das perfekte Beispiel für Social Media. Menschen, die einander nicht kennen, aber ein ganz bestimmtes gleiches Interesse verfolgen, »treffen« sich dort, entweder als »Schreiber« und »Verfasser« oder als »Leser« (was die meisten tun) oder (kommt allerdings selten vor) als »Diskussionsteilnehmer«.

Schauen Sie sich die Hotelbewertungen im Internet an, bevor Sie ein Hotel buchen? Oder lesen Sie vor dem Bestellen eines Druckers oder Buches oder einer Waschmaschine die entsprechenden Bewertungen? Was passiert da? Dort formulieren Personen, die Sie nicht kennen, aber das gleiche Interesse haben wie Sie, Informationen über Hotels oder Produkte für andere, dies sind Erfahrungsberichte und Meinungen. Wichtig ist: Erfahrungsberichte und Meinungen sind immer subjektiv. Und Sie bewerten sicherlich auch schon mal ein Hotel oder eine DVD, wenn Sie online gebucht oder gekauft haben. Vielleicht haben Sie sogar vor dem Kauf dieses Buches im Internet nach Bewertungen gesucht und diese gelesen – und danach entschieden, ob Sie es kaufen wollen oder nicht. Sehen Sie! Das ist Social Media! Obwohl es fast unmöglich ist, die Leute zu finden, die diese sehr speziellen Erfahrungen haben, zum Beispiel die Personen mit Erfahrungen zu einer ganz bestimmten Waschmaschine, ist es Ihnen möglich, genau diese Personen im Internet zu finden. Sie können diese Personen sogar anschreiben, manchmal sogar anrufen oder treffen.

Damit nicht genug! Sie können natürlich auch nach medizinischen Themen oder nach Arztpraxen suchen.

Und nun stellen Sie bitte sich vor, dass jemand keine Waschmaschine, sondern einen Arzt in seiner Umgebung sucht, vielleicht einen Arzt mit einer ganz besonderen Spezialisierung. Keine Frage, Google bietet da enorme Möglichkeiten, zum Beispiel direkt die Internetseite des Arztes zu finden. Nun nutzt diese Person, also dieser potentielle Patient, aber zusätzlich die sozialen Medien und kann somit erfahren, wie andere Patienten genau diesen Arzt »bewerten« oder welchen Arzt andere Personen empfehlen und wie sich dieser Arzt überhaupt darstellt. Patienten können sich im Social Web direkt oder indirekt über eine Praxis oder einen Arzt austauschen.

Genau jetzt wird es spannend, denn Sie als Arzt haben die Möglichkeit, sich im Bereich Social Media gut und kompetent und sympathisch darzustellen – Sie sind dem nicht passiv ausgeliefert. Und genau darum geht es in diesem Buch: zu zeigen, wie einfach es ist, sich mit positivem Image darzustellen, ganz gleich, ob bei Facebook oder Google+ oder sonstwo im Social Web. Image ist also eine Aufgabe der PR-Arbeit!

1.2 Was ist PR?

Die meisten Begriffe aus dem Marketing (Marketing selbst ist »natürlich« auch ein Begriff aus dem Angelsächsischen) sind englischen Ursprungs, genauso wie beispielsweise Social Media, Monitoring,

Tweeten, Posten, Promotion, TV-Spot, Corporate Design, Image oder eben Public Relations (gängig mit PR abgekürzt). Lassen Sie sich nicht irritieren von diesen vielen Anglizismen; die machen zwar erst einmal Eindruck, aber nach diesem Buch können Sie gut mitreden – und bei anderen Eindruck machen.

Für Public Relations existiert auch ein deutsches Wort: Öffentlichkeitsarbeit. In diesem Buch verwenden wir weiterhin den griffigen und kurzen Begriff PR. Leider verhält es sich mit dem Begriff PR genauso wie mit dem Begriff Social Media. Zwar ist wohl jedem Leser dieser Begriff schon begegnet, aber eine klare, allgemeingültige und somit leicht verständliche Definition ist nicht so einfach.

»PR ist doch Werbung« Dieser Satz ist bei vielen PR-Beratern die beste Garantie für einen mittelstarken Tinnitus oder einen Ad-hoc-Bluthochdruck. Im Grunde stimmt der Satz sogar, denn letztlich geht es um eine positive Darstellung des Unternehmens oder eines Produktes oder einer Dienstleistung oder eben einer Arztpraxis, die zu einer Umsatzsteigerung führen soll. PR-Berater jedoch distanzieren sich deutlich von diesem Vergleich, denn in der PR-Arbeit geht es vielmehr um sachliche Aufklärung sowie Steigerung von Bekanntheit und Image. In der Werbung sieht das mit der sachlich-informativen Aufklärung etwas anders aus.

1.3 Was ist eigentlich Image?

Image ist einfach erklärt: Zwei Personen reden über Ihre Praxis oder über Sie als Arzt. Die eine Person sagt: »Du meinst den Dr. XY? Das ist doch der Arzt, der ...« – und das, was nun zu hören ist, sind Eigenschaften, die klar Ihnen zugeordnet werden. Und diese Eigenschaften bestimmen Ihren Ruf oder besser: Ihr Image. Ist es positiv (zum Beispiel »... der immer so freundlich ist« oder »... der so viele moderne Geräte in seiner Praxis hat«), dann haben Sie tatsächlich eine gute PR-Arbeit geleistet, denn Ihr Image ist erst einmal gut. Ist hingegen zu hören, dass Sie sich zu wenig Zeit bei der Behandlung nehmen oder die Schwägerin schlecht operiert hat, dann sollten Sie schnell etwas ändern, denn diese Personen empfehlen Sie sicher nicht weiter.

Sie sagen nun, dass Sie ja gar nicht wissen, was diese Leute über Sie denken? Dann schauen Sie mal in den Arztbewertungsportalen im Internet nach! Arztbewertungsportalen sind übrigens in diesem Buch ein eigenes Kapitel gewidmet (► Kap. 4).

Was kann eine Praxis tun, um das Image zu verbessern? Stets freundlich sein und gute Arbeit leisten? Auch. Aber um mit einem Märchen gleich aufzuräumen: Nur mit guter Arbeit allein werden Sie kein gutes Image haben – und reich werden Sie so auch nicht. Sie kennen doch sicherlich die wohl beste Definition der PR: »Tu Gutes und sprich darüber!« PR nutzt zum Beispiel Pressearbeit, Patientenveranstaltungen oder Social Media. Dazu kommen noch Ihre Internetseite, Ihr Corporate Design und überhaupt Ihr Zuweisermarketing.

PR ist also all das an legalen Marketingmöglichkeiten, was geeignet ist, Ihr Image und Ihre Bekanntheit und Ihre Glaubwürdigkeit möglichst kontrolliert zu steigern.

1.4 Die relevanten PR-Möglichkeiten als Arztpraxis

1.4.1 Corporate Design

Das einheitliche Erscheinungsbild beeinflusst erheblich die Wahrnehmung dessen, wie professionell ein Unternehmen, also eine Arztpraxis, ist. Überprüfen Sie es selbst! Kennen Sie erfolgreiche große Unternehmen oder Kliniken, die kein Logo haben? Wohl kaum. Das Corporate Design beschreibt, wie beispielsweise Briefbögen, Visitenkarten, Mails, Flyer, die Internetseite und natürlich auch Facebook einheitlich aussehen und verwendet werden. Um es einfach auszudrücken: Im Corporate Design (im Marketing auch kurz CD genannt) ist festgeschrieben, wo auf Werbebroschüren grundsätzlich das Logo zu sein hat, und natürlich auch, wie dieses Logo exakt auszusehen hat. Dort sind Farbe, Schriftart und Schriftgröße ebenso festgelegt wie die Art und Weise, in der Briefe formatiert sind und was für Fotos verwendet werden. Diese Vorgaben sind stets verbindlich, damit klar sichergestellt ist: Es ist immer sofort erkennbar, dass dieser Brief oder dieser Flyer oder dieser Facebookaufritt zu Ihrer Praxis gehört.

Die Erarbeitung eines Corporate Designs gehört in Profihände, insbesondere bei einer Praxisgründung. Denn unbewusst werden leider viele Fehler begangen. Einfache Beispiele gefällig? Auch wenn Rot Ihre Lieblingsfarbe ist, so ist die Farbe weniger geeignet, wenn Sie Chirurg sind; denn Rot ist eine Warnfarbe für den Menschen, sie steht für Verletzung und Blut, und genau daran möchte niemand denken, wenn er zum Chirurgen geht. Und als Internist verwenden Sie zwar täglich und selbstverständlich eine Nadel oder Spritze, aber trotz evidenten Bezugs sollten Sie andere Motive als Logo verwenden. Denn wer bekommt schon gerne eine Spritze?

1.4.2 Pressearbeit

PR wird oft synonym verwendet zur Pressearbeit, dabei stellt die Pressearbeit im gesamten PR-Portfolio tatsächlich nur eine untergeordnete Rolle dar. Dennoch ist Pressearbeit sehr effektiv. Bei der klassischen Pressearbeit erhalten Redakteure sachliche, seriöse Informationen von der Pressestelle oder der PR-Agentur oder direkt von Ihnen als Arzt. Es sind dies Informationen über Dinge, die Leser oder Zuschauer oder Hörer interessieren können. Der Redakteur kann im Rahmen seiner verfassungsrechtlich garantierten Berichterstattungsfreiheit frei entscheiden, ob er berichtet und wenn ja, wie. Sie merken: Pressearbeit unterscheidet sich erheblich von einer Anzeige, denn dort wissen Sie nicht nur, wann und wo etwas erscheint, sondern haben zudem einen sehr großen Einfluss auf das Aussehen der Anzeige. Außerdem liegt wegen des Trennungsgebots, also der erforderlichen Trennung von Werbung und redaktionellem Teil, die Glaubwürdigkeit einer Werbeanzeige deutlich niedriger als bei einem journalistischen Artikel. Da Pressearbeit somit große Vorteile besitzt, wünschen sich viele Praxen und Kliniken natürlich regelmäßige Veröffentlichungen in den Zeitschriften, lokalen Zeitungen und Radiosendern und bundesweiten TV-Sendungen. Zum Leid der Redaktionen sind die meisten Pressemitteilungen schlichtweg unbrauchbar, schon alleine deshalb, weil die Verfasser hingabevoll einen begeisternd-blumigen Werbetext verfassen. Und der landet bei Redakteuren nach zwei Sekunden Lesen sofort im Papierkorb – oder fünf Sekunden später in der Anzeigenabteilung.

Gelingt es Ihnen aber, dass eine Redaktion über Sie berichtet, und dies am besten noch positiv, dann bieten Sie als Arzt der Öffentlichkeit natürlich Gesprächsstoff bzw. Informationen, die Ihr Image positiv beeinflussen und Ihre Bekanntheit steigern. Zu alledem verändert ein Zeitungsbeitrag durchaus Ihr Googleranking und bietet hervorragende Themen für Ihren Newsbereich auf Ihrer Internetseite oder Ihren Facebookauftritt!

1.4.3 Zuweisermarketing

Erst einmal muss ein Zuweiser überhaupt wissen, dass es Sie gibt. Das mag irgendwo im provinziellen Kleindorfhausen wohl so sein, aber in einer Großstadt ist das eben nicht mehr so – und hier lauert ein Wettbewerbsvorteil, der oft vernachlässigt wird. Weiß der Zuweiser von Ihnen, ist das schon mal gut, aber das alleine reicht natürlich nicht, denn schließlich muss er auch einen Grund, also eine Motivation haben, dem Patienten ausgerechnet Sie zu empfehlen. Dazu muss er entweder über Kenntnisse bezüglich bestimmter Spezialisierungen Ihrer Praxis verfügen oder er muss »Gutes von Ihnen gehört haben«, womit wir wieder bei dem Image sind. Im Laufe des Buches wird noch dargestellt, wie Sie Ihr Zuweisermarketing hervorragend mit Social Media unterstützen können.

1.4.4 Internetseite

Eine Arztpraxis ohne Internetseite gibt es nicht mehr? Doch! Sage und schreibe etwa jede zweite Arztpraxis (47,5%) hat keine Internetseite (Hillienhoff 2013). Dabei belegt ein einfacher Test die Relevanz: Geben Sie den Begriff »Arztsuche« mal bei Google ein. Es sind etwa 4 Millionen Treffer!

63% der befragten Personen gaben bei einer Umfrage an, ihren Arzt über das Internet zu suchen (Gerlof 2013). Wer als Arzt keine Internetseite hat, ist für etwa 2 von 3 potentiellen Patienten nicht auffindbar.

Wie geschieht heute Arztsuche? Klar, eine Empfehlung ist nicht zu toppen, wenn sie von einer Person stammt, der man vertraut. Aber oft sucht ein Patient über das Internet einen Arzt und wirft, schon wegen der Telefonnummer oder wegen der Öffnungszeiten, einen Blick auf den entsprechenden Internetauftritt. Und ist die Empfehlung noch so gut, es nützt nichts, wenn die Internetseite die Erwartungen nicht erfüllt. Ein »Toparzt« hat »natürlich« auch eine »Top-Internetseite«, oder? Eine Top-Automarke hat schließlich auch eine Top-Internetseite, das ist selbstverständlich – und das gilt auch für Arztpraxen. Oder kennen Sie Autofirmen, bei denen auf der Internetseite selbst erstellte, unscharfe Fotos oder Texte mit Rechtschreibfehlern zu sehen sind? Schafft das Vertrauen? Und wie ist das bei Ihnen? Hand aufs Herz: Stammen die Fotos Ihrer Internetseite von Ihnen oder von einem professionellen Fotografen? Bei der Programmierung ist es oft nicht besser, ganz frei nach dem Motto: »Die hat mein junger Neffe programmiert, und der ist gut und talentiert«.

Ganz einfache Regel: Profis arbeiten mit Profis, im Sport, in der Medizin und im Marketing natürlich auch. Und da die Patienten das sehen und es für wichtig erachten, ob die Internetseite professionell ist, schreiben die Patienten ihren Eindruck der Internetseite sogar ins Social Web – und jeder weitere Patient liest es. An dieser Stelle merken Sie schon, wie sehr Social Media mit Ihrer Website korrespondieren muss. Später dazu mehr.

1.4.5 Suchmaschinenoptimierung

Google Adwords, Landingpages, Meta-Tags, SEO oder Keywords und viele andere Komponenten sind sicherlich wichtige Module, um eine Internetseite, und damit den Arzt an sich, im Internet leicht finden zu können. Da Google das eigene Google+ besonders pusht, können Sie sich ja denken, wo Sie mit Ihrer Praxis-Google+-Präsenz bei einer Googlesuche wohl zu finden sind! Natürlich auf der ersten Seite! Und das wird bei Ihrer Facebookpräsenz übrigens nicht anders sein, denn Interaktion bewertet Google – wie jede Suchmaschine – besonders stark.

Machen Sie den Test! Geben Sie den Namen einer Klinik oder Praxis bei Google ein: Ist diese Klinik oder Praxis bei Facebook oder Twitter oder Google+, dann wird genau das auf der ersten Seite bei Google als Treffer gezeigt. Und nun raten Sie mal, was ein arztsuchender Patient, der Social Media nutzt, wohl bevorzugt anklickt! Und das, was er dort sieht oder liest, beeinflusst seine Meinung und die Entscheidung, ob er zu Ihnen in die Praxis kommt, oder eben nicht.

1.4.6 Bewertungsportale

Es ist ja so ungerecht: Da »bewerten« irgendwelche anonymen Patienten einen Arzt, womöglich noch Sie mit Ihrer Praxis, geben sich nicht einmal mit echtem Namen zu erkennen und schreiben unfair oder beleidigend über Sie, und als Arzt ist man dem so völlig ausgesetzt. Ganz so ist es natürlich nicht. Dazu später mehr.

Um es aber bereits hier einmal klar auf den Punkt zu bringen: Ganz gleich, wie Sie diese Arztbewertungsportale nun einschätzen, ob als Chance oder Gefahr – es gibt sie, und sie werden genutzt, und Sie müssen damit leben. Punkt! Etwa jeder zweite Patient (52%), der sich einen Arzt über Arztbewertungsportale sucht, entscheidet sich aufgrund einer schlechten Arztbewertung dort gegen den Arzt (Gerlof 2013).

Ob Sie sich den Nachteilen und Risiken ignorant ausliefern oder ob Sie die Chancen und Möglichkeiten nutzen, das liegt natürlich bei Ihnen. Fakt ist, dass die Ärzte, die sich dort positiv darstellen und auch auffallend positiv bewertet werden, wirtschaftliche Vorteile haben. In diesem Buch finden Sie zu diesem Thema noch ausgiebig Informationen und Tipps, denn Bewertungsportale korrelieren sehr stark mit Ihren Social-Media-Aktivitäten!

1.4.7 Werbung

Eine schicke Werbeanzeige kann viel bewirken, ganz gleich, ob im lokalen Anzeigenblatt, bei der großen regionalen Tageszeitung oder bei Facebook oder als Google-Adwords. Im Zweifelsfall gilt: Ausprobieren! Auch hier gilt: Professionell muss sie sein, also im Corporate Design gehalten und kundenorientiert gestaltet. Und bitte verwenden Sie keine medizinischen Fachbegriffe, denn Ihre Leser sind keine Mediziner. Und dass Sie das Berufs- und Werberecht beachten, versteht sich von allein. Lieber einen Werbetext vorab einmal juristisch von Ihrem Anwalt checken lassen, bevor sonst unangenehme (und meist teure) Post von einem anderen Anwalt (im Auftrag eines ärztlichen »Kollegen«) ins Haus kommt.

1.4.8 Veranstaltungen

Was tun, wenn ein potentieller Patient zwar Interesse an einem medizinischen Thema oder konkret an einer Behandlung hat, aber Hemmungen besitzt, dafür gleich einen Termin beim Arzt wahrzunehmen? Als Grund muss dies nicht Scham sein, sondern vielleicht »nur« das erste Interesse. In dem Fall ist eine Patientenveranstaltung genau richtig. Als Arzt können Sie sich kompetent darstellen, die Patienten können anonym kommen und besitzen die Möglichkeit, wieder ohne Termin oder Registrierung dem Arzt eine Frage stellen zu können. Das baut Vertrauen auf und ermöglicht eine glaubwürdige Information – was natürlich dann doch zu einem Patiententermin führen kann. Beliebtes Thema ist zum Beispiel Heuschnupfen: Was können Betroffene dagegen tun und welche neuen Behandlungsmethoden gibt es? Oder Sie bieten ästhetische Eingriffe an und arbeiten mit einem neuen Verfahren; dann erklären Sie es auf einer Veranstaltung – natürlich sachlich und mit der Erläuterung des Patientennutzens im Vordergrund.

1.4.9 Patientenzeitung/Newsletter

Eine eigene Patientenzeitung oder, besser formuliert, eine Praxiszeitung für die Patienten ist ein sehr gutes Marketinginstrument – vorausgesetzt, es ist gut realisiert. Klingt nach großem Aufwand, ist es aber nicht, zumal diese auch quartalsweise erscheinen kann. Eine solche Praxiszeitung vereint gleich mehrere positive Eigenschaften, denn sie vermittelt Professionalität, transportiert Informationen aus der Praxis oder über die Praxis, und jetzt kommt es: Sie kann mitgenommen werden! Und nun erreicht Ihre Praxiszeitung Personen, die Sie so nie erreichen könnten. Und diese Personen erfahren interessante Dinge über Ihre Praxis, von weiteren medizinischen Qualifikationen, über neue Geräte bis hin zu angekündigten Patientenveranstaltungen oder guten Gesundheitstipps. So baut man Vertrauen auf! Aber nun fangen Sie bitte nicht an und basteln mit Ihrem Schreibprogramm ein paar Textseiten zusammen – ausdrucken, tackern, und fertig ist die Praxiszeitung. Eine Praxiszeitung ist eine »normale« Zeitung, sie hat also einen Namen, es gibt Fotos, kurze und mehrere Artikel, bunt gemixt, mal Tipps, mal Unterhaltung, mal medizinische Informationen und selbstverständlich ein Impressum. Die Texte können Sie ruhig selbst schreiben, patientenfreundlich, aber das Layout sollte ein Grafiker übernehmen, und der Druck sollte nicht auf normalem Druckerpapier stattfinden, sondern auf festem Papier, in Farbe – denn schließlich ist eine »normale« Zeitung ja auch farbig, oder bevorzugen Sie lieber Schwarz-weiß-Bilder? Sie haben keine Zeit, aber viele Ideen? Dann fragen Sie bei PR- und Werbeagenturen nach, die realisieren das für Sie professionell.

1.4.10 Mythen, Märchen und wahre Wunder

Es gibt sie, die angeblichen »Fakten« rund um Social Media, die jeder kennt, und doch sind sie nicht wahr. Ebenso existieren wahre Geschichten, die kaum einer kennt.

»Bei Facebook sind ja nur junge Leute!« Denken Sie das auch? Das Durchschnittsalter der Facebookuser in Deutschland liegt bei etwa 39 Jahren! Und bei Twitter sogar bei knapp 40! Bei Xing beträgt das Durchschnittsalter 36 Jahre (Lutz u. Rumohr 2008), und beim Videoportal Youtube liegt das Durchschnittsalter in Deutschland bei 27 Jahren (Quelle: mashable.com). Gemessen daran, dass tatsächlich proportional mehr jüngere Menschen die sozialen Medien nutzen, müssen zwangsläufig die zahlenmäßig unterlegenen, etwas »älteren« User auch deutlich älter sein. Bei der Generation 50+, die Internet nutzen, sind 63% in mindestens einem sozialen Netzwerk aktiv! Und nicht nur das. Laut aktueller Studie in den USA verlor Facebook bei den 13 bis 17 Jahre jungen Facebookusern etwa 25% in den drei letzten Jahren und 7,5% bei den Nutzern zwischen 18 und 24. Im Gegenzug aber stieg rapide der Anteil der User über 55 Jahre im gleichen Zeitraum an, und zwar um über 80%. Facebook wird alt, sozusagen (Schmidt 2014).

»WOW! Jetzt kannst du sehen, wer dein Facebookprofil ansieht!" Diese Meldung geistert regelmäßig durch das Internet. So wie bei Xing soll man sehen können, welche Personen sich das eigene Facebookprofil angesehen haben. Es ist ja auch interessant zu wissen, ob der Chef oder der Nachbar oder die Ex-Liebe sich dafür interessiert, was man so privat macht, also bei Facebook schreibt. Um es kurz zu machen: Es geht nicht. Auch wenn angebliche Programme dies ermöglichen sollen, bleibt es real ein Mythos. Man kann nicht sehen, wer auf dem eigenen Facebookprofil oder auf der Facebookseite gewesen ist (Sternkopf 2011).

Facebook selbst hat gar nicht die meisten Facebookfans (»Gefällt-mir«-Angaben oder Likes) Falsch! Facebook ist die Nummer 1 bei der Anzahl der Fans, stolze 113 Millionen! Die Facebookseite von Coca Cola® verzeichnet danach die meisten Fans (also Likes) mit 79 Millionen, gefolgt von Youtube® mit 78 Millionen, dann folgt Red Bull® mit 42 Millionen. Unter den Promis steht auf Platz 1 mit den meisten Fans die US-Sängerin Rihanna mit 85 Millionen (Stand: Februar 2014).

Kann man auch zu alt sein für Facebook? Ja, denn die US-Amerikanerin Marguerite Joseph wollte mit ihren 104 Jahren zu Facebook, und weil das System nur ab 1910 geborenen Nutzern die Anmeldung erlaubt, muss sie sich doch glatt deutlich jünger machen, als sie ist (Sutthoff JD 2014).

Papst Franziskus goes Twitter! Er ist bei Twitter in neun Sprachen vertreten, mit insgesamt über 10 Millionen Followern; beim deutschen Twitteraccount mit über 171.000 Followern, und in der englischen Sprache mit 3,6 Millionen Followern (Stand: Februar 2014). – Bundeskanzlerin Angela Merkel hat übrigens ziemlich viele Fans, zumindest bei Facebook, ganze 436.000 »Gefällt-mir«-Angaben, und bei Twitter folgen der Bundeskanzlerin rund 140.000 Menschen (Stand: Februar 2014).

Facebook wird in etwa gleich stark von Männer und Frauen genutzt, was für die Marketingaktivitäten als Arztpraxis gut ist In Deutschland lag der Frauenanteil 2011 bei 48%. Doch der Anteil variiert zwischen den Ländern. Die höchste Frauenquote bei den Facebookusern besitzt der Staat Tonga mit genau 58%. Die höchste Männerquote liegt bei sage und schreibe 100% – und zwar im Vatikan.

Wer bei Twitter Nachrichten versendet, hat natürlich auch Personen (Follower), die diese Nachrichten »abonniert« haben Doch wer hat als Person die meisten Follower? Der Papst? Barack Obama, Madonna oder der kürzlich verstorbene Nelson Mandela? Alles falsch! Es ist Katy Perry mit 50,2 Millionen auf Platz 1, Justin Bieber liegt auf Platz 2 mit 49,4 Millionen, Barack Obama liegt »nur« auf Platz 3, mit 41,3 Millionen, kurz vor Lady Gaga.

Schulaufgaben vergeben oder kontrollieren über Facebook Möglich ist es, aber im US-Staat Missouri ist es unter Strafandrohung verboten, dass Lehrer und Schüler jeglichen Kontakt über Social-Media-Kanäle haben.

Bei Youtube stellten die Frankfurter Abiturientinnen Lynne und Tessa selbstgemachte Videos ein Und das mit Lippensynchronisationen von bekannten Hits. Es war ein Gag, mehr nicht. Und aus dem Gag wurde mehr, denn viele Leute sahen es, empfahlen es weiter, klickten die Videos tatsächlich über 16 Millionen mal an, und die beiden bekamen TV-Auftritte und dann sogar eine eigene TV-Show!

Was wäre Justin Bieber ohne seine Mutter und ohne Youtube? Denn seine Mutter nahm kleine Auftritte auf Video auf und stellte sie bei Youtube online, damit Verwandte dies auch sehen können. Ein Musikmanager sah es zufällig und kurz danach erhielt der 13-Jährige seinen ersten Plattenvertrag. Seine Youtube-Videos wurden 370 Millionen Mal angeklickt!

Der typische Facebook-Hasser Eine Studie (BVDW 2013) beschrieb den »typischen Facebook-Hasser«. Dieser sei demnach männlich mit gehobenem Bildungs- und Einkommensniveau, zwischen 35 und 55 Jahre alt, nutze Blogs, Wikis und Twitter weitgehend normal, mache aber mit hoher Wahrscheinlichkeit einen Bogen um Facebook.

1.4.11 Social Media und Ärzte – zwei Welten treffen aufeinander!

Nach einer Health Care & Share Studie 2013 der Stuttgarter Hochschule der Medien arbeiten gerade einmal 0,41% der Arztpraxen in Deutschland mit einer Facebookpräsenz. Erstaunlich ist hierbei übrigens, dass Chirurgen, gemessen an den anderen medizinischen Fachrichtungen, weitaus aktiver bei Facebook sind als die medizinischen Kollegen anderer Fachrichtungen.

Warum ist das so? Der Alltag in der Praxis ist hektisch und lässt wenig Zeit, aber das trifft wohl auf die meisten Selbstständigen zu. Man darf nicht vergessen, dass das Heilmittelwerbegesetz (HWG) über viele Jahrzehnte das moralische Denken bewirkt hat, dass Ärzte eben nicht werben »dürfen«, das »gehöre sich nicht als anständiger Arzt«. Vor allem ältere Ärzte stehen der Werbung sehr skeptisch und ablehnend gegenüber. Marketing, überhaupt Betriebswirtschaft, gehört nicht zur medizinischen Ausbildung; was erstaunlich ist, denn schließlich müssen sich selbstständige Ärzte mit ihren Praxen am Markt wirtschaftlich behaupten. Und da IGeL (Individuelle Gesundheitsleistungen) »verkauft« werden müssen und zu anderen Arztpraxen somit eine Konkurrenzsituation entsteht, muss um den zahlenden Patienten geworben werden. Auch ein überdurchschnittlich gutes Image und eine überdurchschnittlich hohe Bekanntheit haben enorme Werbewirkung – ganz gleich, ob die tatsächliche ärztliche Leistung ebenso überdurchschnittlich ist.

Das ist ein Konflikt: Einerseits werden die Ärzte durch das Berufsrecht, das HWG und durch die Tradition angehalten, nicht oder eingeschränkt zu werben – andererseits müssen sie es tun, um sich erfolgreich am Markt zu behaupten. Der ideale Weg liegt »in der Mitte«.

1.4.12 Arztpraxis ist nicht gleich Arztpraxis

Ein Orthopäde oder Internist muss im Marketing anders agieren als zum Beispiel ein Allgemeinarzt oder Radiologe. Welcher Patient sucht tatsächlich einen Radiologen gezielt für eine IGeL-Leistung aus? Obwohl ein auf Onkologie spezialisierter Internist viele IGeL-Leistungen anbietet, werden sich Patienten hier doch etwas schwertun, diesen Arzt bei Facebook sichtbar zu »liken«; denn damit ist der gedankliche Schluss nicht weit, dass dieser Patient an Krebs leidet. Bei Facebook kommt es also sehr auf die Themen an. Und wer sein Krebsleiden erfolgreich überwunden hat, möchte eigentlich nicht täglich neue onkologische News per Twitter bekommen. Bei einem Kinderarzt fällt das »Liken« schon deutlich unproblematischer aus, denn Kinder bewirken positive Assoziationen. Die Internetseite eines »Schönheitschirurgen« muss natürlich ästhetisch sein, denn genau das wird absolut erwartet: ein Verständnis für Ästhetik. Das gilt ebenso für den Twitteraccount oder die Facebookseite, obwohl es hier schon schwieriger wird, die Patienten dazu zu motivieren, sich bei einem ästhetisch-plastischen Chirurgen mit einem »Like« bei Facebook womöglich als Patient zu outen. Und dennoch können diese Arztpraxen alle erfolgreich die Social-Media-Möglichkeiten nutzen – weniger die Fachrichtung, sondern eher die Themen sind von entscheidender Bedeutung! Also vergleichen Sie besser nicht akribisch im Ärztehaus die Facebook- oder Internetseiten und Tweets der unterschiedlichen Facharztrichtungen. So unterschiedlich die medizinischen Fachrichtungen sind, so unterschiedlich sind die Themen für beispielsweise Facebook, Twitter oder Youtube.

Losgelöst von der medizinischen Fachrichtung spielt auch die Konkurrenzsituation eine erhebliche Rolle in der Darstellung im Social Web. Ein Arzt mit Praxis und deutlichem Anteil an IGeL muss sich im Villenviertel von München oder in der Innenstadt in Hamburg sicherlich ganz anders darstellen als ein Kollege mit gleicher Fachrichtung und gleichem Angebot an IGeL in einem kleinen, beschaulichen Ort im tiefsten Bayerischen Wald.

1.4.13 Mitarbeiterbindung durch Social Media?

Employers Branding – wieder so ein englischer Begriff.

Ihre Mitarbeiter sind zu den Patienten in der Praxis freundlich und professionell und pflegen zu Ihnen als Arzt und Chef ein höfliches und von Sympathie getragenes Verhältnis. Super! Und wie sprechen diese Mitarbeiter zu Hause mit der Familie und mit Freunden und Bekannten – also mit potentiellen Patienten – über Sie? Empfehlen Ihre Mitarbeiter Sie als Arzt bei der Familie oder bei Freunden? Die höchste Glaubwürdigkeit bei Empfehlungen genießt das soziale Umfeld, also Familie und Freunde. Wer einen »Tipp« braucht, welches Auto oder welches Handy oder welcher Arzt gut ist, fragt sein »soziales Umfeld« und schenkt dem großes Vertrauen. Und nun tauschen Sie mal den Begriff »soziales Umfeld« gegen »soziale Medien«!

Ein einfaches, tägliches Beispiel: Ein Arzt führt seine Praxis, beschäftigt mehrere Mitarbeiter, die verhalten sich absolut professionell und höflich bei der Ausübung ihrer Arbeit. Und dieser Arzt betreibt eine Facebookseite für seine Praxis, auf der regelmäßig gute, adäquate Posts zu lesen sind, also spannende und unterhaltsame News, gute Fotos und viele Beiträge über die Mitarbeiter und aus dem (positiven) Praxisleben. Aber kein einziger Mitarbeiter »liked« diese Beiträge mit dem persönlichen Facebookprofil. Da stellt sich die Frage: Warum nicht? Stimmt das etwa nicht, was der Arzt bzw. die Praxis postet? Wollen sich die Mitarbeiter von dem Arzt somit distanzieren? Stehen die Mitarbeiter nicht hinter Ihrem Arbeitgeber? Und nun die entscheidende Frage: Würden Sie, als potentieller Patient und als Arzt mit Praxis, davon ausgehen, dass diese Mitarbeiter »ihre« Praxis im sozialen Umfeld weiterempfehlen, wenn die nicht einmal bei Facebook ihren Arbeitgeber »liken«? Wohl nicht.

Und nun ändern Sie Ihre Betrachtungsweise: Ist es möglich, die Mitarbeiter mit Social Media näher an die Praxis zu binden, und zwar nicht juristisch, sondern emotional? Ganz sicher! Und in diesem Buch steht, wie es geht.

1.5 Die Expertentipps

Dieses Buch bietet dem Leser zahlreiche Expertentipps, entweder vom PR-Berater oder vom Rechtsanwalt. Jedesmal, wenn der Anwalt für Sie einen Expertentipp hat, sehen Sie auf der rechten Buchseite einen kleinen Hinweis und im laufenden Text den entsprechenden juristischen Tipp.

1.6 Speed oder Perfekt?

Sie haben wenig Zeit? Eigentlich sind Sie schon froh, wenn Sie schnell und problemlos einen Post bei Facebook oder einen Tweet bei Twitter zwischendurch hinkriegen? Und überhaupt darf die ganze Erstellung von Facebook oder Twitter (und was es alles gibt) bloß nicht lange dauern? Und Ihr Profil bei den zahlreichen Arztonlineportalen haben Sie auch noch nicht ordentlich erstellt, weil dafür schon gar keine Zeit mehr übrig bleibt, obwohl es ja wichtig ist? Am liebsten wollen Sie schon vorher wissen, wie lange dieses oder jenes nun dauert, weil jede Minute gut geplant sein muss? Genau deswegen haben wir zwei Wege für Sie: Speed und Perfekt. Und wir geben durchgängig die Zeit an, die man für die Wege benötigt.

Keine Zeit? Für Sie haben wir die Speed-Lösung. Immer dann, wenn es mehrere Wege zum Ziel gibt, zeigen wir einen sehr schnellen und einen sehr ausführlichen Weg auf. Dann beschreibt »Speed« den schnellsten Weg. Das spart Zeit und Nerven, und das Ergebnis ist dennoch professionell.

Aber eine Präsenzerstellung oder ein Tweet oder Post oder Ähnliches geht sicher auch schöner, bunter, aufwändiger, also besser, eben perfekt. Wenn Sie also den perfekten Social-Media-Auftritt inklusive Pflege anstreben, dann wählen Sie die Perfekt-Lösung. Hier gehen wir ins Detail – keine Sorge, auch das ist einfach beschrieben, es ist aber doch zeitlich aufwändiger. Und natürlich gibt es auch hier die zu erwartende Zeit dazu, denn egal, ob Einsteiger oder Geübter – die Zeit ist knapp im Praxisalltag und muss gut eingesetzt werden.

Es liegt also bei Ihnen. Speed oder Perfekt?

Tipp des PR-Beraters

Sie können mit Speed anfangen und jederzeit später, auch punktuell, auf Perfekt wechseln.

1.7 Für wen ist dieses Buch?

Sie sind Arzt/Ärztin mit eigener Praxis oder als Manager(In) verantwortlich für das Marketing der Praxis? Ihr Wissen liegt irgendwo zwischen »Blutiger Einsteiger« und »Ich kenne mich aus«? Dann ist es genau für Sie geschrieben!

Für die Einsteiger gehen wir Schritt für Schritt alles durch, ohne Fremdwörter, ohne technisches Vorwissen. Mithilfe der Checklisten und Anleitungen und Bilder erstellen und pflegen Sie Ihren eigenen Auftritt flott und problemlos! Und wenn Sie diese verantwortungsvolle Aufgabe delegieren wollen, dann finden Sie im Buch die wichtigen Regeln, worauf Sie beim Delegieren achten sollten und müssen.

Sie sind schon länger dabei, kennen sich aus, haben Erfahrung und sollen oder werden die Social-Media-Aktivitäten umsetzen? Super! Mit diesem Buch sind Sie in der Lage, den individuellen und professionellen Auftritt zu erstellen und zu pflegen. Sie können sicher sein, ganz vorn dabei zu sein.

Sie sind erfahrener Programmierer oder wollen die Welt mit Facebook & Co verändern? Dann ist dieses Buch nicht das richtige für Sie. Es ist ein Buch für den Alltag in der Praxis. Es ist nicht vollkommen, weil es Bereiche gibt, die Sie als Arzt sicher nicht benötigen werden. Wie man beispielsweise Spiele konzipiert oder gar programmiert, muss ein Arzt nicht wissen – wohl aber, dass es Spiele gibt, wo es diese gibt und wie Sie solche einbinden können.

1.8 Der Themenkuchen

Reden wir nicht drumherum: Sie müssen schon was bieten, sonst will niemand wissen, was Sie bei Facebook, Twitter und in den Foren mitzuteilen haben. Oder lesen Sie etwa gerne langweilige Newsletter oder veraltete Zeitungsbeiträge? Also kommt zwangsläufig die Frage auf: Was wollen die Leute bei Ihnen und von Ihnen lesen oder sehen? Vergleichen Sie es mit einer Zeitung: Was schaut sich »jeder« am liebsten an? Bilder, aktuelle Informationen, Menschen, Unterhaltung! Sicherlich werden Ihnen sehr schnell, vielleicht schon in diesem Moment, zahlreiche Ideen durch den Kopf schießen, was Sie alles dort zeigen, schreiben, veröffentlichen, posten oder tweeten können. Leider ist das nicht so einfach in der Realität.

Stellen Sie sich einen runden Kuchen vor, und der Kuchen steht für alle Möglichkeiten, die Sie an Themen oder Bildern oder Videos und Links verwenden können.Nun kommt zuerst der PR-Berater oder die Praxismanagerin oder der weitschauende Arzt, der einige Stücke vom möglichen »Themenkuchen« mit der Begründung entfernt, dass diese Kuchenstücke das Image eher belasten würden oder einfach keinen Patienten interessieren. Es bleiben aber noch immer viele Kuchenstücke, also Themen, übrig, die aus PR-Sicht gut sind. Und nun kommt der Anwalt oder der belesene oder vorsichtige Arzt, der von den übrigen Kuchenstücken auch noch einige entfernt, mal ganze Stücke, mal Teile davon, weil Gesetze verletzt werden könnten.

Das, was dann übrig bleibt, ist das Maximum, was Sie an Themen verwenden können. Um bei dem Beispiel zu bleiben: Das, was nun noch an thematischen Kuchenstücken übrig geblieben ist, darf auch im Bereich Social Media verwendet werden. Und nun kommt es darauf an, diese beschriebenen Themen mit geringem Aufwand möglichst effektiv zu nutzen. Welche Themen das sind oder sein können, finden Sie in den zahlreichen Checklisten.

1.9 Medizinische Themen interessieren doch keinen Menschen

Soso, Sie gehören auch zu denen, die meinen, die Themen Sport, Erotik, Promis und Mode sind medial omnipräsent, aber (Ihre) Medizinthemen interessierten keinen Menschen, weil sie negativ oder out sind? Machen Sie den Test! Gehen Sie in einen Zeitungskiosk, nehmen Sie je eine beliebige Zeitschrift aus den Branchen »Männermagazin«, »Frauenmagazin«, »TV-Programmzeitschriften«, »Modemagazin«, ein Lifestylemagazin, gerne auch noch eine Familienzeitschrift, und schauen Sie auch in irgendeine Tageszeitung hinein: Medizin ist »in«, aktuell, angesagt und – wie Sie dann sehen – präsent!

Das Interesse an medizinischen Themen steigt mit dem Alter und verändert sich auch thematisch mit dem Alter. Die Allensbacher Markt- und Werbeträgeranalyse AWA 2013 belegt für Deutschland, wie das Interesse an medizinischen Themen mit dem Alter korreliert:

- 14–29 Jahre: 12%
- 30–39 Jahre: 20%
- 40–49 Jahre: 22%
- 50–59 Jahre: 28%
- ab 60 Jahre: 36%

So interessiert sich etwa jeder Fünfte in Deutschland zwischen 30 und 50 Jahren für medizinische Themen. Auffällig ist das Verhalten der chronisch kranken Patienten, denn die informieren sich besonders aktiv online, also nutzen Foren, Blogs und soziale Netzwerke zunehmend. Über die Hälfte der deutschen Online-Nutzer informieren sich vor einem Arztbesuch durch eine Onlinerecherche über den Arzt (Redaktion summaryseven.de 2013).

Natürlich spielt es eine entscheidende Rolle, wie Sie die medizinischen Themen präsentieren. Denken Sie an die Vorlesungen in Ihrem Studium zurück: Spannende Themen kann man sehr langweilig darstellen, und manche eher flachen Themen können unterhaltsam und faszinierend sein.

1.10 Wer ist eigentlich Frau Dr. Karin Beispiel?

Wir möchten Ihnen in diesem Buch stets zur anschaulichen Erklärung ein Beispiel nennen, das sich konsequent durch das Buch zieht. In unserem Fall ist dies die junge Dermatologin Dr. Karin Beispiel, in Bielefeld geboren. Sie betreibt eine dermatologische Arztpraxis in

Berlin mit dem Namen »Praxis Dr. Karin Beispiel«. Diese Dame gibt es natürlich nicht, auch nicht diese Praxis, Bielefeld hingegen gibt es schon.

1.11 Memo

Kennen Sie das? Sie erinnern sich nicht mehr so genau an das Passwort oder die hinterlegte Mail-Adresse oder daran, wer eigentlich noch Zugangsdaten besitzt? Im Buch befindet sich das »Memo«. Das ist eine Auflistung aller hier von Ihnen persönlich und individuell verwendeten Passwörter, Mail-Adressen und Ähnlichem. Gelegentlich sehen Sie den Begriff »Memo« im Buch, und zwar immer dann, wenn Sie wieder ein Passwort oder eine andere individuelle Codierung online eingeben müssen. Damit Sie diese nicht mehr vergessen oder stets wissen, wo Sie diese nachschlagen können, tragen Sie diese einfach ein in die Memoliste (▶ Anhang).

§ Was sagt der Anwalt zum Thema Zugangsdaten?

Der Anwalt rät: Vorsicht! Häufig sind Passwörter und andere Zugangsdaten personenbezogen und dürfen nicht an Dritte übergeben werden. Etwas anderes mag für Gruppen-Accounts gelten; diese sind dann aber meist auch so gekennzeichnet. Achten Sie in jedem Fall strikt darauf, dass die Informationen über Zugangsdaten vertraulich abgelegt und allenfalls einem kleinen, Ihnen bekannten und zur Vertraulichkeit verpflichteten Personenkreis zugänglich sind. Wer im Besitz Ihrer Zugangsdaten ist, hat die Möglichkeit, unerkannt in Ihrem Namen Ihre Facebookaktivitäten zu beeinflussen. Im schlimmsten Fall haften Sie dann sogar gegenüber Dritten für diese fremden Einträge in Ihrem Namen und haben praktisch große Schwierigkeiten, wieder Zugriff auf Ihren eigenen Account zu erhalten, um zum Beispiel unangemessene Kommentare und Tweets sowie Profiländerungen durchzuführen.

Bei der Einbindung von Dritten in die Erstellung und Pflege Ihres Facebookauftritts (also etwa Agenturen und/oder Ihre Praxismitarbeiter) klären Sie vorab deren Befugnisse und behalten Sie sich jederzeit ein verbindliches Weisungs- und Vetorecht vor.

Jurististischer Tipp

Ganz wichtig: Regeln Sie, dass Dritte nach Ihrer Aufforderung unwiderruflich zur Herausgabe von Zugangsdaten verpflichtet sind – ohne jedes Zurückbehaltungsrecht.

Literatur

BVDW (2013) W3B-Report »Nutzerverhalten« der Fittkau & Maaß Consulting

Gerlof H (2013) Internet wird immer bedeutender für Arztwahl. ▶ http://www.aerztezeitung.de/praxis_wirtschaft/internet_co/article/845872/bewertungsportale-internet-immer-bedeutender-arztwahl.html. Zugegriffen: 01. September 2014

Hillienhoff A (2013) Viele Ärzte verzichten wegen Rechtsrisiken auf eigene Website. ► http://www.aerzteblatt.de/nachrichten/53106. Zugegriffen: 01. September 2014

Lutz A, Rumohr J (2008) Xing optimal nutzen: Geschäftskontakte – Aufträge – Jobs. Wien: Linde

Redaktion DUDEN Online (2014) Rechtschreibung und Bedeutung Social Media. ► http://www.duden.de/rechtschreibung/Social_Media. Zugegriffen: 01. September 2014

Redaktion summaryseven.de (2013) Social Media – Gesundheitsbranche mit Nachholbedarf. ► https://summaryseven.de/2013/04/social-media-nutzung-gesundheitsbranche-mit-nachholbedarf. Zugegriffen: 02.09.2014

Schmidt M (2014) Facebook: Teenager wandern aus dem Netzwerk ab. ► http://www.chip.de/news/Facebook-Teenager-wandern-aus-dem-Netzwerk-ab_66608176.html. Zugegriffen: 01. September 2014

Sternkopf M (2011) Die 5 gefährlichsten Facebook-Mythen. ► http://de.nachrichten.yahoo.com/blogs/total-digital/die-5-gef%C3%A4hrlichsten-facebook-mythen-073931170.html. Zugegriffen: 01. September 2014.

Sutthoff JD (2014) 104-jährige Amerikanerin zu alt für Facebook. ► http://www.welt.de/vermischtes/kurioses/article113833354/104-jaehrige-Amerikanerin-zu-alt-fuer-Facebook.html). Axel Springer SE 2014. Zugegriffen: 01. September 2014

Facebook

Marc Däumler, Marcus M. Hotze

M. Däumler, M. M. Hotze, *Social Media für die erfolgreiche Arztpraxis,* Erfolgskonzepte Praxis- & Krankenhaus-Management, DOI 10.1007/978-3-642-37073-1_2, © Springer-Verlag Berlin Heidelberg 2015

Jeder kennt den Begriff »Facebook«, aber tatsächlich existiert viel Halbwissen unter den Online-Nutzern, oft verbreitet durch angebliche, selbst ernannte »Spezialisten«. Lassen Sie sich davon nicht einschüchtern! Fragen Sie doch einmal einen dieser »Facebookspezialisten«, was Facebook eigentlich heißt, also woher dieser Name kommt.

Facebooks sind Jahrbücher, die in den USA oft am Ende des Studiums an den Colleges und Universitäten an die Studenten verteilt werden und in dem die Absolventen mit Foto (des Gesichtes) zu sehen sind, eben ein »Facebook«. Und das kann man auch, dachte sich unter anderen Mark Zuckerberg, digital umsetzen, vielleicht noch mit einer Interaktion, um zu wissen, was aus den Abgängern eigentlich so geworden ist. (Wer weiß, hätte es ein Deutscher entwickelt, würde es vielleicht »Poesiebook« heißen?) Das war 2004. Nur sieben Jahre später war Facebook bereits eine Plattform mit 800 Millionen Nutzern weltweit, und 2012 war das Unternehmen Facebook an der Börse.

Nahezu 1 Milliarde Facebookseiten gibt es derzeit weltweit, auf denen die Facebooker/Facebookuser interaktiv sein können. Und im Gegensatz zu Internetseiten, auf denen nach der Erstellung meist nicht viel agiert wird, ist bei Facebook »richtig was los«, denn die Facebookuser sind sehr aktiv. Täglich (!) werden durchschnittlich mehr als 250 Millionen Bilder hochgeladen, also gepostet. Facebook ist in mehr als 70 Sprachen verfügbar, und um diese sprachliche Hürde zu meistern, waren über 300.000 Menschen weltweit an der Übersetzung für die jeweilige Landesausgabe beteiligt.Facebook zählt in Deutschland etwa 24 Millionen Nutzer, also etwa jeden dritten Bürger in Deutschland können Sie über Facebook auch erreichbar.

2.1 Profil und Seite

Es ist eine elementare Unterscheidung, die Trennung zwischen einer Facebookseite und einem Facebookprofil. Noch nie gehört? Machen Sie sich nichts draus, denn es ist abenteuerlich, wie viele dies nicht wissen und schon hier einen großen Fehler begehen. Es gibt zwar nur »ein« Facebook, dennoch unterteilt sich Facebook hier zwischen den privaten Personen (Profil) und den Unternehmen und öffentlichen Personen (Seite). Auf den ersten Blick unterscheiden diese sich nicht. Ganz schnell erklärt:

- Sie sind eine Privatperson, und Sie möchten Facebook für sich privat nutzen, dann benötigen Sie ein Profil.
- Sie sind Arzt und wollen Facebook für Ihre Praxis nutzen? Dann benötigen Sie eine Facebookseite. Ganz einfach.

2

2.1.1 Ich nutze als Arztpraxis ein Facebookprofil. Na und?

Facebook verbietet es, dass Unternehmen, also auch Arztpraxen, sich gewerblich mit einem Profil darstellen. Wer es dennoch macht, riskiert die Sperrung oder gar Löschung des Profils. Zudem bietet eine Facebookseite für eine Praxis tatsächlich große Vorteile gegenüber einem Facebookprofil, wie beispielsweise Statistiken. Es gibt auch Nachteile, wie das Einladen von Fans zu Veranstaltungen, was auf direktem Wege bei einer Facebookseite nicht geht. Wie auch immer: Als Arztpraxis müssen Sie eine Facebookseite nutzen. Natürlich dürfen Sie als Arzt ergänzend hierzu Facebook auch privat nutzen und dazu ein Facebookprofil anlegen.

2.1.2 Woran kann ich sehen, ob es sich um ein Profil oder eine Seite handelt?

Jetzt sind Sie vielleicht schon bei Facebook, und schauen sich dort um, zum Beispiel, um zu schauen, ob der Arzt und Kollege »von nebenan« mit einem Facebookprofil oder mit einer Facebookseite »unterwegs« ist?

Auch wenn Sie sicherlich hier und da feststellen werden, dass einer Ihrer Kollegen für seine Praxis statt einer Facebookseite ein Facebookprofil verwendet: Ärgern Sie sich nicht, sondern freuen Sie sich, dass man es dort anscheinend nicht besser weiß und auf einer kleinen Zeitbombe sitzt und sich in den Augen der großen Facebookgemeinde regelrecht disqualifiziert.

§ Was meint der Anwalt zu den Facebook-Nutzungsbedingungen?

Der Anwalt rät: Die Nutzungsbedingungen von Facebook unterscheiden strikt zwischen Facebookseiten und Facebookprofilen. Auf Facebookprofilen darf Unternehmenswerbung grundsätzlich nicht organisiert werden. Facebook behält sich bei Verstößen die Sperrung oder gar die vollständige Löschung eines Accounts vor. Das wäre insbesondere dann ärgerlich, wenn Sie Ihr (vielleicht aufwändig erstelltes) Profil plötzlich nicht mehr nutzen können oder (im Falle der Löschung) eventuell sogar alle bei Facebook von Ihnen eingestellten Daten verschwunden sind. Achten Sie auch deshalb darauf, gerade bei umfangreichen oder kostspieligen Inhalten immer eine separate Sicherungskopie dieser Daten anzufertigen, um das Risiko eines Totalverlustes zu vermeiden.

Grundsätzlich könnte ein Verstoß gegen die Nutzungsbedingungen übrigens auch Wettbewerber auf den Plan rufen – zum Beispiel, wenn irreführend über ein vermeintlich privates Profil Schleichwerbung für eine Praxis betrieben wird.

Sehen Sie oben, etwas rechts in dem großen Bild, »Freunde« stehen? Freunde gibt es nur bei einem Profil, also ist es ein Facebookprofil.

Stehen dort stattdessen »Gefällt-mir« oder »Gefällt-mir«-Angaben? Dann sind Sie auf einer Facebookseite. Ganz einfach.

2.1.3 Fans, Freunde und Gefällt-mir-Angaben

Zugegeben, am Anfang ist es etwas irritierend mit diesen Begriffen, denn offiziell gibt es gar keine Fans mehr bei Facebook, denn die heißen nun statt Fans schlicht und eher nichtssagend »Gefällt-mir«-Angaben. Dennoch werden Sie den Begriff »Fan« in Bezug auf Facebook noch häufiger sehen, er hat sich einfach etabliert – und klingt gefälliger als »Gefällt-mir-Angabe«.

Wie im realen Leben haben private Personen auch Freunde. Private Personen sind bei Facebook mit einem Profil vertreten und haben dort »Freunde« und keine Fans.

Unternehmen haben, genau genommen, keine Freunde, aber schon eher Fans. Nun taten sich Personen etwas schwer damit, sich gleich als Fan zu outen, wenn man ein Unternehmen bei Facebook lediglich gut fand. Und so schwächte Facebook das »Fan-Sein« ab in »Was gefällt mir«, um eine Hemmschwelle zu senken. »Gefällt-mir«-Angaben und Fans sind also das Gleiche.

Sie können ja nun darauf achten, wie angebliche Facebook-Hobbyexperten in Gesprächen diese Begriffe »Fan« und »Freunde« und »Gefällt-mir«-Angaben regelrecht durcheinanderwerfen, und dann wissen Sie nun schon eines sicher: Dies ist dann kein Experte!

Jetzt geht es los:

2.2 Anmeldung

Checkliste: Die perfekte Vorbereitung zur Anmeldung

Folgende Dinge in der Checkliste sollten Sie schon vorher organisieren, damit es absolut problemlos und schnell voran geht. Am besten legen Sie dafür einen neuen Ordner an mit dem Namen »Facebook«:

- Eine private E-Mail-Adresse
- Ein Foto (digital) von Ihrem Logo
- Ein Foto (digital) von Ihrer Praxis
- PC mit Internetanschluss
- Fotos von Ihnen
- Kurze Beschreibung der Praxis
- Infos über Sie und über das Praxisteam (Ausbildung, Werdegang, Persönliches)
- Das Impressum Ihrer Praxis (finden Sie auf Ihrer Website)

2.2.1 Sie sind absolut neu bei Facebook, haben kein Profil und keine Seite?

Dann beginnt hier für Sie der Einstieg in eine neue Welt! Um Ihre Facebookseite für Ihre Praxis professionell zu realisieren, benötigen Sie zuerst ein Profil. Seien Sie nicht erstaunt, falls Sie nun denken, Sie wollen ja gar nicht privat mit Facebook agieren, sondern »nur« mit der Facebookseite der Praxis. Erstens benötigen Sie bei Facebook nun mal ein Profil, wenn Sie eine Facebookseite für Ihre Praxis erstellen wollen, und zweitens bietet ein Facebookprofil für Ihre Praxis-Facebookseite noch viele Chance und Vorteile (wie wir später noch sehen werden). Und zu Ihrer Beruhigung: Sie können die Privatsphäre-Einstellungen Ihres Profils so bearbeiten, dass man nur den Profilnamen (kann auch ein Synonym sein), das Titelbild und das Profilbild (kann auch ein beliebiges Bild sein) sieht.

2.2.2 Sie haben zwar ein Facebookprofil, aber noch keine Seite?

In dem Fall sind Sie schon sehr gut auf Ihre Facebookaktivitäten für Ihre Praxis-Facebookseite vorbereitet, denn Sie kennen die meisten Möglichkeiten schon, die Facebook bietet. Achten Sie also ab nun sehr genau auf die Trennung Ihres privaten Facebookprofils und der nun zu erstellenden Facebookseite.

2.2.3 Sie haben bereits eine Facebookseite?

Respekt! Entweder möchten Sie Ihre Facebookseite nun »aufpeppen« oder anders als bisher pflegen. Vielleicht haben Sie auch schon eine Facebookseite und möchten eine weitere erstellen, was ja durchaus geht und gelegentlich auch Sinn macht. Dann können Sie die Anmeldung überspringen.

2.2.4 Anmeldung: Jetzt geht es los!

Bitte gehen Sie auf die Internetseite ▶ www.facebook.de. Wie Sie in das Internet kommen und wie Sie eine Internetadresse eingeben, wissen Sie sicherlich.

Jetzt sehen Sie folgendes Bild:

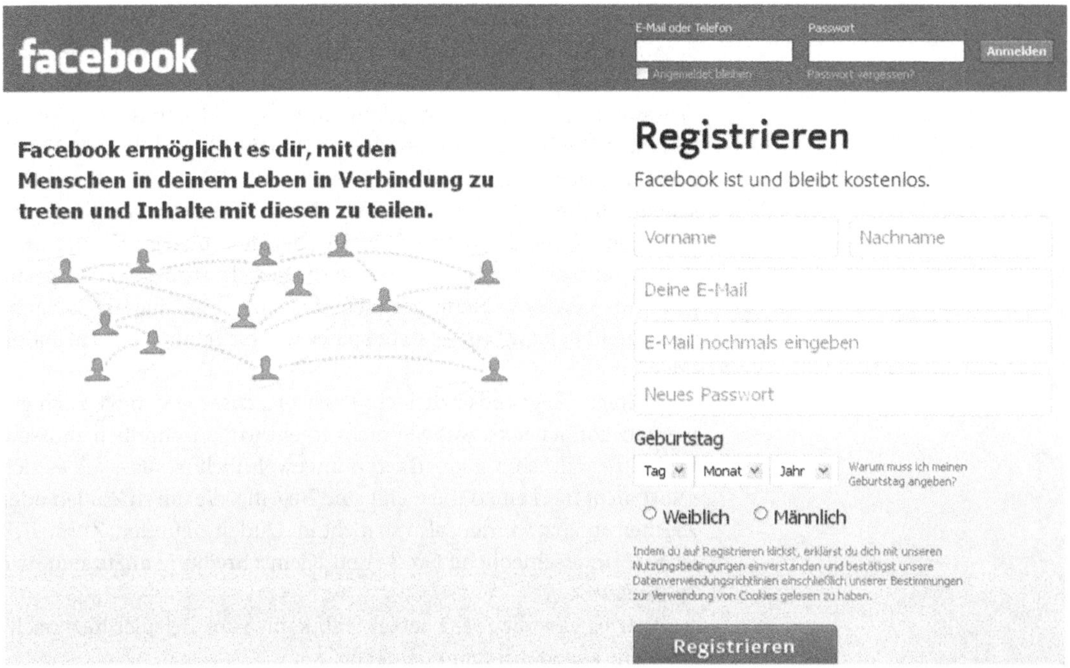
facebook
E-Mail oder Telefon
Passwort
Anmelden
Angemeldet bleiben
Passwort vergessen?
Facebook ermöglicht es dir, mit den Menschen in deinem Leben in Verbindung zu treten und Inhalte mit diesen zu teilen.
Registrieren
Facebook ist und bleibt kostenlos.
Vorname
Nachname
Deine E-Mail
E-Mail nochmals eingeben
Neues Passwort
Geburtstag
Tag
Monat
Jahr
Warum muss ich meinen Geburtstag angeben?
Weiblich
Männlich
Indem du auf Registrieren klickst, erklärst du dich mit unseren Nutzungsbedingungen einverstanden und bestätigst unsere Datenverwendungsrichtlinien einschließlich unserer Bestimmungen zur Verwendung von Cookies gelesen zu haben.
Registrieren

Nun füllen Sie bitte die Felder aus mit »Vorname«, »Nachname«, E-Mail-Adresse und einem Passwort und dann geben Sie Ihr Geburtstagsdatum sowie Ihr Geschlecht an.

Tipps bei der E-Mail-Adresse

Machen Sie es nicht so kompliziert, sondern geben Sie hier Ihre tagtägliche, private E-Mail-Adresse ein, also die, die wirklich nur Sie benutzen. Keine Sorge, wir erstellen nun erst einmal Ihr Facebookprofil, also Ihren privaten, persönlichen Auftritt, der mit der Praxis zunächst gar nichts zu tun hat. Wir arbeiten als anschauliches Beispiel mit der Ärztin Dr. Karin Beispiel, die bei Web.de einen Account besitzt.

Gehen Sie fest davon aus, dass Sie die Facebookarbeit (Pflege) für die Praxis delegieren und selbst wahrscheinlich nicht wirklich mit Facebook arbeiten werden – weder mit der Seite noch mit Ihrem Profil? In dem Fall sollten Sie tatsächlich eine neue Mailadresse anlegen. Das geht ganz einfach über eines der vielen kostenlosen Anbieter, beispielsweise ► www.web.de oder ► www.yahoo.de.

Wann ist ein Passwort sicher?

Sie denken, es kann ja eh keiner wissen, wie mein Passwort ist? Stimmt, aber manche Passwörter liegen einfach gedanklich nahe oder sind technisch sehr leicht »zu knacken«. Es gibt Statistiken, die

2

eindeutig belegen, dass bestimmte Passwörter auffallend oft verwendet werden. So wird einer Auswertung im Jahr 2012 zufolge der LinkedIn-Passwörter durch einen Hacker mit Abstand am häufigsten »Passwort« als Passwort genommen, was nicht gerade kreativ ist. Auf Platz 2 steht »123456«, auf Platz 3 »12345678«, auf Platz 4 »1234«, was nun auch nicht gerade als sicher gelten kann, weil dies wahrscheinlich die ersten Begriffe sind, die ein »Fremder« wohl ausprobiert. Der Name der lieben Ehefrau oder des einzigen Kindes oder des treuen (oft schon verstorbenen) Dackels wird genauso gerne genommen, wie der Name der Lieblingsband – und alles ist meistens im Umfeld bekannt (oder steht später wahrscheinlich bei Facebook oder Xing).

Wählen Sie grundsätzlich ein Passwort, dass Sie sich wirklich gut merken können und was Sie nicht irgendwo aufschreiben müssen, weil es so wahnsinnig kreativ und ungewöhnlich ist, dass Sie es sich selbst nicht merken können. Gut sind Begriffe, die durch Zahlen oder Zeichen ergänzt werden, also so nicht im Duden zu finden. Zusätzlich ist eine unterschiedliche Groß- und Kleinschreibung anzuraten, wie »biRne49&«.

Wer es ganz bequem haben will, kann zum Beispiel hier nachschauen: ► www.bsi-fuer-buerger.de.

§ Was meint der Anwalt zu Passwörtern?

Der Anwalt rät: Achten Sie darauf, gemäß vorstehender Ausführungen ein möglichst »sicheres« Passwort zu wählen. Behandeln Sie ein solches Passwort streng vertraulich und legen Sie es Dritten gegenüber nicht offen. Ist ein Passwort allzu banal und ohne großen Aufwand zu entschlüsseln, kann dies als Pflichtverletzung gewertet werden. In der Folge könnte Ihnen in einer potentiellen Auseinandersetzung mit Dritten eine Haftung drohen. Im Hinblick auf Fälle, bei denen etwa ein WLAN-Router mit einem einfach »zu knackenden« Passwort versehen war und Dritte auf diese Weise rechtswidrige Handlungen vorgenommen haben, hat dies die Rechtsprechung schon mehrfach festgestellt. Gleiches wird auch für Accounts sozialer Medien gelten, die leicht geknackt werden können und dann missbraucht werden. Bei jeder Pflichtverletzung anlässlich der Verwahrung von Zugangsdaten droht also das Risiko, als sogenannter Störer auch für eine fremde Rechtsverletzung zu haften. Rechtwidrige Handlungen Dritter könnten Ihnen dann ggf. zugerechnet werden.

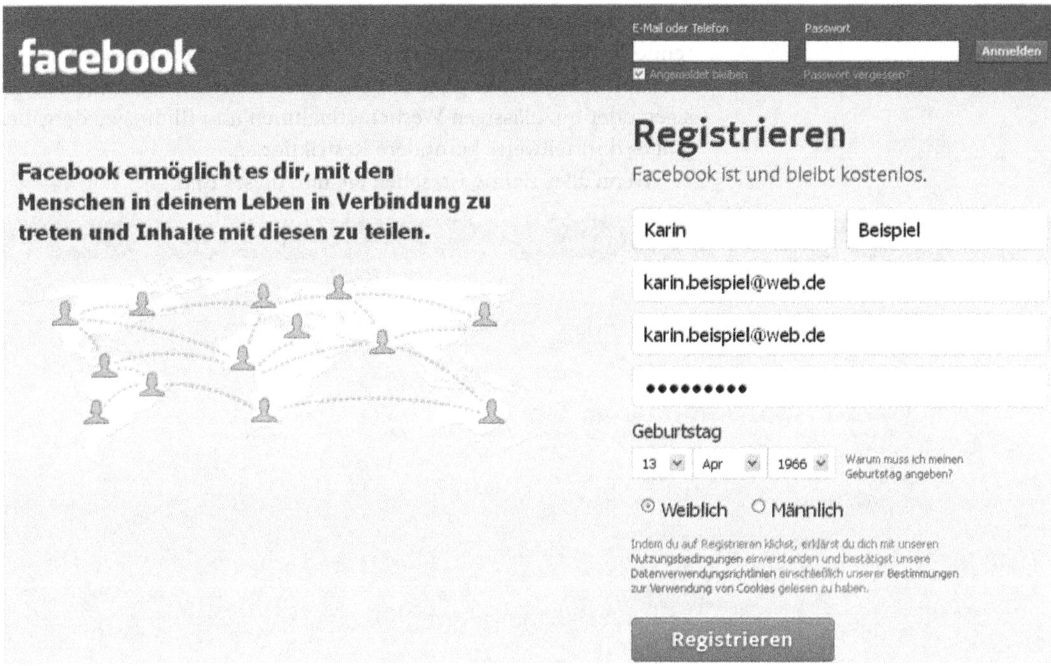

Alles ausgefüllt? Dann bitte unten auf »Registrieren« klicken.

§ Was sagt der Anwalt zu Registrierungen?

Der Anwalt rät: Achtung! Mit der Registrierung erklären Sie sich automatisch mit den Nutzungsbedingungen von Facebook einverstanden und bestätigen, die Datenverwendungsrichtlinien einschließlich der Bestimmung zur Verwendung von Cookies gelesen zu haben. Diese Nutzungsbedingungen, die Sie über den angegebenen Link einsehen können, stellen ihre (übrigens ausländischem Recht unterfallende) Geschäftsgrundlage mit Facebook dar und sollten daher von Ihnen durchgelesen werden. Denn nur wer die Spielregeln einer Plattform kennt, kann im Einzelfall für sich entscheiden, ob er mit diesen einverstanden ist oder sein konkret beabsichtigter Auftritt daran scheitert.

Keine Sorge, im Regelfall spricht nichts Grundsätzliches gegen die Erstellung einer Facebookseite für Arztpraxen und die entsprechende Nutzung als Marketing-Tool. Trotzdem setzen neben den allgemeinen Gesetzen, der Berufsordnung und dem Werberecht eben auch die Nutzungsbedingungen von Facebook bestimmte Regeln, die von Ihnen einzuhalten sind. Anderenfalls kann Facebook – unbeschadet sonstiger Ansprüche – berechtigt sein, Ihr Facebookprofil oder Ihre Facebookseite zu sperren oder sogar endgültig zu löschen.

Kleiner Hinweis: Die Nutzungsbedingungen von Facebook sind umfangreich, wenig strukturiert und ändern sich zu allem Überfluss auch relativ häufig. Dies kann es grundsätzlich erforderlich machen, anlassbezogen (etwa bei Ideen für neue Inhalte für Ihre Facebookseite) die Nutzungsbedingungen daraufhin durchzusehen, ob sich gravierende Änderungen ergeben haben. Insbesondere im Hinblick auf die konkrete Ausgestaltung von Gewinnspielen, Promotions sowie zulässigen oder unzulässigen Werbemaßnahmen und Bildniswiedergaben gibt es dort teilweise besondere Restriktionen.

Wenn alles richtig ist, sehen Sie nun dieses Bild:

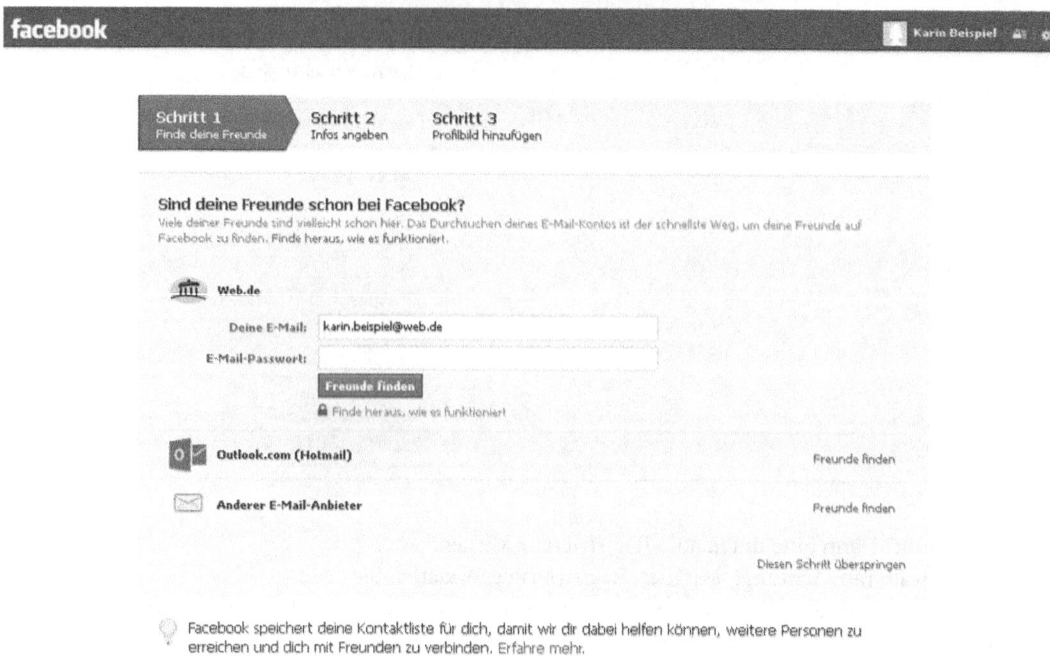

Jetzt klicken Sie ganz unten rechts auf »Diesen Schritt überspringen« und tragen Sie bitte unter »E-Mail-Passwort« Ihr Passwort ein. Das ist das Passwort, das Sie stets verwenden, um Ihre Mails abzurufen. Nun klicken Sie auf »Freunde finden«

Jetzt füllen Sie oben bei E-Mail oder Telefon sowie Passwort nichts aus, sondern gehen direkt an das Ausfüllen der Felder unter »Registrieren«.

Achtung! Unten sehen Sie »Erstelle eine Seite für eine Berühmtheit, eine Band oder ein Unternehmen«. Nicht klicken! Warum nicht klicken? Weil Sie kein Unternehmenskonto benötigen, sondern eine Facebookseite!

Unternehmenskonto oder Facebookseite

In der Tat können Sie einige Schritte bei der Erstellung Ihrer Praxis-Facebookpräsenz mit einem Unternehmenskonto überspringen, aber dies wäre dann keine Facebookseite. Zwar ist das Erstellen eines Unternehmenskontos »einfacher«, die Nachteile zu einer Facebookseite sind doch gravierend. Ein Unternehmenskonto enthält kein Profil, sondern dient einzig und allein dem direkten Erstellen einer oder mehrerer Seiten. Diese unterliegen jedoch einigen Funktionseinschränkungen.

Nachteile eines Unternehmenskontos

1. Die Facebookseite wird nicht in der Facebooksuche gelistet, was schon alleine als Nachteil reicht, denn schließlich wollen Sie ja gefunden werden.
2. Das imagefördernde Erstellen einer Vanity-URL (also Ihrer individuellen Facebooknamensadresse) ist nicht möglich.
3. Diese Seite mit anderen Facebookseiten zu vernetzen ist nicht möglich.
4. Freunde einladen (mangels Profil) ist nicht möglich, was gerade am Anfang einen enormen Nachteil darstellt, um auf die Seite aufmerksam zu machen.
5. Das Hinzufügen von Apps über die facebookeigenen Apps hinaus ist nicht möglich (das mag jetzt noch nicht relevant sein, aber kann in der Zukunft durchaus relevant werden).

Leider erfahren viele Seitenersteller von diesen Unterschieden erst, wenn sie bereits ein Unternehmenskonto erstellt haben. Dem Unternehmenskonto einfach ein Profil hinzuzufügen scheint seit der Umstellung auf die Chronik nicht mehr möglich zu sein.

▪ Wechsel vom Unternehmenskonto zur Facebookseite

Sie haben ein Unternehmenskonto und wollen nun stattdessen eine Unternehmensseite bei Facebook? Dieser Wechsel ist, wenn auch umständlich, möglich: Entweder man wird mit dem Profil eines zweiten, persönlichen Kontos ein Fan (»Gefällt mir«), macht sich vom Unternehmenskonto aus diesem Profil zum Admin und entfernt vom zweiten Konto aus das Unternehmenskonto als Admin. Oder man erstellt die Seite völlig neu von einem persönlichen Konto aus und löscht dazu die alte Seite und das Unternehmenskonto.

Tipp des PR-Beraters

Auf Google+ können Sie solche Probleme übrigens gar nicht erst bekommen, denn dort gibt es nur eine Sorte Konto, und eine Seite kann dort nur der erstellen, der auch schon ein Profil hat.

Jetzt klicken Sie bitte auf das große, grüne Feld »Registrieren«! Getan? Jetzt klicken Sie bitte auf »Diesen Schritt überspringen«. Warum überspringen? An dieser Stelle macht es keinen Sinn, Ihre Kontakte zu Ihrem Facebookprofil einzuladen, denn: Sie haben ja jetzt weder ein Profil, auf das Sie jetzt schon einladen können, noch eine Facebookseite. Die wollen wir nun erst erstellen.

Jetzt erscheint ein Fenster, auf dem steht:

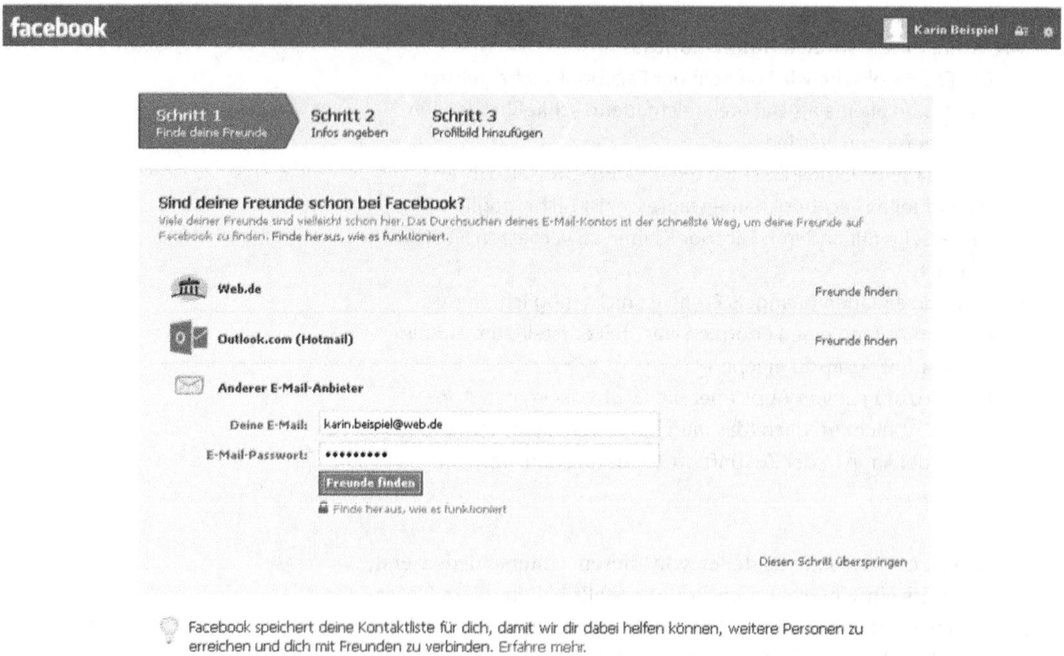

In dem kleinen Fenster steht oben: »Finde deine Freunde«. Hier klicken Sie bitte auch auf »Überspringen«, denn es macht – wie zuvor beschrieben – noch keinen Sinn, jetzt Freunde einzuladen, denn Sie haben noch keine Freunde (jedenfalls bei Facebook noch nicht).

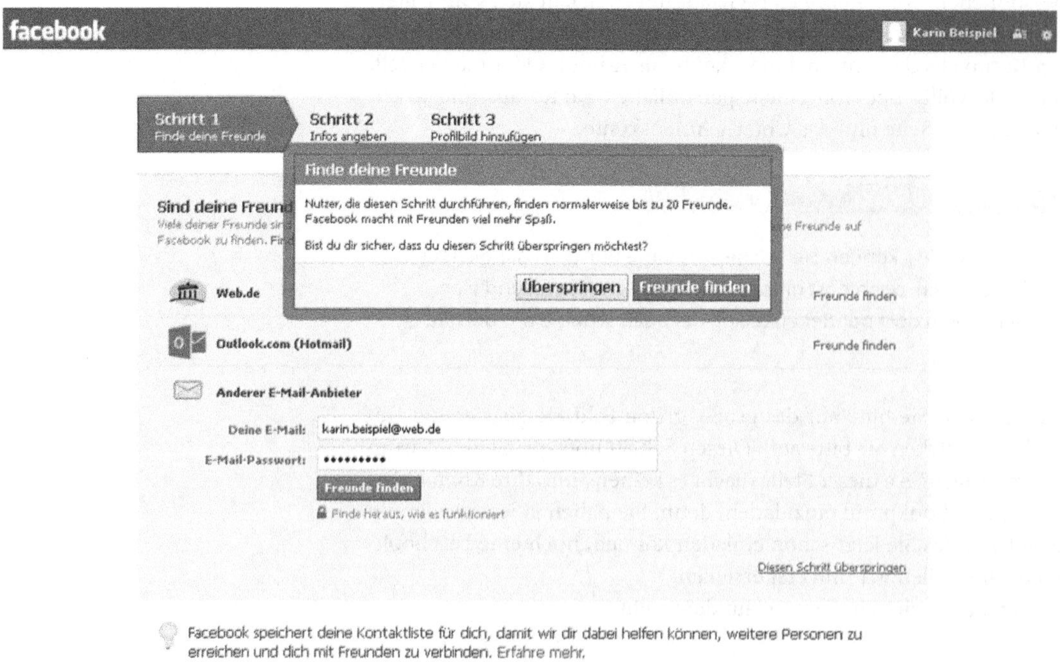

Jetzt sehen Sie den »Schritt 2 Infos angeben«.

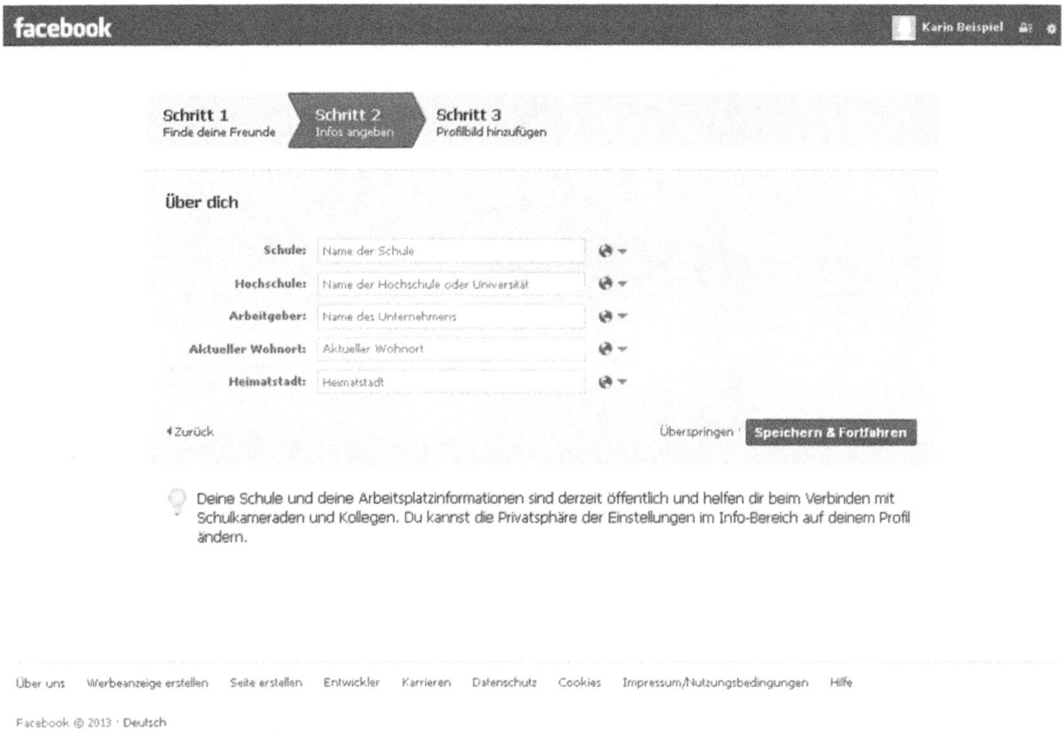

Speed Bitte klicken Sie auf »Überspringen«. (0 Sekunden)

Perfekt Füllen Sie bitte die Felder aus, und Sie werden sehen, dass Facebook Ihnen schon meistens die passende Auswahl anbietet. (5 Minuten)

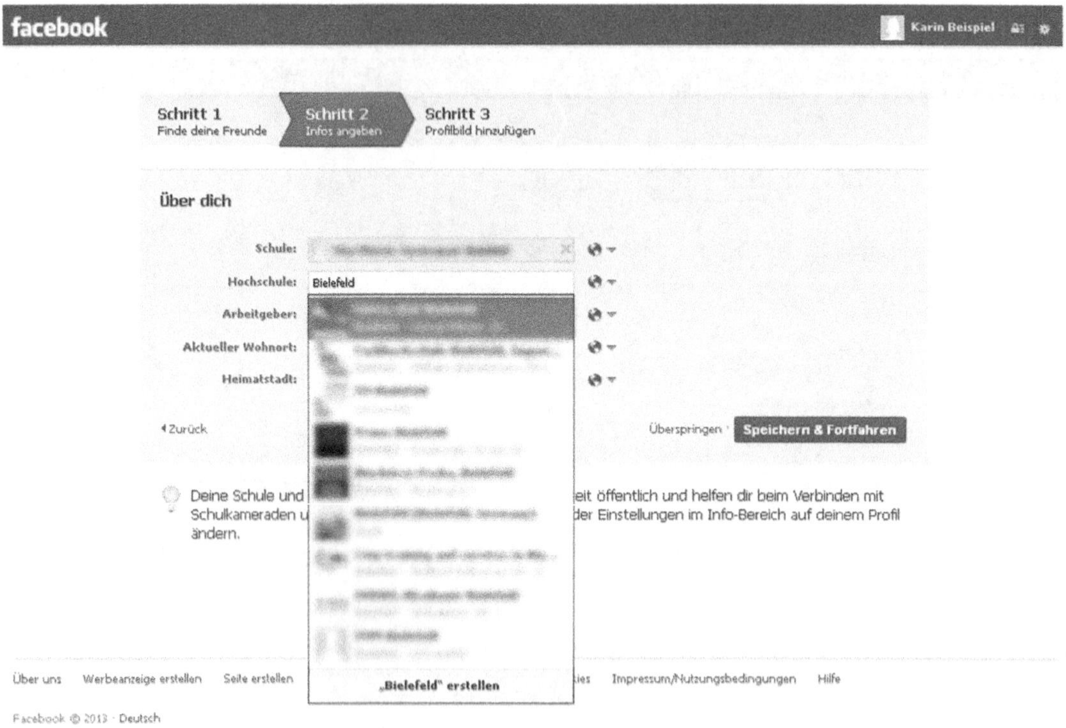

Beim »Arbeitgeber« setzen Sie den Namen Ihrer Praxis ein. Es kann sein, dass hier ihr Praxisname bereits erscheint. Sie fragen sich: »Wie kann das sein?« Ganz einfach! Irgendein ehemaliger oder aktueller Mitarbeiter ist bereits bei Facebook und hat Sie hier als Arbeitgeber angegeben. Wir gehen davon aus, dass es noch keinen Eintrag mit Ihnen als Arbeitgeber bei Facebook gibt. In diesem Buch verwenden wir das Beispiel »Praxis Dr. Karin Beispiel«. Jetzt bitte mit einem Klick auf »…erstellen« bestätigen. Nun wird sehr wahrscheinlich folgendes Fenster zu sehen sein: »Wo befindet sich …«.

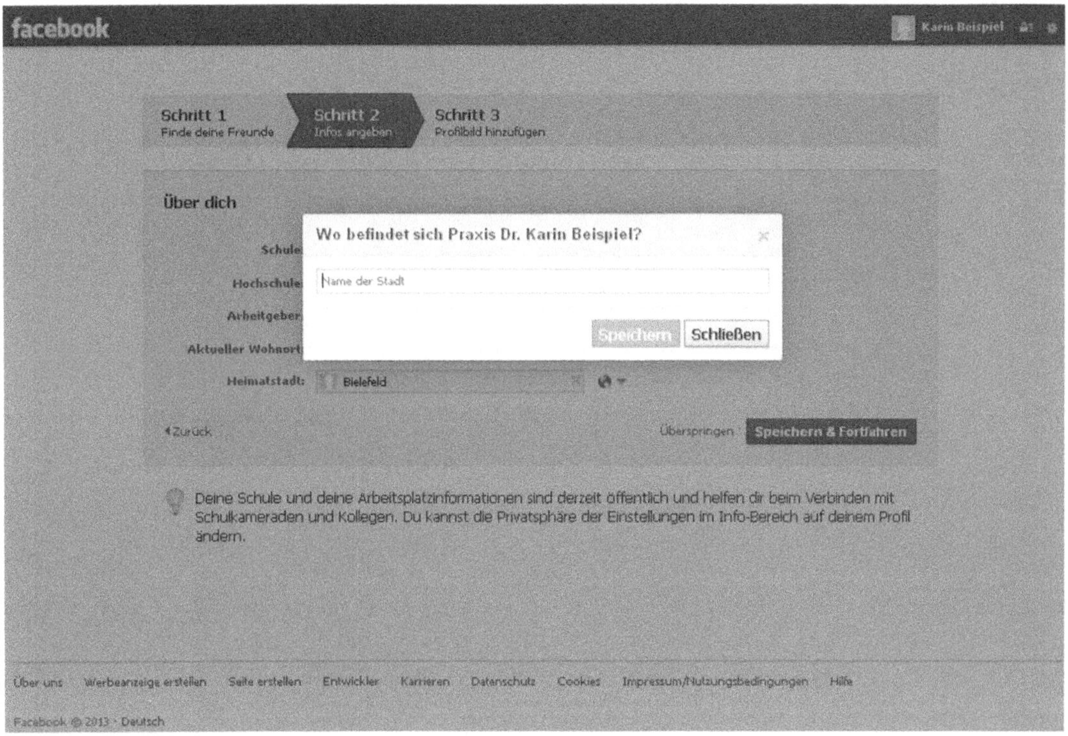

Hier geben Sie den Standort Ihrer Praxis ein, in unserem Beispielfall ist das Berlin. Eingegeben? Dann auf »Speichern« klicken.

Hinter den auszufüllenden Feldern befindet sich jeweils ein Button, auf dem, wenn Sie ihn anklicken, folgende Liste zu sehen ist.

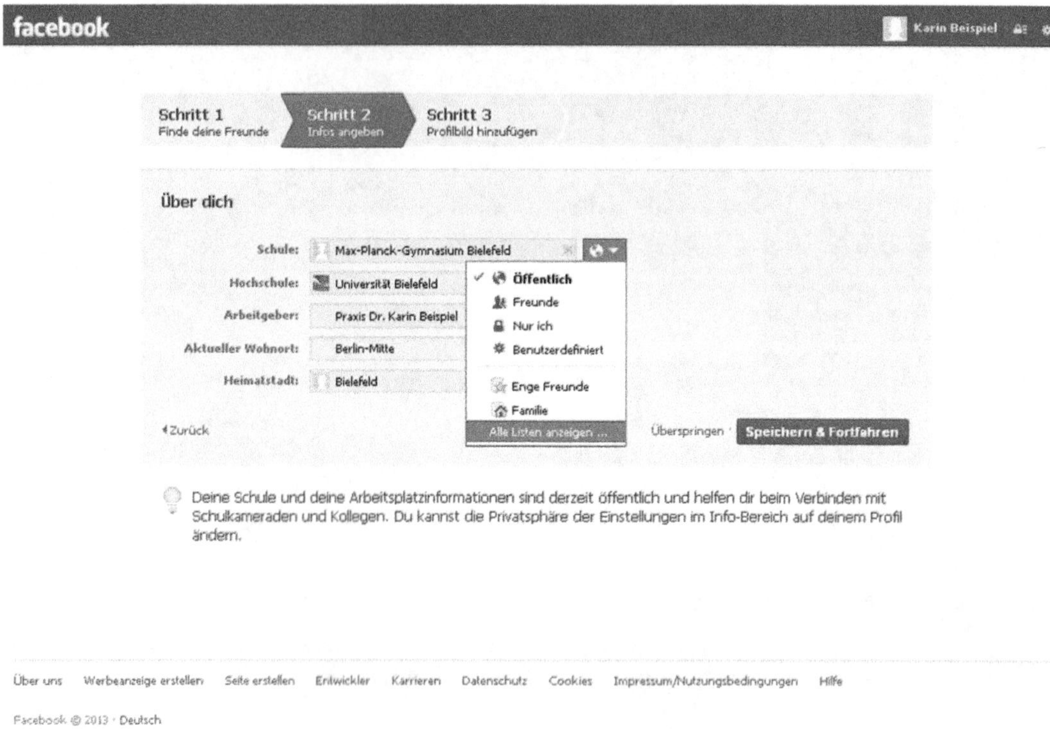

Worum geht es hier?

»Öffentlich« Das bedeutet, dass jede Person, die bei Facebook ein Profil angelegt hat, diese Information lesen kann.

»Freunde« Nur Personen, die ebenfalls ein Profil bei Facebook angelegt haben *und* mit Ihnen bei Facebook befreundet sind, können diese Informationen sehen.

»Nur ich« Wie der Name schon sagt, können ausschließlich nur Sie diese Informationen sehen.

»Benutzerdefiniert« Hier haben Sie die individuelle Wahlmöglichkeit zu bestimmen, wer diese Informationen sehen darf, und zwar:

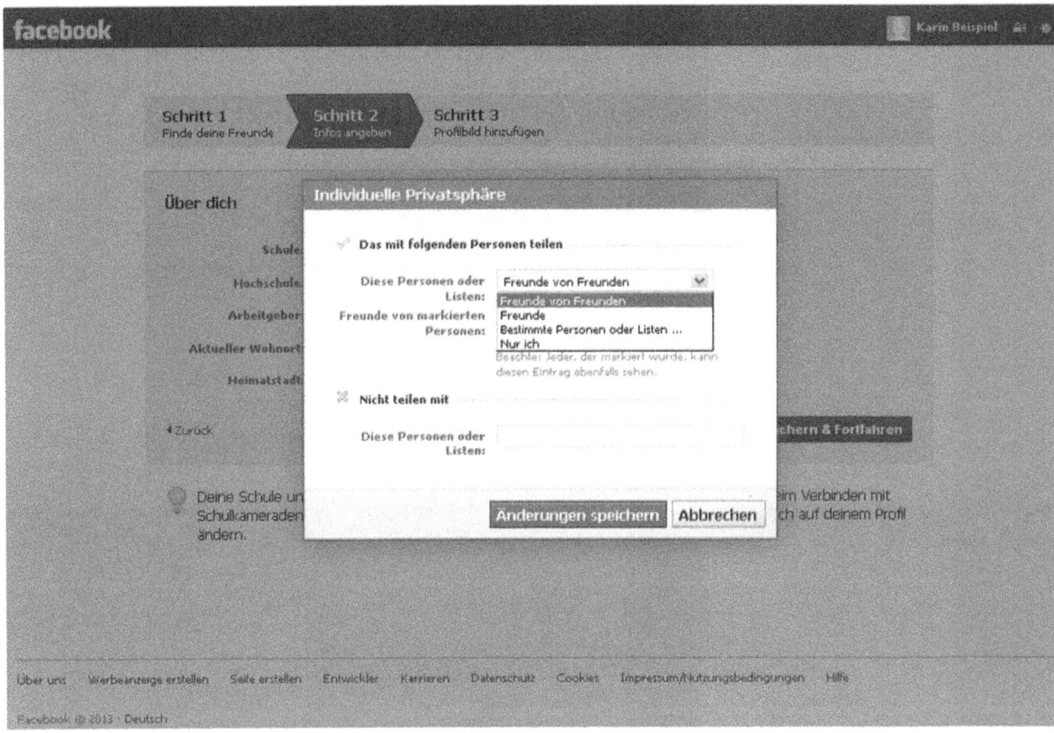

»Freunde von Freunden«: Neben Ihren Freunden bei Facebook können auch deren Facebook-Freunde Ihre Informationen sehen. Jetzt sehen Sie darunter das Feld zum Anklicken:

»Freunde von markierten Personen«, das heißt: Die Freunde der Person, die Sie auf Ihrem Profil (auf einem Foto) markiert haben. Kein Häkchen setzen!

»Diese Personen oder Listen«, das bedeutet, dass Sie einzelne Personen ausschließen können, also gezielt Personen bestimmen können, die Ihre angegebenen Inhalte nicht sehen können.

»Enge Freunde« sind Personen, die mit Ihrem Facebookprofil befreundet sind und die Sie gesondert markieren als (wirklich) enge Freunde. Vergleichbar ist dies mit Ihrem guten Bekanntenkreis und Ihrem wirklich engen Freundeskreis in Ihrem normalen Leben.

»Familie«, der Name sagt es schon: Hier wählen Sie die Personen aus, die entweder zu Ihrer tatsächlichen Familie gehören oder die Sie zu Ihrer Familie zählen möchten. Natürlich ist es Ihnen überlassen, wie Sie Ihr soziales Umfeld einordnen. Niemand überprüft, ob Ihr Bruder nun tatsächlich bei »Ihrer Facebookfamilie« zu finden ist oder ob Ihre freundliche Nachbarin für Sie schon zur Familie gehört und auch dort klassifiziert wird.

»Alle Listen anzeigen«: Wenn Sie hierauf klicken, erscheinen alle Kategorien, bei denen sie weitere Einteilungen vornehmen können – neben der Familie oder den Freunden erscheint nun auch »Bekannte«.

Unter Bekannte könnten Sie dann die Personen zusammenfügen, die Sie als »Bekannte Personen« bezeichnen. Sollten Sie bereits ein Profil bei Facebook haben oder sollten Sie zukünftig ein aktives Facebookprofil haben, dann werden hier sicherlich noch deutlich mehr Listen erscheinen.

Generelle Empfehlung

Schalten Sie hier alles auf »Nur ich«, denn so behalten Sie am Anfang auch die absolute Kontrolle.

Klicken Sie nun auf »Speichern & Fortfahren«!

Nun sehen Sie eine Liste von Personen mit dem Titel »Füge Personen hinzu, die Du kennst«.

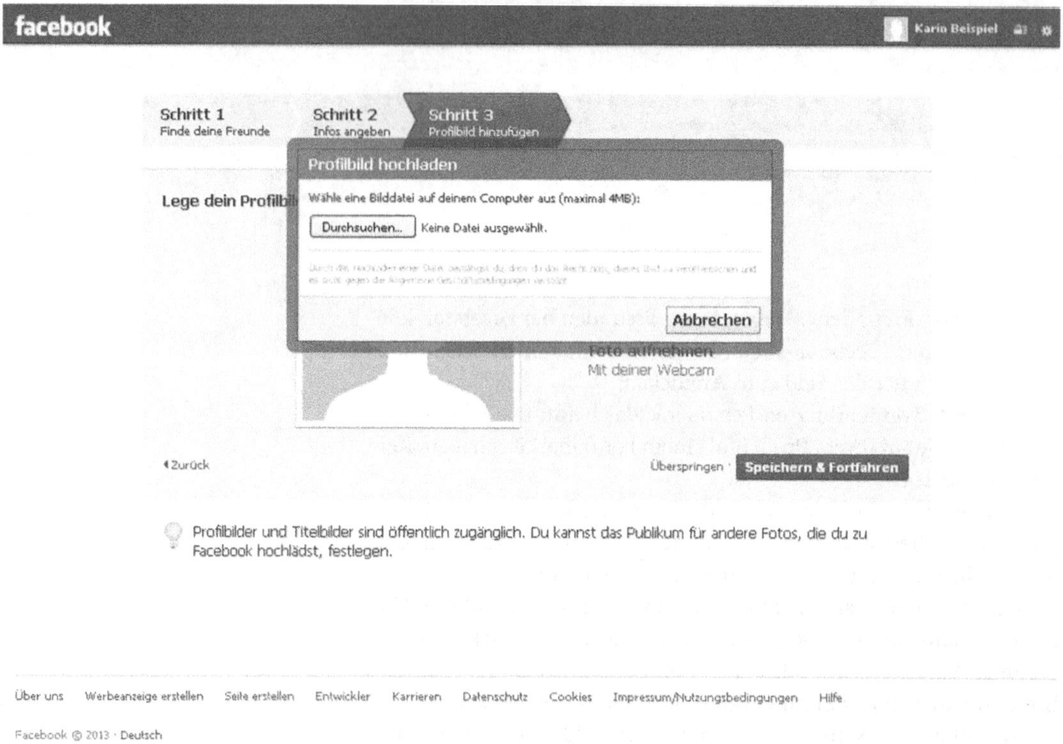

Facebook hat ein Interesse daran, dass Sie schnell interaktiv sind, und sucht anhand der Informationen, die Sie über sich eingegeben haben, automatisch Personen, die irgendeine Gemeinsamkeit mit Ihnen haben (könnten). Das sind Personen, die also entweder den gleichen Arbeitgeber haben oder bei denen die gleiche Universität im Lebenslauf auftaucht. Und diese bietet Ihnen Facebook so an, dass Sie diese Personen ganz unkompliziert mit einem Klick auf »Freundin hinzufügen« zu Ihren »Freunden« zu sich auf Ihr Facebookprofil einladen. Ganz so leicht ist es aber nun auch nicht, neue »Freunde« zu bekommen, selbst bei Facebook nicht, denn die Person muss Ihre Freundschaftsanfrage auch erst noch bestätigen. Deshalb: Sie wählen bitte jetzt noch niemanden aus und klicken nun auf »Überspringen«.

Jetzt sind Sie bei »Schritt 3«.

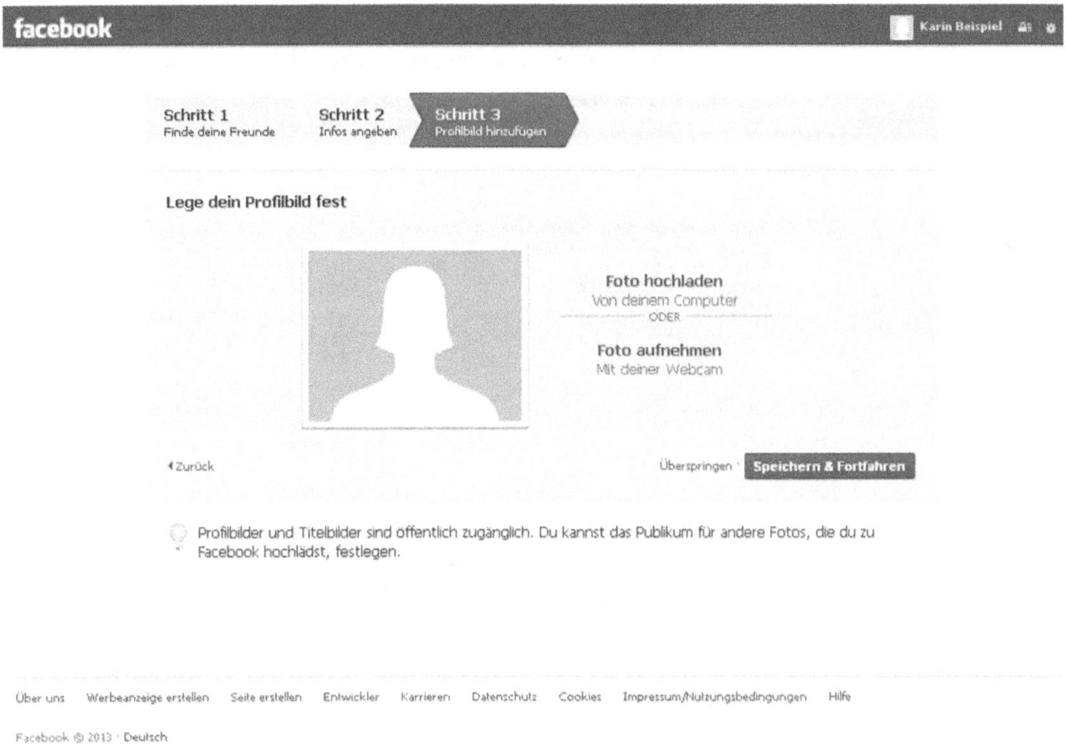

Speed Klicken Sie auf »Überspringen«. (0 Sekunden)

Perfekt Sie sehen nun »Lege dein Profilbild fest«. Klicken Sie auf »Foto hochladen«. (3 Minuten)

Hier wählen Sie nun ein Foto von sich aus, das sich auf Ihrem PC oder einem Speicherstick oder Ähnlichem befindet. Sie haben nun Zugriff auf Ihre Festplatte – wählen Sie ein Foto aus. Sie können das ausgewählte Foto auch jederzeit auswechseln. Bild nun auswählen, Doppelklick auf das Foto, fertig.

Checkliste: Wann ist ein Foto geeignet für das Profil?

- Ein Foto von Ihnen in privater Kleidung, nicht in der Praxis
- Freundlicher Charme
- Lächelnd alleine darauf zu sehen
- Gesicht gut erkennbar (also bitte kein Mount-Everest-Panoramafoto mit Ihnen irgendwo im Vordergrund)

Jetzt klicken Sie auf »Speichern & Fortfahren«.

Jetzt sehen Sie: »Willkommen bei Facebook, …«.

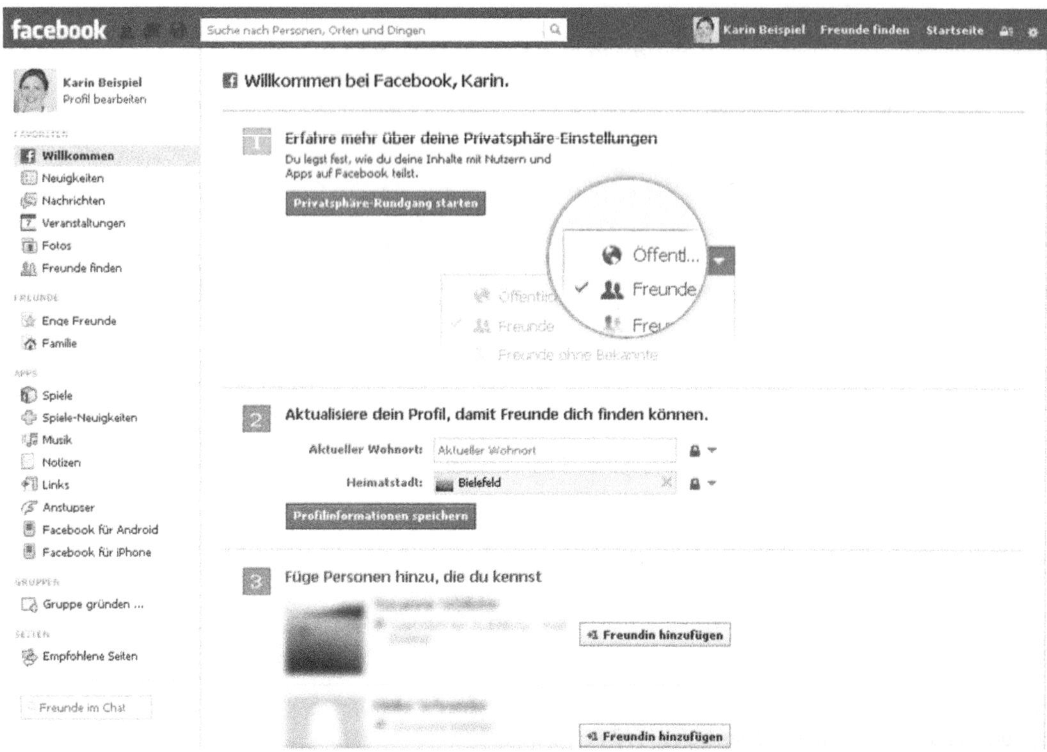

Schauen Sie nun in Ihr Mailkonto, also das Konto, das Sie angegeben haben. Dort müsste jetzt eine Mail von Facebook zu sehen sein, mit dem Titel: »Du hast den Registrierungsvorgang fast abgeschlossen.« Öffnen Sie die Mail und drücken Sie auf »Bestätige dein Konto«.

Geklickt? Gut, doch Achtung! Jetzt sind Sie bei Facebook sichtbar und auffindbar, also nicht mehr ganz inkognito. Das war mal anders, aber seit 2013 ist es nicht mehr möglich, mit einem Profil ganz und gar unsichtbar, also unauffindbar zu sein. Das heißt für Sie: Jeder kann bei Facebook Ihr Profil finden. Deshalb ist es auch sinnvoll, ein sympathisches, gutes Profil mit entsprechendem Foto zu haben; auch dann, wenn Sie das Profil gar nicht aktiv nutzen oder noch nicht nutzen. Doch was sieht man nun tatsächlich, wenn man

Sie bei Facebook findet? Man sieht bei Ihnen unter den gemachten Einschränkungen Ihren Facebooknamen, Ihr Profil-Foto, und wenn Sie es einfügen würden, auch immer ihr großes Titelbild. Nun zu dem besagten Titelbild:

Titelbild einfügen Klicken Sie mit der Maus auf das große Feld »Titelbild hinzufügen« und dann öffnet sich ein Fenster mit der Überschrift »Wähle dein Titelbild«. Dort klicken Sie auf »OK«. Nun können Sie mit der Maus auswählen zwischen »Aus Fotos auswählen...« oder »Foto hochladen ...«.

»Aus Fotos auswählen« ist noch unwichtig, weil es noch keine Fotos in Ihren Facebook-Fotoalben gibt. Klicken Sie nun auf »Foto hochladen«, und es öffnet sich Ihre Festplatte. Wählen Sie ein Foto aus und klicken Sie doppelt auf das Foto! Sie können das Foto nun in der Höhe korrekt positionieren, indem Sie mit der Maus auf das neue große Titelbild fahren, geklickt halten und nach oben oder unten mit der Maus fahren. Fertig? Ideal? Dann auf »Änderungen speichern« klicken.

§ Was sagt der Anwalt zur rechtlichen Lage bei Titelbildern?

Der Anwalt rät: Die Nutzungsbedingungen von Facebook hatten Sie ja bereits bei Ihrer Registrierung anerkannt. Diese legen sowohl für Profile als auch für Seiten fest, welche Bildnisnutzungen zulässig und welche verboten sind. Als Faustregel können Sie sich merken, dass Facebook im Grunde all das verbietet, was ohnehin mit den allgemeinen Gesetzen nicht in Einklang steht, also etwa Verstöße gegen das Urheberrecht, das Strafrecht und das Persönlichkeitsrecht. Hinzu kommen, und das ist den angloamerikanischen Moralvorstellungen geschuldet, einige Einschränkungen, etwa in Bezug auf »Erwachsenenprodukte« oder »explizite Inhalte« sowie die Darstellung von Nacktheit. Da Sie sich auf einer von US-Amerikanern betriebenen Plattform bewegen, gelten bei der Auslegung durch Facebook insoweit deren Vorstellungen. In der Praxis wird sich hieraus aber wenig Nachteiliges für Sie ergeben, da Sie Ihr hochzuladendes Foto ja ohnehin als Titelbild auf dem Facebookprofil verwenden wollen und ohnehin kein Interesse daran haben, dass dieses Foto zum Beispiel einen jugendschutzrechtlich bedenklichen Inhalt zeigt oder Dritte schockiert. Verzichten Sie auch darauf, dass in dem Profilbild als zentrales Motiv Werbung enthalten ist. Bedenken Sie dabei, dass das Foto noch nicht das Titelbild Ihrer Facebookseite ist.

Checkliste: das richtige Titelbild für das Profil

- Es sollte kein Foto mit persönlichem Charakter oder aus Ihrem persönlichen Umfeld (Haus, Garten) gewählt werden.
- Empfehlenswert ist ein Foto Ihrer Stadt (Wahrzeichen oder Marktplatz) oder ein Urlaubsfoto (aber nicht »protzig«, zum Beispiel ein toller Blick aufs Meer).
- Es ist nicht so günstig, hier Ihre Praxis zu zeigen, da wir Profil und Seite deutlich trennen wollen und müssen.

Speed Sie haben Ihr Titelbild? Dann haben Sie somit auch schon gleich Ihren ersten Post, denn Facebook macht daraus automatisch gleich den ersten Post.

Perfekt Facebook erstellt automatisch, wenn das Titelbild geändert wird, einen Post, in dem steht, dass das Titelbild geändert wurde. Das ist an sich auch sehr gut, aber als erster Post empfiehlt sich ein anderer Inhalt. Den erstellen Sie später, Sie sollten aber jetzt schon den Post zur Ihrem Titelbild gleich wieder löschen. Wie geht das?

Sie sehen Ihr großes Titelbild auch in klein, links, mit der Überschrift »… hat sein/ihr Titelbild geändert«. Das ist ein Post, aber darauf kommen wir noch. Nun fahren Sie mit Ihrer Maus genau oben rechts in diesen Post, dann erscheint ein Zeichen, auf das Sie klicken.

Jetzt öffnet sich ein kurzes Menü, und dort klicken Sie auf »Auf der Seite verbergen«. Und nun ist er entfernt und nicht mehr für Ihre zukünftigen Besucher sichtbar.

2.3 Ausloggen und einloggen

Ein Facebookprofil haben Sie nun, aber wie loggen Sie sich aus, und wie wieder ein? Ganz einfach:

Ausloggen Klicken Sie zum Ausloggen mit der Maus oben rechts auf das kleine Zahnrad und wählen Sie »Abmelden«.

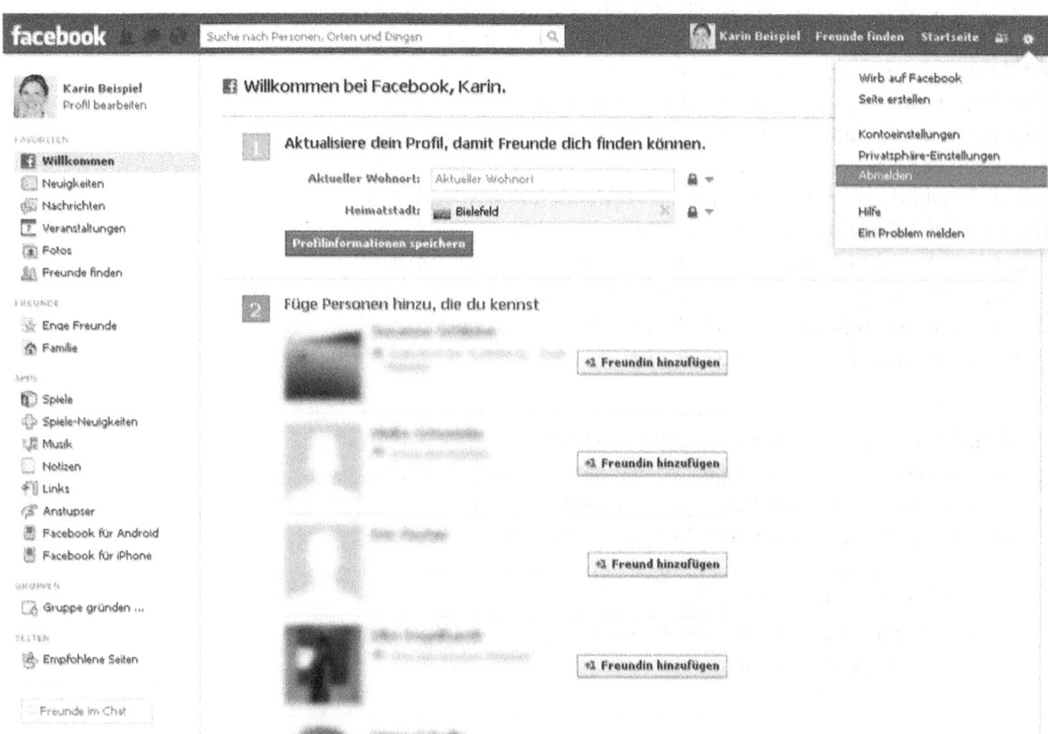

Es erscheint die Startseite und Sie sind ausgeloggt.

Einloggen Facebookseite öffnen, oben rechts sehen Sie zwei Fenster: »E-Mail oder Telefon« sowie »Passwort«, dort tragen Sie nun Ihre E-Mail-Adresse ein und natürlich Ihr Passwort, dann auf »Anmelden« klicken, und schon sind Sie wieder angemeldet.

Darunter sehen Sie »Angemeldet bleiben«. Wenn Sie hier das Häkchen setzen, dann sind Sie immer angemeldet und ersparen sich die Zeit des Anmeldens.

Vorteil: Sie sparen Zeit und sind immer sofort bei Facebook online.

Nachteil: Jede Person, die an diesem PC sitzt, hat damit freien Zugang zu Ihrem Facebook-Account.

§ Was sagt der Anwalt zur Anmeldung eines Facebook-Accounts?

Der Anwalt rät: Setzen Sie dieses Häkchen nur, wenn das von Ihnen verwendete Endgerät keinem anderen Ihnen unbekannten Nutzer zugänglich ist. Handelt es sich um einen Rechner, der von mehreren Personen genutzt werden kann, könnten andere auf Ihren Facebook-Account zugreifen und quasi in Ihrem Namen Änderungen oder Einträge vornehmen. Diese könnten Ihnen im schlimmsten Fall zugerechnet werden. Es liegt auf der Hand, dass Sie das vermeiden sollten. Gegen eine Verwendung dieser Funktion auf dem eigenen Endgerät oder einem Endgerät, das nur Ihren arbeitsrechtlich entsprechend verpflichteten Mitarbeitern zugänglich ist, bestehen jedoch grundsätzlich keine Bedenken. Sensibilisieren Sie aber unabhängig hiervon Ihre Mitarbeiter immer dafür, in welcher Form und mit welchen Inhalten eine Kommunikation auf Facebook von Ihnen gewünscht oder erlaubt ist.

2.4 Facebookseite erstellen

Sie haben Ihr Facebookprofil, nun erstellen Sie die eigene Facebookseite für Ihre Praxis.

Bitte bei Facebook einloggen, also anmelden! Jetzt gehen Sie bitte mit der Maus oben rechts auf das Zahnrad und klicken dort. Und wenn dann »Seite erstellen« zu sehen ist, müssen Sie mit einem Klick genau darauf klicken.

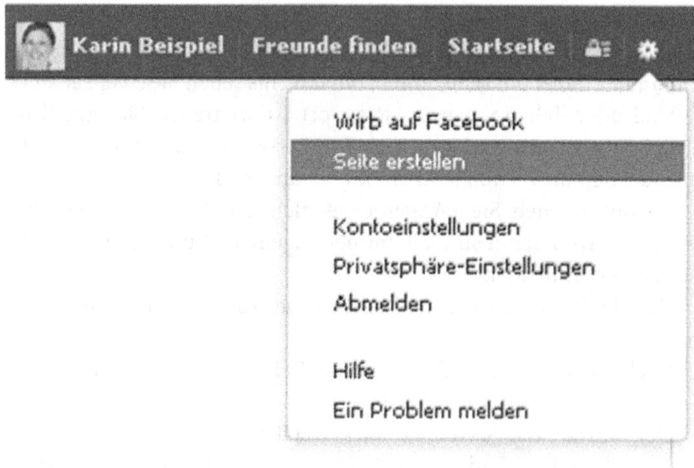

Anmerkung: Wundern Sie sich nicht, aber bei Facebook gibt es erstaunlich viel Wege zum gleichen Ziel. So können Sie zum Beispiel statt des eben beschriebenen Wegs »Seite erstellen« oben rechts am Zahnrad auch genauso gut unten in der Menüleiste auf »Seite erstellen« klicken, und erhalten das gleiche Ergebnis.

Nun sehen Sie diese Seite:

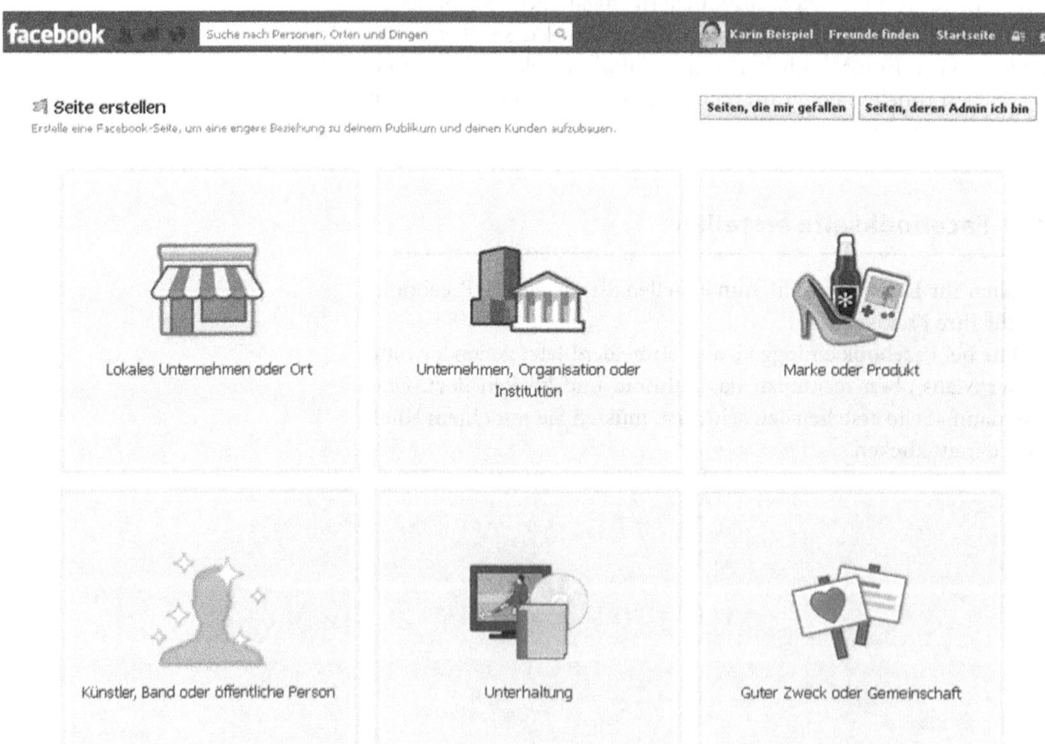

Nun sehen Sie die Seite mit der Überschrift »Seite erstellen« und sechs quadratischen Feldern. Nun kommt ein wichtiger Teil für Sie. Die Auswahl der Kategorie hat keine tatsächlichen Auswirkungen für Sie, aber Auswirkungen auf das wöchentlich aktualisierte Facebook-Ranking.

Das Facebook-Ranking ist noch immer als Insidertipp zu sehen. Mit dem Facebook-Ranking können Sie Ihre Facebookseite mit anderen konkurrierenden Facebookseiten vergleichen. Wenn Sie eine Arztpraxis haben, können Sie Ihren Praxis-Facebookauftritt vergleichen mit dem Facebookauftritt einer konkurrierenden Praxis. Sie können dann genau erfahren, welche Themen wann zu welchen Interaktionen führten – und damit und daran Ihre Strategie genauer planen. Das Ranking zu erfahren ist kostenlos, zum Beispiel bei ▶ www.fanpagekarma.com oder ▶ www.socialranks.de. Es gibt hier zahlreiche Anbieter. Theoretisch können Sie damit Einiges zur Optimierung über Ihre Facebookseite erfahren (professionelle Agenturen arbeiten damit für ihre Kunden). Aus praktischer Sicht ist dies für die kleine Arztpraxis, die alles selbst umsetzt, am Anfang vielleicht ein bisschen über das Ziel hinausgeschossen.

§ Was sagt der Antwalt zum Facebook-Ranking?

Der Anwalt rät: Wählen Sie hier nicht das erste Feld mit dem Namen »Lokales Unternehmen oder Ort«, auch wenn Sie hauptsächlich lokal arbeiten – oder sogar ausschließlich lokal arbeiten –, auch wenn dort eine Kategorie genau auf Sie passt. Der Grund hierfür: Später haben Sie nicht mehr die Möglichkeit, ein rechtskonformes Impressum in die Info-Box einzufügen. Hierzu sind Sie als Anbieter ihrer Facebookseite aber verpflichtet. Mehr dazu später.

Für Arztpraxen besteht nun die Wahlmöglichkeit zwischen zwei zu empfehlenden Kategorien. Dazu klicken Sie bitte auf das zweite Feld mit dem Namen »Unternehmen, Organisation oder Institution«. Und nun klicken Sie auf »Wähle eine Kategorie aus«. Nun erscheint eine lange Liste an Vorschlägen. Jetzt müssen Sie sich entscheiden: Sind Sie als Arzt stark im ästhetischen Bereich tätig, dann empfiehlt sich die Auswahl »Gesundheit/Schönheit«. Das kann der Fall sein, wenn Sie beispielsweise Dermatologe oder plastischer Chirurg sind und in diesem Bereich deutlich tätig sind. Sind Sie tatsächlich eher weniger im Bereich der Ästhetik tätig, also zum Beispiel Internist, Orthopäde oder Allgemeinarzt, dann wählen Sie bitte »Gesundheit/Medizin/Medikamente«.

Nun geben Sie darunter den exakten Namen Ihrer Praxis an – in unserem Fall ist das »Praxis Dr. Karin Beispiel« – und setzen Ihr Häkchen auf »Ich stimme den Richtlinien für Facebookseiten zu«.

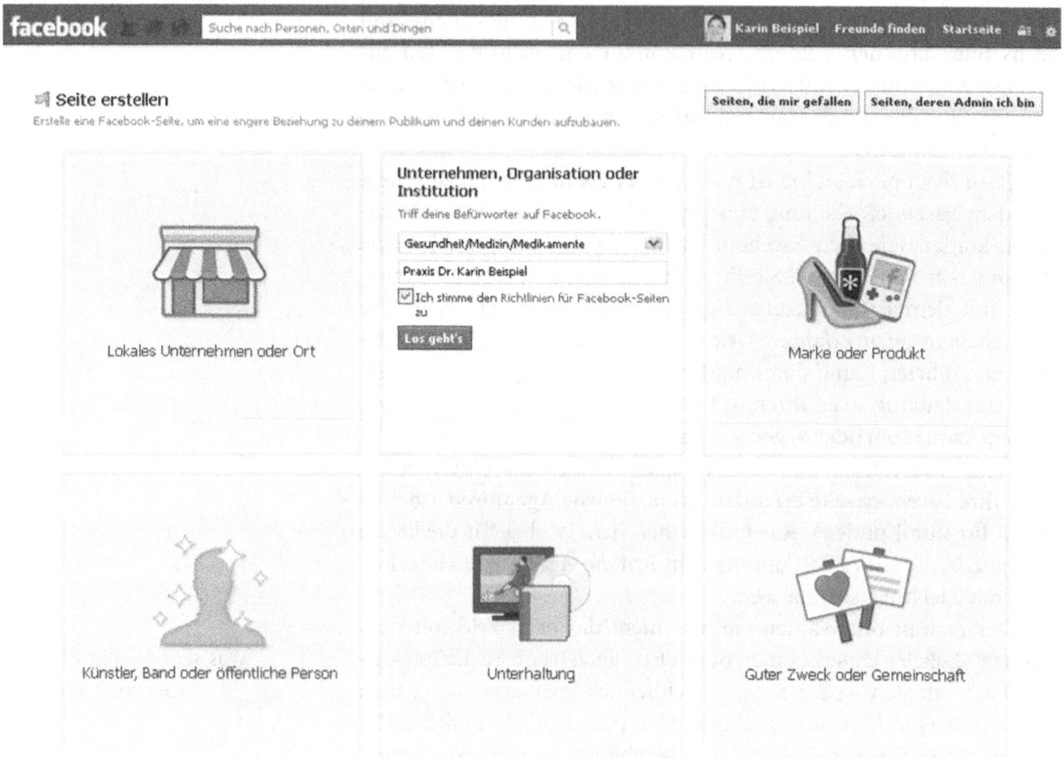

§
Was sagt der Anwalt zu den Richtlinien für Facebookseiten?

Der Anwalt rät: Die Richtlinien für Facebookseiten sind ein Teil der von Facebook verwendeten Nutzungsbedingungen, die Sie bereits mit Ihrer Registrierung akzeptiert hatten. Facebook weist Sie nun noch einmal auf die speziellen Vorgaben für kommerzielle Auftritte hin. Lesen Sie sich auch diese Richtlinien einmal durch, sie sind erfreulich kurz und recht gut verständlich. Sie enthalten wiederum einige Spielregeln von Facebook für den Betrieb ihrer gewerblichen Facebookseite. Seien Sie vorsichtig, wenn Sie ein Geschäftsmodell oder eine Maßnahme planen, die diesen Richtlinien entgegensteht.

Im Regelfall stellen die Richtlinien für einen gewerblichen Auftritt einer Arztpraxis jedoch kein echtes Hindernis dar. Natürlich haben Sie als verantwortlicher Seitenbetreiber sicherzustellen, dass Sie rechtliche Vorgaben, etwa aus dem Berufsrecht und dem (ärztlichen) Werberecht, einhalten und Rechte Dritter im Übrigen auch nicht verletzen. Dies geschieht aber schon aus eigenem Interesse, und nicht, weil Facebook Sie aus Haftungsgründen daran erinnert.

Zusätzlich bedeutsam können im Einzelfall Werbeverbote für »Erwachsenenprodukte« oder »verschreibungspflichtige Medikamente« werden oder das Verbot der Darstellung vermeintlicher »Schock- oder Nacktbilder«. Als Schönheitschirurg oder Frauenarzt ist also auch vor diesem Hintergrund zu prüfen, ob die bildliche Darstellung intimer Körperpartien nicht bereits gegen die Spielregeln von Facebook verstößt.

In der Praxis hat es sich übrigens als hilfreich erwiesen, in streitigen Fällen direkt mit Facebook Kontakt aufzunehmen, um unklare Sachverhalte aufzuklären. Dies dauert manchmal zwar etwas länger, verschafft Ihnen aber die erforderliche Ruhe in Ihrem Verhältnis mit Facebook. Sollten Sie im Einzelfall trotzdem aus rechtlichen Gründen Bauchschmerzen verspüren, ziehen Sie einen spezialisierten Rechtsanwalt zu Rate.

Jetzt klicken Sie auf den blauen Button »Los geht's«.

Wenn alles geklappt hat, sehen Sie nun dieses Bild mit Ihrem Namen. Jetzt gibt es zwei Wege, Speed und Perfekt.

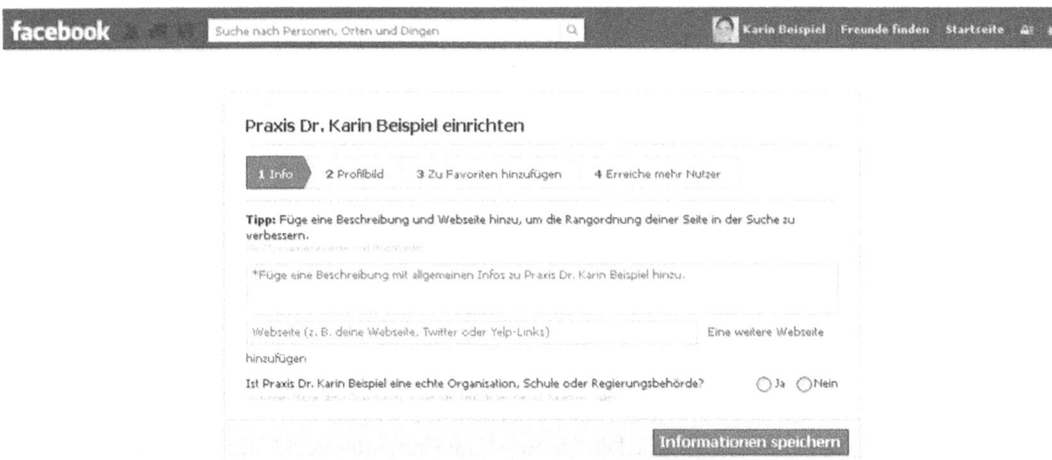
facebook
Suche nach Personen, Orten und Dingen
Karin Beispiel
Freunde finden
Startseite
Praxis Dr. Karin Beispiel einrichten
1 Info
2 Profilbild
3 Zu Favoriten hinzufügen
4 Erreiche mehr Nutzer
Tipp: Füge eine Beschreibung und Webseite hinzu, um die Rangordnung deiner Seite in der Suche zu verbessern.
*Füge eine Beschreibung mit allgemeinen Infos zu Praxis Dr. Karin Beispiel hinzu.
Webseite (z. B. deine Webseite, Twitter oder Yelp-Links)
Eine weitere Webseite hinzufügen
Ist Praxis Dr. Karin Beispiel eine echte Organisation, Schule oder Regierungsbehörde?
Ja
Nein
Informationen speichern

Speed Fahren Sie mit der Maus in das Feld »*Füge eine Beschreibung mit allgemeinen Infos zu,Praxis Dr. Karin Beispiel' hinzu.« Jetzt setzen Sie dort einfach einen »Punkt« hinein. Ein »Komma« geht natürlich auch, Hauptsache, irgendetwas steht dort. Später können Sie dieses Feld noch ausfüllen. (5 Sekunden)

Perfekt Klicken Sie in das Feld »*Füge eine Beschreibung mit allgemeinen Infos zu ,Praxis Dr. Karin Beispiel' hinzu.« Tragen Sie hier die wichtigsten Informationen zu Ihrer Praxis ein. Sie beschreiben also Ihre Praxis.

Was gehört zur Beschreibung der Praxis? Hier sollten Begriffe stehen, die für Sie wichtig sind, also nach denen potentielle Patienten im Internet suchen würden.

Unser Beispiel der Dermatologin könnte so aussehen: Die dermatologische Praxis Dr. Karin Beispiel in Berlin ist spezialisiert auf Allergien, Hautkrebs und Faltenbehandlung.

Im Fach darunter wird nach Ihrer Internetadresse gefragt: Geben Sie diese bitte ein. In unserem Fall für die Praxis Dr. Karin Beispiel lautet dies: ▸ www.praxis-beispiel.de.

Sie sind bereits bei Twitter oder bei Youtube oder haben weitere Internetauftritte zu Ihrer Praxis? Dann sollten Sie alle hier gleich anbringen, also zum Beispiel Ihren Twitter-Account oder

Youtubekanal oder vielleicht auch einfach weitere Internetseiten, die Sie betreiben.

Nun steht unten zum Anklicken: »Ist‚Praxis Dr. Karin Beispiel' eine echte Organisation, Schule oder Regierungsbehörde?« Hier klicken Sie natürlich auf »Nein«. (5 Minuten)

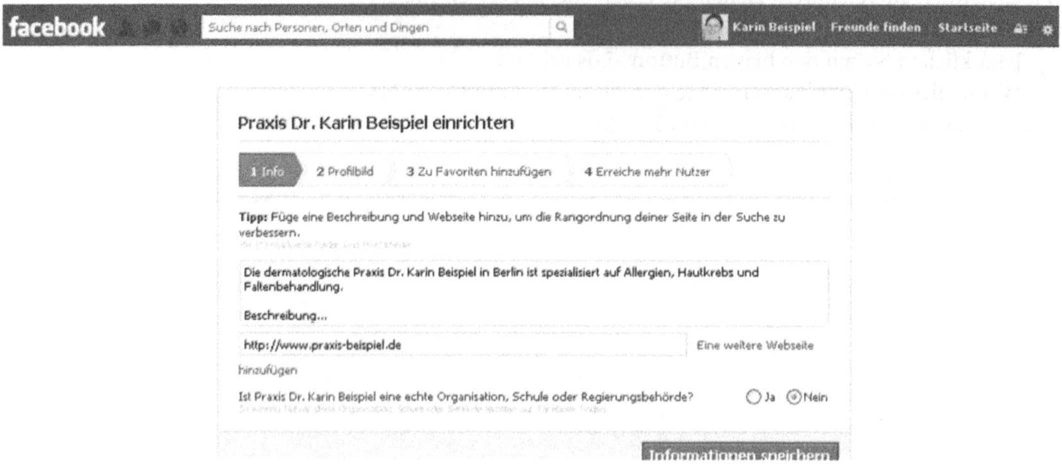
facebook
Suche nach Personen, Orten und Dingen
Karin Beispiel
Freunde finden
Startseite
Praxis Dr. Karin Beispiel einrichten
1 Info
2 Profilbild
3 Zu Favoriten hinzufügen
4 Erreiche mehr Nutzer
Tipp: Füge eine Beschreibung und Webseite hinzu, um die Rangordnung deiner Seite in der Suche zu verbessern.
Die dermatologische Praxis Dr. Karin Beispiel in Berlin ist spezialisiert auf Allergien, Hautkrebs und Faltenbehandlung.
Beschreibung...
http://www.praxis-beispiel.de
Eine weitere Webseite hinzufügen
Ist Praxis Dr. Karin Beispiel eine echte Organisation, Schule oder Regierungsbehörde?
Ja
Nein
Informationen speichern

Nun klicken Sie unten auf »Informationen speichern«.

Jetzt sind Sie bei Schritt 2: Profilbild.

Klicken Sie auf »Vom Computer hochladen«, und nun haben Sie Zugriff auf Ihre PC-Festplatten. Wählen Sie ein Foto aus. Hierbei handelt es sich um das kleine Profilbild.

Checkliste: Das ideale Profilbild
Botschaften kommen über Bilder, nicht über Texte. Also müssen Ihre Fotos auch qualitativ gut sein:

- Das ideale Bild hat eine Größe von 180 × 180 Pixel (maximal 4 MB).
- Ideal ist ein quadratisches Foto mit den Maßen 180 × 180 Pixel.
- Im Idealfall ist dies das Logo Ihrer Praxis.

2.4.1 Was tun, wenn Sie kein Logo haben?

Lösung 1 Lassen Sie eines erstellen! Das ist nicht ganz günstig und kostet für eine Praxis etwa 800,– €, aber es ist der professionellste Weg. Der Vorteil ist, dass Sie dieses Logo überall verwenden können, nicht nur bei Facebook, sondern auf der Visitenkarte, der Internetseite, der Praxisbroschüre. So werden Sie deutlich professioneller Ihren Wiedererkennungswert steigern.

Lösung 2 Nehmen Sie ein Foto von sich, ein professionelles Porträtfoto. Es sollte maximal fünf Jahre alt sein. Seien Sie darauf freundlich, sympathisch, denn »Sie« sind die Marke!

§ Was sagt der Anwalt zur Auswahl des Fotos?

Der Anwalt rät: Die Liberalisierung des Berufsrechts und des ärztlichen Werberechts hat dazu geführt, dass Sie einen größeren Spielraum bei der Auswahl Ihres Fotos haben. So ist eine Abbildung des Arztes und seines Praxisteams in Berufskleidung nunmehr grundsätzlich erlaubt, wenn eine sonstige Irreführung nach dem HWG ausgeschlossen ist. Auch dürfen Sie Fotos Ihrer Praxis oder von der Behandlung Ihrer Patienten zeigen – vorausgesetzt natürlich, die abgebildeten Personen haben in eine solche Bildnisverwendung ausdrücklich eingewilligt. Bedenken Sie hier, dass neben dem Werberecht insbesondere auch die ärztliche Schweigepflicht und der Patientendatenschutz eine Rolle spielen.

Lösung 3 Sie haben kein gutes Foto von sich, weil Sie (Ihrer Meinung nach) unfotogen sind oder es einfach kein aktuelles Foto gibt? Dann machen Sie jetzt ein Foto! Und nicht enttäuscht sein, wenn das erste Bild nicht gleich überzeugt, denn die Foto-Grundregel lautet: 1 : 50. Von 50 Fotos ist eins dann wirklich spitze. Also lassen Sie sich maximal 50-mal fotografieren!

2.4.2 Foto bearbeiten

Ihr Foto ist eigentlich super, aber Sie müssen es noch »bearbeiten«, weil im Hintergrund etwas zu sehen ist, was nicht zu sehen sein soll? Oder das Foto ist zu hell oder Sie wollen grundsätzlich schon vorher wissen, ob ein Foto überhaupt geeignet ist bezüglich Größe und Auflösung? Kein Problem, seien Sie sicher, das ist einfach:

Dazu suchen Sie bitte das betreffende Bild über den PC-Arbeitsplatz – sprich, Sie suchen das Bild so, als würden Sie sonst auch ein Foto am PC suchen und öffnen (etwa über den Windows Explorer) –, denn wir öffnen das Foto nicht über Facebook. Gefunden? Dann fahren Sie mit der Maus auf dieses Foto und klicken einmal (!) mit der rechten (!) Maustaste auf das betreffende Wunschbild: Nun wandern Sie mit der Maus auf »Öffnen mit« und gehen dann mit der Maus auf »Microsoft Office Picture Manager«, es könnte auch »Windows Live Fotogalerie« heißen, aber eines der beiden Programme können Sie sicher entdecken. Das sind Fotobearbeitungsprogramme. Oben in der Leiste klicken Sie nun auf »Bilder bearbeiten«. Jetzt sehen Sie rechts »Bildgröße ändern« und darunter »Größe ändern« – genau das klicken Sie bitte an. Jetzt klicken Sie auf »Benutzerdefinierte Breite × Höhe«, und es kann sein, das dies schon automatisch aktiviert ist. Und nun stellen Sie bitte folgende Werte ein: 180 × 180. Nun sehen Sie das Bild, wie es bei Facebook erscheinen würde. Zu unscharf? Dann ist es nicht geeignet! Wählen Sie ein anderes Foto aus und achten Sie darauf, dass Sie mit Ihrem Kopf/Gesicht möglichst groß darauf zu sehen sind.

Ist das Foto okay? Dann auf »Weiter« unten rechts klicken. Jetzt sind Sie bei Schritt 3.

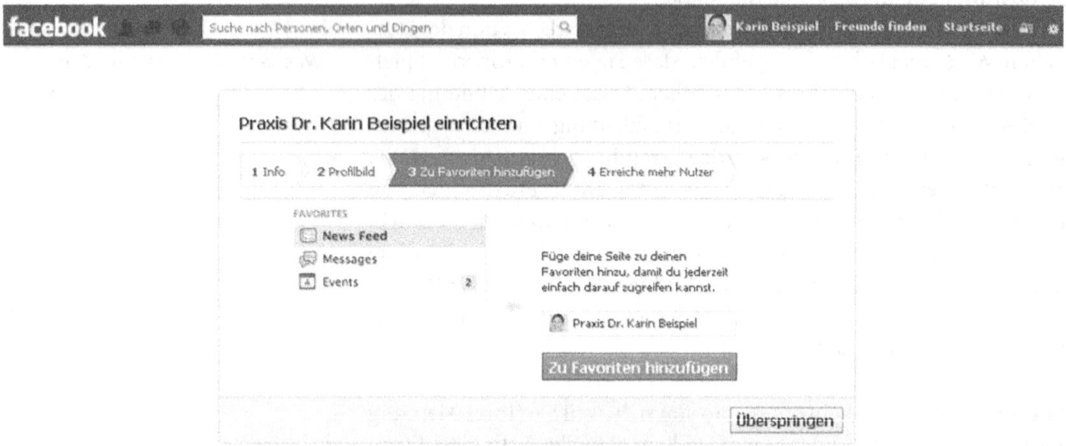

»Zu Favoriten hinzufügen«, und hier tun Sie nichts und klicken auf »Zu Favoriten hinzufügen«. Was heißt das? Wenn Sie später Ihre Facebookseite pflegen, dann werden Sie gelegentlich auch Ihr Facebookprofil nutzen. Und auf dieses Facebookprofil können Sie nun sehr leicht und sofort von Ihrer Facebookseite zugreifen. Das mag jetzt kompliziert klingen, aber wenn Sie später Ihre Facebookseite pflegen, werden Sie den Vorteil sehr zu schätzen wissen.

Jetzt sehen Sie quasi das gleiche Bild, aber mit einem Unterschied: Links in der Liste ist unten nun Ihre Facebookseite als Name aufgelistet. Nun bitte unten rechts auf »Weiter« klicken.

Jetzt sind Sie auf Schritt 4 (»Erreiche mehr Nutzer«). Dies ist zwar ein zentraler Punkt für Sie bei Facebook, aber es ist jetzt zu früh, auf diesen Punkt genau einzugehen. Darauf kommen wir später noch einmal zurück, wenn Ihre Facebookseite wirklich professionell steht.

Klicken Sie auf »Überspringen«! Super, geschafft.

Dies ist Ihre Facebookseite, jetzt sind Sie dabei! Aber keine Sorge, die Seite bleibt nicht so, denn die füllen wir noch mit Leben. Aber erst einmal Glückwunsch, Sie sind nun bei Facebook mit einem Profil und mit einer Facebookseite.

Tipp des PR-Beraters

Klicken Sie doch mal oben mitte/rechts auf den Button »Verbergen«! Nun verschwindet der Administrationsbereich, und Sie sehen Ihre Seite genau so, wie sie derzeit aussieht bzw. wie sie für andere sichtbar ist.

Der Anwalt rät: Achtung, Sie sind nun online! Machen Sie die Veröffentlichung der Facebookseite schnell wieder rückgängig, da Sie noch kein rechtskonformes Impressum hat. Ein solches ist aber erforderlich, wenn Sie ihr werbliches Angebot an die Öffentlichkeit richten wollen. Außerdem ist Ihre Facebookseite ja ohnehin noch nicht fertig und kaum geeignet, Patienten anzusprechen oder zu gewinnen. Also bitte: Veröffentlichen Sie Ihre Seite zum jetzigen Zeitpunkt noch nicht.

§ Wozu rät der Anwalt vor der Veröffentlichung der Facebookseite?

2.4.3 Facebookseite nicht veröffentlichen

Klicken Sie oben in der Mitte auf das Feld »Seite bearbeiten«. Dort sehen Sie dann »Einstellungen bearbeiten«, dort bitte auch klicken.

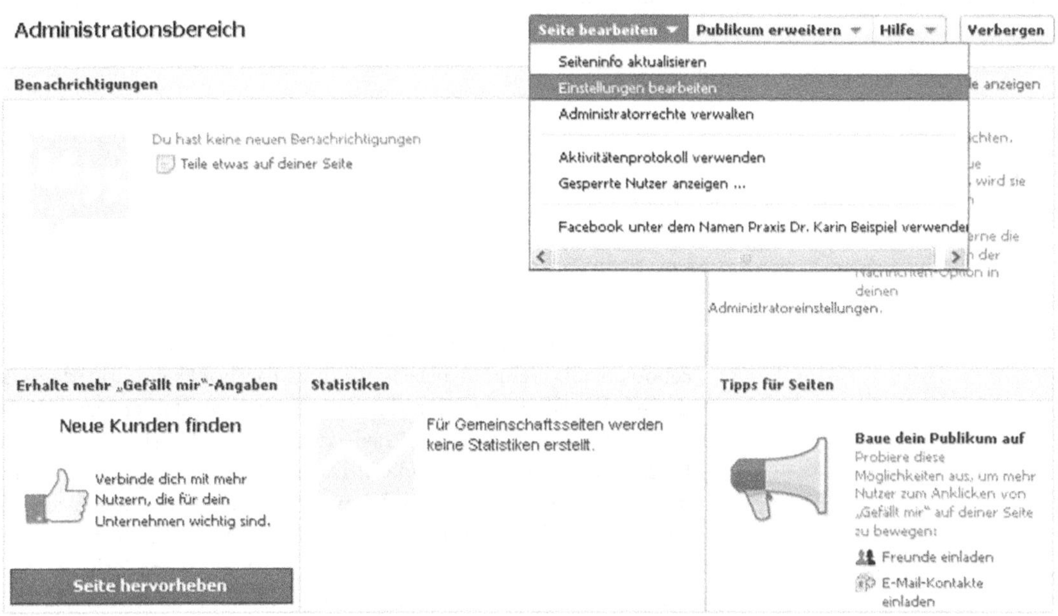

Und nun auf »Bearbeiten« und dort ein Häkchen setzen bei »Veröffentlichung der Seite rückgängig machen« und dann »Änderungen speichern«, fertig.

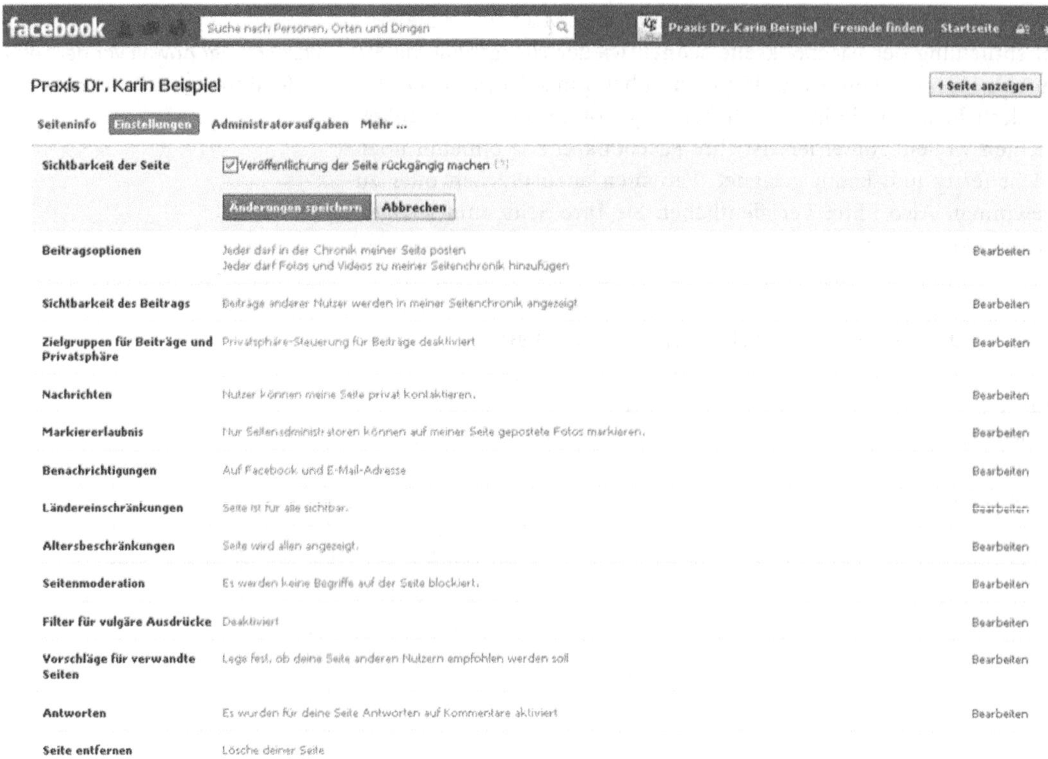

Ab jetzt arbeiten wir mit der Facebookseite, nicht mehr mit dem Facebookprofil. Wenn Sie bereits auf Ihrer Facebookseite sind, dann ist das super – Sie überprüfen das, indem oben rechts der Name Ihres Profils oder der Name der Praxis zu sehen ist. Praxisname? Super! Profil? Nicht super, bitte ändern! Dazu klicken Sie mit der Maus auf das Zahnrad oben rechts, und dann sehen Sie »Verwende Facebook als«. So sehen Sie dann Ihre neue Facebookseite der Praxis aufgelistet. Diese bitte anklicken, und nun wechseln Sie automatisch zu Ihrer Facebookseite. Auf dem gleichen Wege können Sie wieder zurückwechseln.

Jedes Mal, wenn Sie sich ausloggen und später wieder einloggen, loggen Sie sich, anders geht es nicht, über Ihr Profil ein. Also als Erstes immer sofort wechseln auf die Facebookseite!

Wo bin ich? Auf meinem Profil oder auf meiner Seite?

Zugegeben, da kann man am Anfang schon einmal durcheinanderkommen, wo man ist, ob auf Ihrem Profil oder auf Ihrer Seite. Es gibt zwei ganz einfache, schnelle Tricks zur Orientierung:

1. Sehen Sie oben links den Schriftzug »Administrationsbereich«? Dann sind Sie auf Ihrer Facebookseite, denn nur Facebookseiten haben einen Administrationsbereich. Da steht nicht das Wort »Administration« oder »Administrationsbereich«? Dann sind Sie auf Ihrem Profil.

2. Steht dort unter dem Titelbild »Gefällt-mir«-Angaben oder »Freunde«? Freunde – dann sind Sie auf einem/Ihrem Profil, denn Freunde gibt es nur auf dem Profil und nicht bei einer Facebookseite. Stehen dort »Gefällt-mir«-Angaben? Dann sind Sie auf einer Facebookseite.

Ganz einfach. Mit der Zeit bekommen Sie einen ganz schnellen Blick dafür!

Wir arbeiten nun weiter im Administrationsbereich. Diesen Bereich sieht übrigens immer nur die Person, die auch Administrationsrechte besitzt, im Moment sind das nur Sie, aber das können im Laufe der Zeit auch noch andere Personen werden. Wichtig für Sie: Der normale Facebookbesucher sieht nichts vom Administrationsbereich.

Jetzt klicken Sie oben rechts auf »Seite anzeigen«.

Nun geht es ans Eingemachte, und wir füllen Ihre Seite professionell und imageaufbauend mit den richtigen Informationen. Klicken Sie bitte oben auf »Seite bearbeiten« und klicken Sie den ersten Punkt an: »Seiteninfo aktualisieren«. Nun sehen Sie folgendes Bild:

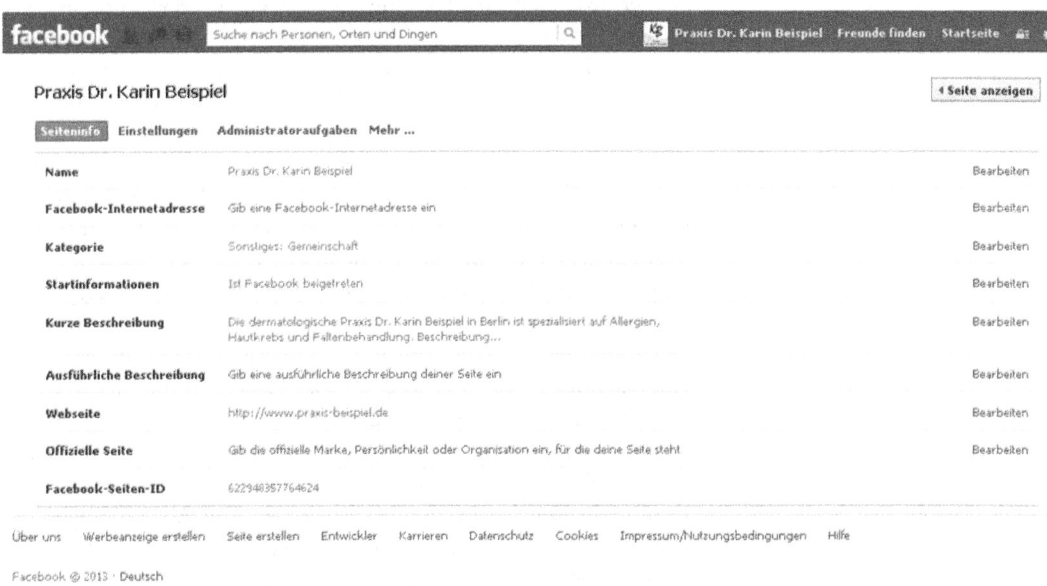

2.4.4 Seiteninfo aktualisieren

Name

Dies ist der Name Ihrer Facebookseite. In unserem Fall lautet er »Praxis Dr. Karin Beispiel«. Ist er so korrekt oder hat er sich zwischenzeitlich geändert? Ändern? Dann klicken Sie auf »Bearbeiten«. Jetzt können Sie den Namen ändern.

Achtung: Diesen Namen können Sie nur einmal ändern (wenn Sie einen gefunden und bestätigt haben)! Überlegen Sie sich also sehr genau, ob dies der richtige und gewünschte Name ist, denn wenn nicht, dann können Sie nur noch einmal diesen Namen ändern.

»Facebook-Internetadresse«

Wie schon eingangs erwähnt, existieren bei Facebook manchmal mehrere Namen für die gleiche Sache, hier ist es auch so. Mal heißt es »Facebook-Internetadresse«, mal heißt es »Vanity URL«, und mal heißt es »Nutzername«. Es ist stets dasselbe! Aber was ist das? Sie haben eine Internetadresse für Ihre Website? Dann haben Sie auch eine Domain, also eine Internetadresse, die Sie auf Flyern oder Visitenkarten drucken oder zeigen. Ihre Internetadresse gibt es nur einmal. Das hat Facebook auch; Ihre Facebookseite hat auch eine eindeutige, einmalige Internetadresse.

§ Was sagt der Anwalt zur Namenswahl?

Der Anwalt rät: Ob in der virtuellen oder der tatsächlichen Welt – bei der Kennzeichnung Ihrer Praxis haben Sie stets zu prüfen, ob ggf. ältere oder bessere Rechte Dritter bestehen. Verwenden Sie Ihren eingeführten Namen zur Kennzeichnung Ihrer Praxis, ist das Risiko einer Rechtsverletzung eher gering. Sie verwenden Ihren Namen jedenfalls »befugt«, und nur bei einer Verwirrung der Verkehrskreise durch Gleichnamigkeit kann etwa die Hinzufügung von unterscheidungskräftigen Zusätzen (»Internist Dr. No, Darmstadt«) erforderlich werden. In der Praxis bereitet das eher selten Probleme.

Schwieriger wird es schon bei der Verwendung von sogenannten Sachfirmen (zum Beispiel wie »DermaTeam« und/oder »Vitalis«), bei denen ein älterer oder besserer kennzeichenrechtlicher Schutz Dritter bestehen kann. Sind andere Unternehmen bereits mit identischen oder ähnlichen Kennzeichen in identischen oder ähnlichen Bereichen tätig, kann Ihr Praxis- und Accountname zu einer rechtswidrigen Verwechslungsgefahr führen. Sollten Sie also »Phantasienamen« verwenden wollen, ist es immer sinnvoll, diese Begriffe vorher zumindest über eine Suchmaschine zu suchen und zu prüfen, ob Sie damit (noch) unbekannten Dritten potentiell auf die Füße treten. Hilfreich sind hierbei auch die kostenlos abrufbaren Register der Markenämter. Im Zweifelsfall sollten Sie hierzu aber immer einen auf das Kennzeichenrecht spezialisierten Rechtsanwalt befragen, um Abmahnungen und Unterlassungsaufforderungen zu vermeiden. Denn (auch unbewusste) Rechtsverletzungen können teuer werden, etwa wenn Sie bereits mit hohem Aufwand produzierte Werbemittel einstampfen müssen.

Und Vorsicht: Ihr Accountname darf nach dem (ärztlichen) Werberecht natürlich auch nicht irreführend oder anpreisend sein. Eine unsachliche Selbstanpreisung unter einem Account – wie etwa »Spitzenhautarzt« oder »Bester Fettabsauger in Schweinfurt« – bleiben auch online unzulässig.

Welcher Facebookname ist gut?

In unserem Fall der Praxis Dr. Karin Beispiel lautet die Facebook-Internetadresse idealerweise ▶ www.facebook.com/PraxisBeispiel. Der

Name muss sehr dicht sein an Ihrem tatsächlichen Praxisnamen – im Idealfall identisch mit diesem. Hat Ihre Praxis einen Eigennamen, zum Beispiel statt »Praxis Dr. Karin Beispiel« nun DERMABEI (gebildet aus DERMAtologie und BEIspiel), sollte die Seite ▶ www.facebook.com/dermabei lauten.

Dazu klicken Sie auf den Schriftzug »Möchtest Du eine Internetadresse für diese Seite einrichten?«. Nun sehen Sie ein Fenster mit dem Namen »Bevor du deinen Nutzernamen auswählen kannst, musst Du dein Konto bestätigen«. Klicken Sie hier auf »Weiter«.

Es erscheint ein neues Fenster mit dem Namen »Bitte gib dein Passwort erneut ein«. Geben Sie hier Ihr Facebookpasswort ein! Gemacht? Nun klicken Sie auf »Absenden«.

Jetzt sehen Sie ein neues Fenster mit dem Schriftzug »Bestätige deine Nummer«. Was soll dieses Fenster? Facebook will sicherstellen, dass es diese Person, also Sie persönlich, auch wirklich gibt. Also geben Sie bitte hier Ihre Handynummer ein. Facebook versichert, diese Nummer weder weiterzugeben noch diese für eigene Marketingzwecke zu nutzen.

Jetzt piept Ihr Handy, stimmt's? Super! Hat nicht gepiept? Keine Sorge, manchmal kann es etwas dauern, bis die SMS kommt. Noch immer keine SMS da? Manchmal kommt und kommt dieser Code per SMS einfach nicht. Wenn kein Code nach zehn Minuten gekommen ist, dann beantragen Sie einen neuen, indem Sie auf »Code erneut senden« klicken, unten im kleinen Fenster. Dann sollte es gehen.

Facebook hat Ihnen nun eine SMS gesendet, und darin finden Sie einen Bestätigungscode, wahrscheinlich eine reine 6-stellige-Nummer. Diese Nummer tragen Sie in das richtige Feld ein, auf Ihrem Facebookauftritt bei dem Fenster mit dem Namen »Gib deinen Bestätigungscode ein«.

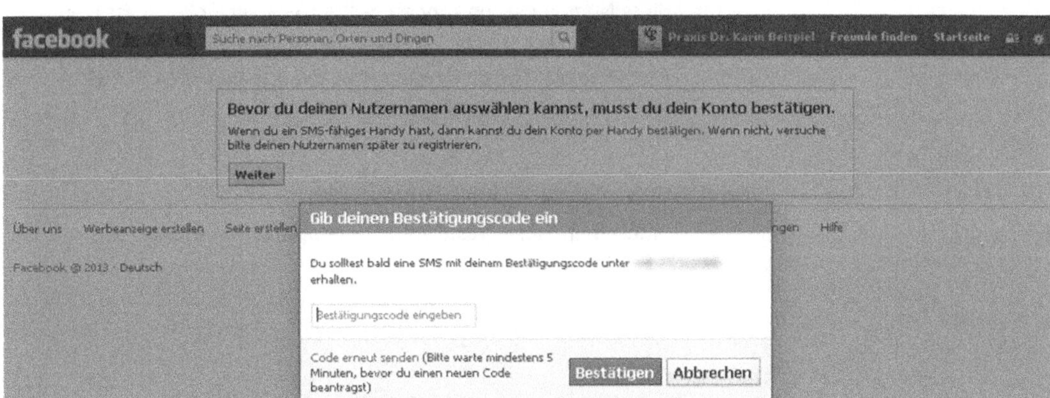
facebook
Suche nach Personen, Orten und Dingen
Praxis Dr. Karin Beispiel
Freunde finden
Startseite
Bevor du deinen Nutzernamen auswählen kannst, musst du dein Konto bestätigen.
Wenn du ein SMS-fähiges Handy hast, dann kannst du dein Konto per Handy bestätigen. Wenn nicht, versuche bitte deinen Nutzernamen später zu registrieren.
Weiter
Über uns
Werbeanzeige erstellen
Seite erstellen
Hilfe
Facebook © 2013 · Deutsch
Gib deinen Bestätigungscode ein
Du solltest bald eine SMS mit deinem Bestätigungscode unter erhalten.
Bestätigungscode eingeben
Code erneut senden (Bitte warte mindestens 5 Minuten, bevor du einen neuen Code beantragst)
Bestätigen
Abbrechen

Nun öffnet sich ein neues Fenster mit dem Namen »Bitte gib dein Passwort erneut ein«. Gemeint ist Ihr Facebookpasswort, das Sie schon ausgewählt haben. Dann bitte auf »Absenden« klicken. Wenn alles geklappt hat, sehen Sie nun ein Fenster mit dem Namen »Nummer bestätigt«. Toll!

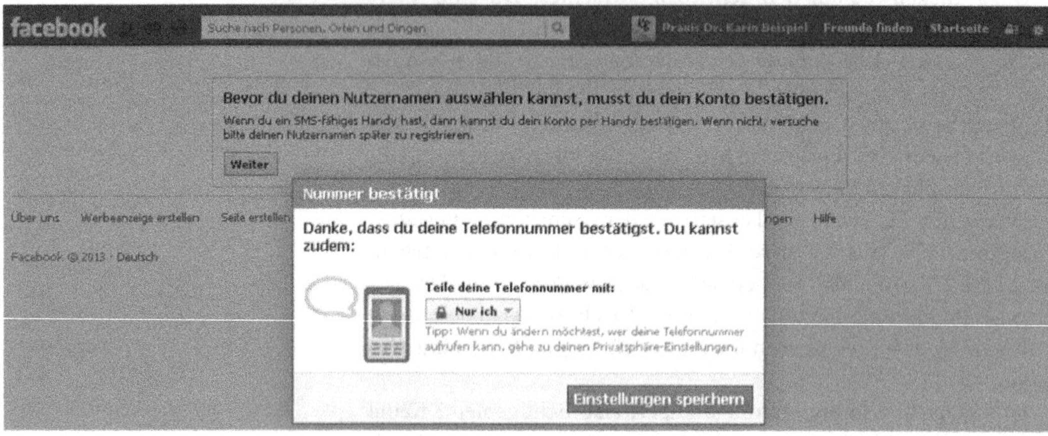

Hier bitte auf »Teile deine Telefonnummer mit« klicken und »Nur ich« auswählen.

Worum geht es hier? Hier wird entschieden, wer Ihre angegebene Handynummer auf Ihrem Profil sehen darf.

Tip

Wir empfehlen ganz klar, dass nur ausschließlich Sie persönlich diese Nummer sehen können. Sollten Sie aber wollen, dass Freunde oder tatsächlich alle Facebooknutzer (öffentlich) diese Nummer sehen dürfen, dann wählen Sie das entsprechend aus (statt »Nur ich« wählen Sie einen Personenkreis).

Jetzt auf »Einstellungen speichern« klicken.

Nun sehen Sie: »Create your Facebook web address«.

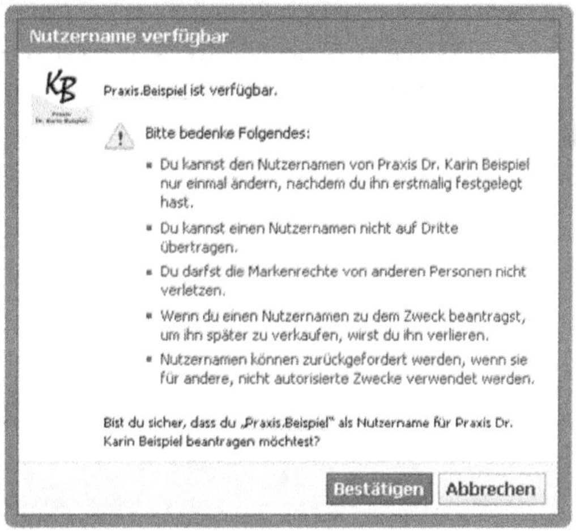

Geben Sie nun Ihren gewünschten Nutzernamen ein. Noch einmal: Es ist die Facebookinternetadresse, also die Adresse, die vergleichbar ist mit einer Internetadresse zu Ihrer Website. In unserem Fall lautet der Nutzername »► www.facebook.com/Praxis.Beispiel«. Sie geben aber nicht noch einmal ► www.facebook.com ein, denn das gibt Facebook schon automatisch vor. Sie geben nur den reinen Praxisnamen ein.

Sie haben kein Handy?

Zwar haben 90% aller Personen in Deutschland über 14 Jahre (mindestens) ein Handy, dennoch gibt es immer noch Personen ohne. Dass diese Personen sich für Facebook interessieren, ist zwar eher unwahrscheinlich, aber auch für diese Minderheit gibt es eine Lösung:

Geben Sie an Ihrem PC statt »► www.facebook.de« nun »m.facebook.de« ein, dann geben Sie dort die E-Mail-Adresse und ein Passwort ein und klicken auf »Neues Konto erstellen«. Es öffnet sich ein neues Fenster, und Sie füllen dies und beenden mit einem Klick auf Registrieren. Sodann erhalten Sie eine Mail von Facebook, welche Sie mit einem Klick auf den angefügten Link bestätigen. Eventuell müssen Sie noch einmal den Code im Facebookfenster eingeben. Nun öffnen Sie die Seite ► www.facebook.de, geben dort dieselben Daten (Vorname, Name, E-Mail-Adresse usw.) und das Passwort ein klicken auf »Registrieren«. Seien Sie nicht irritiert, Sie müssen sich tatsächlich nochmal registrieren und nicht nur einloggen!

Name wird nicht angenommen?

Verzweifeln Sie nicht, wenn Ihr Name nicht angenommen wird – das liegt seltener daran, dass der Name schon vergeben ist, sondern meistens daran, dass Sie Sonderzeichen verwenden, wie Bindestriche oder Ähnliches. Das geht hier nicht. Punkte hingegen werden von Facebook akzeptiert! Hier stehen die beiden Namen, in unserem Fall »Praxis« und »Beispiel« auch direkt hintereinander, also »Praxis.Beispiel«. Groß- und Kleinschreibung sollten Sie auch nutzen, denn das können Sie hier verwenden, und sollten Sie auch unbedingt nutzen. Zahlen kann man übrigens auch verwenden.

Getan?

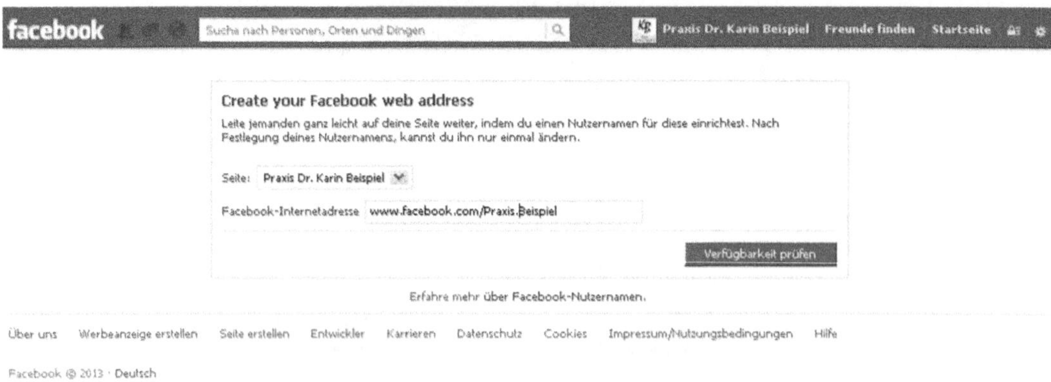

Jetzt auf »Verfügbarkeit prüfen« klicken, und dann wird es spannend! Jetzt sehen Sie bestimmt ein neues Fenster mit dem Namen »Nutzername verfügbar«. Toll. Nein? Ihr Name ist nicht mehr verfügbar? Dann seien Sie kreativ und versuchen Sie es mit kleinen Änderungen und tasten Sie sich weiter voran, bis es klappt. Geschafft? Gut! Klicken Sie nun auf »Bestätigen«.

Da steht nun »Erfolg« in einem neuen Fenster, Sie haben es geschafft. Jetzt auf OK drücken, und nun sehen Sie wieder das Fenster »Create your Facebook web address.«, aber mit der bekannten Ergänzung unten, dass Sie diesen Namen nur einmal ändern dürfen.

Test Ihren neuen Namen überprüfen Sie, indem Sie oben rechts auf das Zahnrädchen klicken und dann auf Ihren Seitennamen, in unserem Fall ist es »Praxis Dr. Karin Beispiel«, klicken. Und nun sind Sie wieder auf Ihrer Facebookseite. Jetzt können Sie ganz oben in der Leiste, dort, wo Sie Ihre Internetadressen eingeben oder sehen, Ihren neuen und gewünschten Facebookseitennamen der Praxis sehen. Schon jetzt sind Sie deutlich professioneller als viele andere Praxen mit einer Facebookseite!

Kategorie

Was ist das? Facebook möchte Einiges dafür tun, dass jedem Facebooknutzer sofort klar ist, ob er auf einer »offiziellen Facebookseite« eines Unternehmens ist oder auf einer Facebookseite, die dem Original zwar sehr ähnelt, aber eben nicht das Original ist.

Stellen Sie sich vor: Die Praxis von Dr. Karin Beispiel hat einen Fanclub, und dieser Fanclub hat auch eine eigene Facebookseite, dort sind die vielen, vielen zufriedenen Patienten als treue Fans dieser Praxis vereint, und natürlich finden sich dort auch, so sind eben Fans, viele, viele Fotos der Ärztin Dr. Karin Beispiel. Jetzt könnte der normale Facebooknutzer beim Besuch dieser Fanseite tatsächlich schnell denken, dass die die offizielle Facebookseite der Ärztin ist; ist es aber nicht. Um das deutlich zu machen, erhalten die »nicht-offiziellen« Facebookseiten von Unternehmen (oder Praxen) die Kategorie »Gemeinschaftsseite«, um es klarer zu zeigen.

Sie klicken auf das linke Feld und wählen »Unternehmen & Organisationen« aus, und dann danach im rechten Feld wählen Sie »Gesundheit/Medizin/Medikamente« aus. Nun klicken Sie auf »Änderungen speichern«.

Sie können das Problem ganz leicht selbst erkennen, indem Sie die »echte« Facebookseite des Rennfahrers Sebastian Vettel suchen und seinen Namen eingeben. Da ist es bei der Vielzahl an Treffern schon nicht mehr so leicht, die einzig wahre und echte Facebookseite des Idols zu finden. Facebook testet dazu gerade die »Bestätigte Seite«.

Bestätigte Seite

Die »Bestätigte Seite« bestätigt Ihnen, dass diese Seite auch die offizielle Seite bei Facebook ist. Sie stöbern bei Facebook und entdecken gelegentlich bei den Facebookseiten von Unternehmen oder Prominenten ein weißes kleines Häkchen in einem blauen Kreis hinter dem Namen?

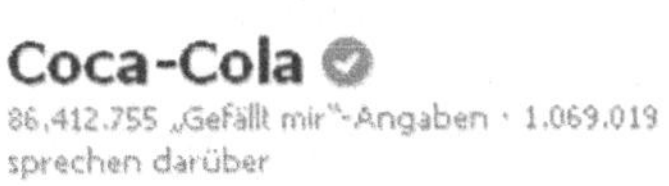
Coca-Cola
86.412.755 „Gefällt mir"-Angaben · 1.069.019
sprechen darüber

Facebook möchte erreichen, dass mit nur einem Blick sofort sichtbar ist, ob eine Facebookseite auch wirklich die offizielle Facebookseite eines Unternehmens ist. Momentan ist dies nur bei »wichtigen« Unternehmen, »bekannten« Prominenten und manchen Journalisten und Regierungsbeamten zu sehen. Wie erhält eine Seite dieses »Echtheitssiegel«? Das weiß nur Facebook, denn Sie als User können dies nicht selbst erstellen, und Sie können sich auch nicht dafür anmelden oder bewerben.

Themen (oder Unterkategorien)

Nicht wundern! Zurzeit existierten hier zwei Begriffe parallel: »Unterkategorien« und »Themen«. Der Terminus »Unterkategorien« wird sukzessive von Facebook ersetzt durch den Begriff »Themen«. Facebook ändert nicht mit einem Mausklick sämtliche Seiten in der Deutschland oder der Welt auf einmal, die Änderungen kommen fließend.

Wählen Sie bis zu drei Unterkategorien (Themen) aus, dazu tippen Sie einfach den ersten Buchstaben des Begriffs ein, den Sie besonders stark oder hauptsächlich in Ihrer Praxis als Leistung anbieten, und Facebook bietet Ihnen zum Anklicken schon die Möglichkeiten. Es gibt nur diese Möglichkeiten, Sie können selbst keine Begriffe hinzufügen. Unsere »Praxis Karin Beispiel« sucht diese Begriffe aus: Dermatologie, Onkologie, Ästhetik.

Startinformation

Was ist das? Hier wird angegeben, wann Sie Ihre Praxis gegründet haben. Hier können Sie wählen zwischen Speed und Perfekt.

Speed Gehen Sie weiter auf den nächsten Bereich unter Startinformation, nämlich »Adresse«. (0 Sekunden)

Perfekt Klicken Sie hier auf »Bearbeiten« und wählen Sie bei »Startart auswählen« »Gegründet« aus. Und dann klicken Sie auf »Jahr hinzufügen« und wählen Sie hier das Jahr aus, fertig. Nun können Sie anschließend auch genau den Starttag auswählen. Nun auf »Änderungen speichern« klicken. Wenn Sie die Praxis übernommen haben, dann wählen Sie hier entweder das »älteste Datum«, wenn die »alte« Praxen einen exzellenten Ruf hatte, oder tatsächlich »Ihren« Starttermin, wenn Sie sich von der vorherigen Praxis distanzieren wollen. (2 Minuten)

§ Was sagt der Anwalt zum Thema Gründungsdatum?

Der Anwalt rät: Bleiben Sie bei der Wahrheit. Unzutreffende Phantasiedaten und bereits kleine Schummeleien können irreführend und damit wettbewerbsrechtlich bedenklich sein. Auch das Berufsrecht und das HWG setzen Ihrer Kreativität gewisse Grenzen. Grundsätzlich sind Sie aber im Rahmen einer Praxisfortführung natürlich nicht daran gehindert, auf das ursprüngliche Gründungsdatum zu verweisen.

Beim Deutschen Roten Kreuz steht übrigens 26. Oktober 1863, und bei Coca Cola® steht es auch auf den Tag genau: 8. Mai 1886. Und schauen Sie sich doch einmal das Gründungsdatum von der Bayerische Staatsbrauerei Weihenstephan an!

Wo steht das Gründungsdatum?

Diese Information steht an zwei Orten:

- Ganz unten in Ihrer Chronik. Und bevor Sie nun lange suchen und überlegen, was eine Chronik ist: Es ist der Bereich, auf dem Sie chronologisch Ihre Neuigkeiten (Posts) mitteilen.
- Einfach auf »Info« klicken, also einfach unter Ihrem Profilbild auf den Link »Info« klicken. Dieser Info-Button heißt Info-Tab. Wenn Sie dort klicken, dann öffnet sich ein neues Fenster, und oben rechts sehen Sie genau dieses Datum.

Adresse

Dies ist die Praxisanschrift, die in dem Info-Tab sichtbar ist. Jetzt haben Sie wieder die Wahl, ob Speed oder Perfekt.

Speed Überspringen! (0 Sekunden)

Perfekt Bitte auf »Bearbeiten« klicken und alles korrekt ausfüllen. Und dann »Änderungen speichern«. (5 Minuten)

Zwei Standorte? Was nun?

Was tun, wenn es zwei oder mehr Standorte gibt? Hier wählen Sie nur Ihre Hauptadresse – aber keine Sorge, wie haben noch später die Chance, Ihre weiteren Standorte anzugeben.

Karte

Sie müssen nichts tun. Denn nun blendet Facebook eine Karte ein, auf dem der Standort Ihrer Praxis eingezeichnet ist, vollautomatisch. Nun kann jeder Patient Sie noch leichter finden.

Kurze Beschreibung

Wenn Sie sich im vorderen Teil des Buches bei der Einrichtung der Facebookseite bei Schritt 1 (Info) für die »Perfekt«-Lösung entschieden haben, steht hier bereits die kurze Beschreibung.

Es ist eine kurze Beschreibung Ihrer Praxis – und diese Beschreibung haben wir bereits am Anfang getätigt. Aber: Hier fügen Sie nun dahinter das Wort »Impressum« oder »Zum Impressum« ein und stellen Sie sicher, dass die Verlinkung aktiv ist.

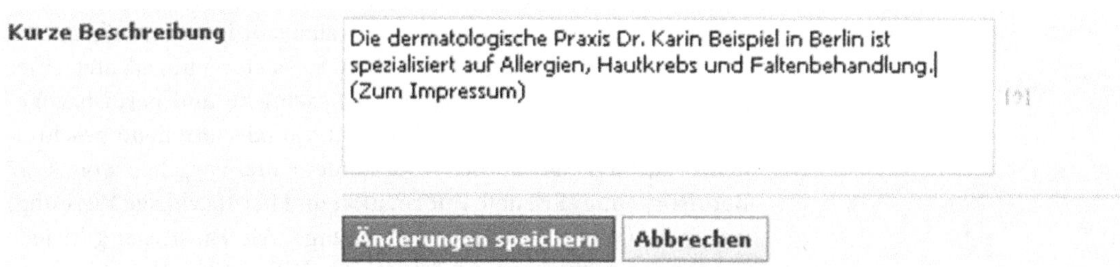

Bei dieser kurzen Beschreibung verfassen Sie bitte nur einen Satz, mehr nicht, mit maximal 155 Zeichen.

Beispiel: »Die dermatologische Praxis Dr. Karin Beispiel ist spezialisiert auf Allergien, Hautkrebs und Faltenbehandlung (Zum Impressum).«

Der Anwalt rät: Für die Darstellung der Praxis und des Arztes gelten auch bei Facebook die allgemeinen Grundsätze des ärztlichen Berufsrechts sowie des HWG. Problemlos können (und müssen) alle Angaben übernommen werden, die auch auf dem Praxisschild erwartet werden. Bleiben Sie also bei der Wahrheit und beschränken Sie sich auf sachliche Informationen, etwa über Ihre Qualifikationen und Tätigkeitsschwerpunkte. Vermeiden Sie hierbei aber jede reißerische oder nichtssagende Anpreisung ohne objektiv nachprüfbare Inhalte, wie etwa »… ist die Nummer 1 in der Faltenbehandlung« oder »… behandelt Sie wie kein Zweiter«.

§ Was sagt der Anwalt zur Darstellung der Praxis?

Und speichern nicht vergessen!

Ausführliche Beschreibung

Hier steht die ausführliche Beschreibung Ihrer Praxis. Wer also mehr über Sie wissen will, der kann sich hier nun informieren.

Wir sprechen von dem USP, der hier stehen soll. Was ist ein USP? USP ist die Abkürzung von »Unique Selling Proposition«, was übersetzt so viel heißt wie das »Alleinstellungsmerkmal«. Dort steht quasi der »Grund« oder »Vorteil«, warum der Patient zu Ihnen kommt und nicht zur Konkurrenz geht.

Checkliste, was Sie bei der ausführlichen Beschreibung nennen sollten

- Ihre Behandlungsschwerpunkte
- Besondere Geräte oder Verfahren
- Besondere Qualifikationen
- Besondere Erfahrungen oder Spezialisierungen
- Hohe Mitarbeiterzahl
- Öffnungszeiten
- Weitere Standorte

Der Anwalt rät: Sie haben die Möglichkeit, hier viele für Ihre Patienten interessante und vertrauensfördernde Informationen über sich preiszugeben. Geben Sie stets – ungeachtet einer gefälligen Formulierung – möglichst sachliche und berufsbezogene Informationen, die Sie und Ihre Arztpraxis zutreffend beschreiben. Beachten Sie hierbei insbesondere die Vorgaben von § 27 Berufsordnung (Erlaubte Information und berufswidrige Werbung) und § 3 HWG (Irreführende Werbung). Als Faustregel gilt: Jede Beschreibung muss grundsätzlich der Wahrheit entsprechen und darf als sachliche Information nicht anpreisend, nicht vergleichend und auch nicht irreführend sein.

§ Was sagt der Anwalt zu Informationen bei Facebook?

Achten Sie insbesondere darauf, dass erworbene medizinische Qualifikationen etc. nur in der zulässigen Form wiedergegeben werden. Irreführende Phantasiebezeichnungen sind unzulässig. Die Angabe von Tätigkeitsschwerpunkten ist zulässig, wenn die Tätigkeit einen quantitativen Schwerpunkt Ihrer beruflichen Praxis bildet. Das wird angenommen, wenn Fälle aus diesem Bereich über einen längeren Zeitraum hinweg regelmäßig und gehäuft auftreten. Unproblematisch sind auch sachliche Ausführungen über das eigene Leistungsspektrum. Hingewiesen werden darf in diesem Zusammenhang etwa auf von Ihnen angewendete Untersuchungs- und Behandlungsmethoden, über von Ihnen angebotene Leistungen aus dem IGeL-Bereich sowie auf Informationen zu allgemeinen medizinischen Themen.

2.4.5 Das Impressum

Sie benötigen ein Impressum, aber es ist leider gar nicht so leicht, dieses auf Ihre Facebookseite zu setzen. Deshalb werden Sie im Laufe der Zeit feststellen, dass viele Ihrer Kollegen genau deshalb kein rechtlich-korrektes Impressum auf der Facebookseite haben.

Der Anwalt rät: Beachten Sie unbedingt die Pflicht zur Aufnahme eines Impressums auf Ihrer Facebookseite. In der Praxis werden entsprechende Versäumnisse oft und gern von Wettbewerbern kostenpflichtig abgemahnt. Das ist ärgerlich und kostet Geld, das man anderweitig sicher besser verwenden könnte.

§ Was meint der Anwalt zur Impressumpflicht?

Dass bei Facebookseiten wie auch bei Internetauftritten von Arztpraxen ein Impressum benötigt wird, ist unstreitig. Das TMG (Telemediengesetz) enthält besondere Vorgaben für eine ordnungsgemäße Anbieterkennzeichnung, zum Teil formaler, zum Teil inhaltlicher Natur. Formal ist das Impressum immer

- leicht erkennbar,
- unmittelbar erreichbar und
- ständig verfügbar

zu halten. Achten Sie also darauf, dass der Verweis zum Impressum bereits auf der ersten Seite Ihres Facebookauftritts aufgenommen wird und immer sichtbar bleibt. Sorgen Sie zudem dafür, dass der Nutzer durch das Anklicken des Hinweises entweder direkt auf ein bei Facebook hinterlegtes Impressum gelangt oder aber eine Verlinkung auf das Impressum Ihrer Internetseite stattfindet.

Achtung: Mit spätestens zwei Klicks muss der Nutzer bei allen inhaltlich geforderten Informationen angekommen sein.

Auch die inhaltlichen Pflichtangaben werden in § 5 TMG ausgeführt – es lohnt sich, diese Vorschrift einmal anzuschauen und zu prüfen, welche Angaben im Einzelfall erforderlich sind. Für Sie als Arztpraxis ist in jedem Fall das im folgenden Kasten Angeführte aufzunehmen.

Pflichtangaben im Impressum für die Arztpraxis

- Vollständiger Name sowie postalische Anschrift (kein Postfach!), unter der Sie niedergelassen sind. Ist Ihre Praxis als juristische Person organisiert, müssen Sie zusätzlich die Rechtsform und den Vertretungsberechtigten angeben.
- Angaben, die eine schnelle elektronische Kontaktaufnahme und unmittelbare Kommunikation mit Ihnen ermöglichen, einschließlich der Adresse der elektronischen Post. Nehmen Sie also sowohl Telefon- als auch Telefaxnummer und eine E-Mail-Adresse in das Impressum auf.
- Angabe der gesetzlichen Berufsbezeichnung und des Staates, in dem diese Berufsbezeichnung verliehen worden ist.

- Angabe der zuständigen Ärztekammer sowie der zuständigen Kassenärztlichen Vereinigungen (nur Vertragsärzte) als Angaben zur zuständigen Aufsichtsbehörde. Es ist zudem ein Link auf deren jeweilige Websites zu setzen.
- Vollständige Bezeichnung der berufsrechtlichen Regelungen (Berufsordnung, Heilberufsgesetz) nebst Information, wie diese zugänglich sind (Verlinkung auf die entsprechenden Regelungen, damit der Nutzer diese abrufen kann).

Ferner müssen Sie, sofern für Sie einschlägig ist, die folgenden Informationen ins Impressum aufnehmen.

Weitere notwendige Informationen im Impressum

- Angabe der Umsatzsteueridentifikationsnummer, wenn vorhanden.
- Bei der Organisation als juristische Person die Angabe des Handelsregisters, Vereinsregisters, Partnerschaftsregisters oder Genossenschaftsregister, in das das Unternehmen eingetragen ist, sowie die entsprechende Registernummer.
- Bei Aktiengesellschaften, Kommanditgesellschaften auf Aktien und Gesellschaften mit beschränkter Haftung, die sich in Abwicklung oder Liquidation befinden, die Angabe über diesen Umstand.
- Enthält ihre Facebookseite journalistisch-redaktionelle Inhalte, gelten weitergehende Anforderungen nach dem Rundfunkstaatsvertrag (RStV). Dies kann der Fall sein, wenn medizinische Sachverhalte mit eigenen Worten näher beschrieben oder regelmäßig Nachrichten zu medizinischen Themen gepostet werden. Zusätzlich zu den sonstigen Angaben ist dann ein Verantwortlicher für journalistisch-redaktionelle Inhalte im Sinne des § 55 Abs. 2 RStV mit Angabe seines Namens und seiner Anschrift zu benennen; diese kann natürlich auch die Praxisadresse sein.

Ein rechtskonformes Impressum zu erstellen ist grundsätzlich nicht schwer. Trotzdem scheitern viele daran, und die Anzahl der Abmahnungen ist nach wie vor hoch. Es gibt im Internet einige frei verfügbare Impressums-Generatoren, wie etwa unter ► www.e-recht24.de. Beachten Sie aber, dass diese manchmal die besonderen Umstände des Einzelfalls nicht berücksichtigen. Daher empfiehlt es sich, auf Grundlage des TMG ein für Sie passendes Impressum vorzubereiten. Beachten Sie hierzu auch die Handreichungen der Ärztekammern, die zu Online-Auftritten und der Erfüllung der Impressumspflichten gute Informationen anbieten. Sollten Sie nicht sicher sein, ob Sie die Informationspflichten ordnungsgemäß erfüllen, konsultieren Sie einen spezialisierten Rechtsanwalt.

■ Checkliste der Wege zum korrekten Impressum

Speed 1 Gehen Sie oben, im Administrationsbereich, auf »Seite bearbeiten« und dann auf »Seiteninfo aktualisieren«. In der dortigen »Kurzen Beschreibung« tragen Sie »zum Impressum« ein. (5 Minuten)

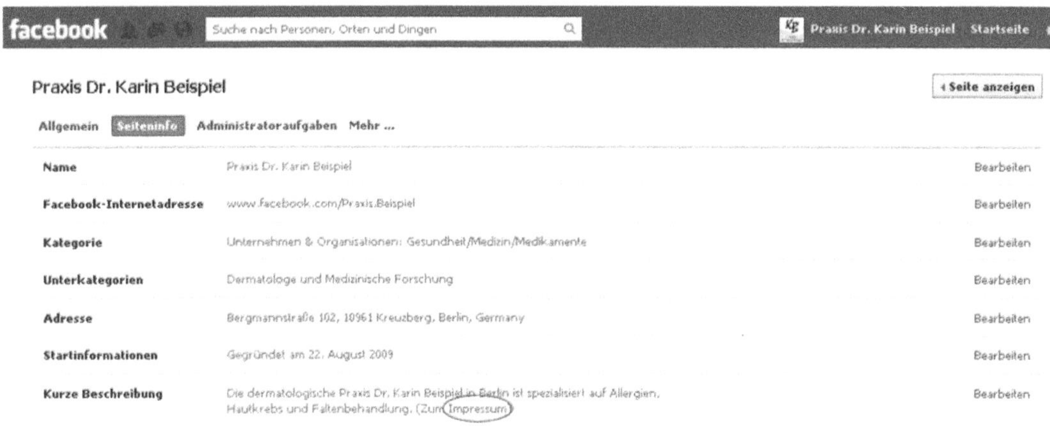

In der »Ausführlichen Beschreibung« muss Ihr Impressum dann hineinkopiert werden. Ihr Impressum finden Sie zum Beispiel auf der Website Ihrer Praxis.

Wenn Sie das getan haben, dann sieht der Infobereich auf Ihrer Chronik so aus:

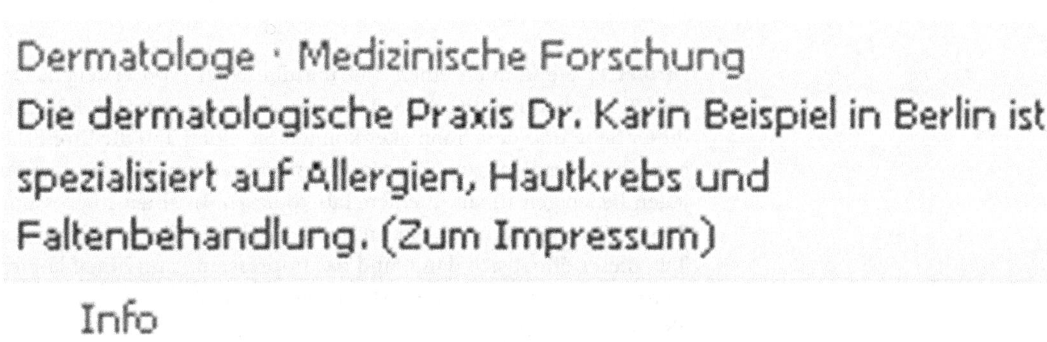

Klicken Sie auf den blau/grau unterlegten Infobereich, dann öffnet sich die komplette Ansicht, und Sie sehen unter »Beschreibung« Ihr Impressum.

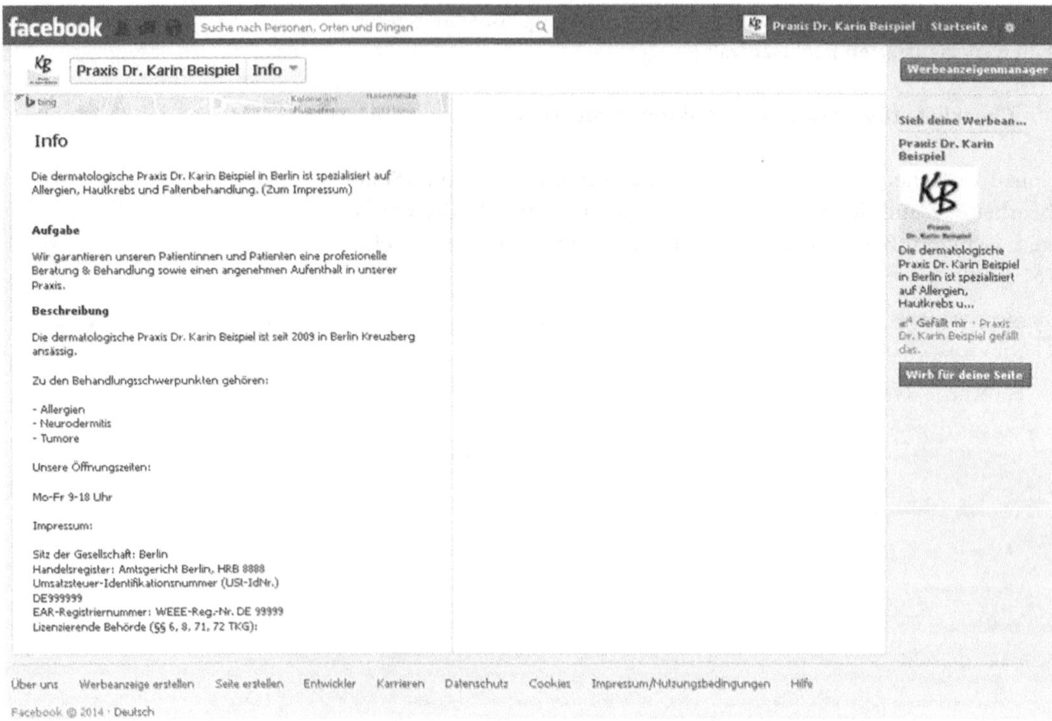

Speed 2 In der »Kurzen Beschreibung« können Sie anstatt dem Wort »Impressum« auch den Link Ihrer Website einsetzen, über den der User direkt zu Ihrem Impressum gelangt. Der Link ist dann auf Ihrer Chronik in dem kleinen Infofenster sichtbar. Mit einem Klick gelangen Ihre Patienten zum Impressum auf Ihrer Website. (5 Minuten)

Impressum in einem Tab. (15 Minuten bzw. länger [bei eigener Programmierung])

Perfekt 1 Sie können einen Tab mithilfe einer App erstellen. Das geht beispielsweise über die Seite ► www.facebook.com/247GRAD. Mit dieser Seite und dem Tabmaker können Sie einen Tab für Ihre Facebookseite erstellen, zum Beispiel einen Impressum-Tab. Sie können jeden beliebigen Inhalt in einen Tab kopieren. In einen Impressum-Tab gehört aber natürlich ein Impressum. Klicken Sie einfach auf den Tab, dieser öffnet sich dann, und das Impressum kann hineinkopiert werden. Das Layout des Tabs ist bei dieser Variante nicht veränderbar, also Sie sehen ein graues §.

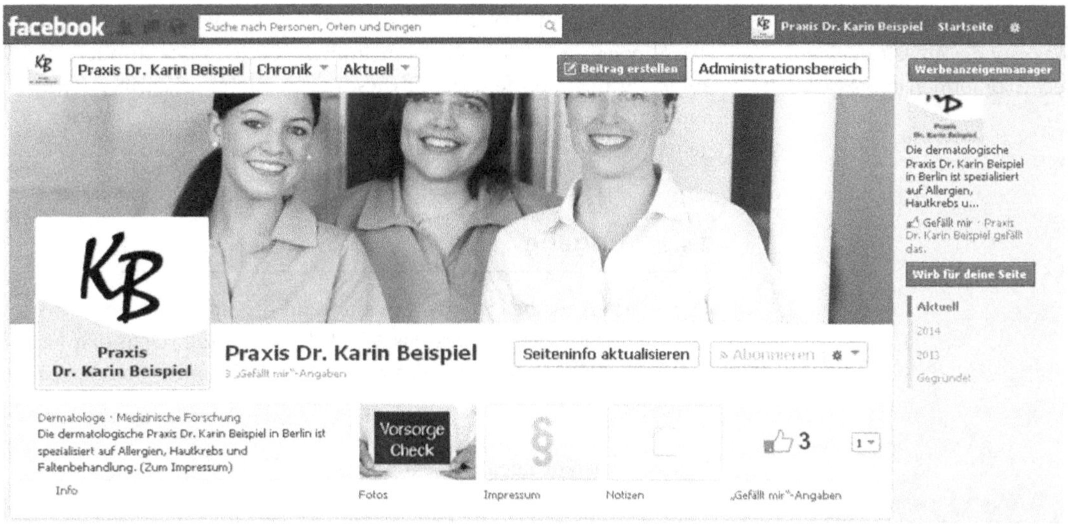

Perfekt 2 Optisch schöner und absolut professionell ist es, einen Tab zu programmieren. Dazu benötigen Sie HTML- und CSS-Kenntnisse oder einen Webdesigner, der diesen Teil für Sie übernimmt. Bei dieser Methode ist es möglich, das Layout des Tabs individuell zu gestalten und Schrift und Farben zu ändern oder sogar eine Grafik zu hinterlegen.

Der Anwalt rät: Beachten Sie jedoch, dass das Impressum jederzeit erkennbar und spätestens nach zwei Klicks vollständig erreichbar sein muss. Dies ist bei Mobilgeräten häufig problematisch, da dort die Tab nicht sichtbar ist. Sorgen Sie technisch dafür, dass auch in der mobilen Version das Impressumsfeld sofort erkennbar ist, um diesbezügliche Abmahnungen zu vermeiden. Schauen Sie regelmäßig, ob Facebook hierzu neue Funktionalitäten anbietet – dort bemüht man sich um die Bereitstellung rechtskonformer Tools und passt diese häufig an.

- **Sie haben keine eigene Internetseite?**

Der Anwalt rät: Sie haben keine Internetseite und damit nicht die Möglichkeit, auf der Facebookseite einfach einen Link zu setzen oder das vorhandene Impressum einfach zu kopieren? Dann erstellen Sie es nach den oben beschriebenen Vorgaben selbst. Im Zweifelsfall lassen Sie sich von einem Rechtsanwalt helfen, der Ihre spezifischen Anforderungen kennt und Ihnen hilft, die Geltendmachung von Ansprüchen durch Dritte zu verhindern. Und vergessen Sie nicht: Ein rechtskonformes Impressum entspricht nicht nur den gesetzlichen Anforderungen, sondern zunehmend auch den Erwartungen der von Ihnen angesprochenen Verkehrskreise an Ihre geschäftliche Visitenkarte bei Facebook. Insoweit fördert ein rechtskonform ausgestaltetes Impressum aufgrund der damit verbundenen Transparenz auch das Vertrauen.

§ Was sagt der Anwalt zu einem rechtskonformen Impressum?

Und Vorsicht: Wegen der mobilen Version von Facebook muss der Hinweis auf das Impressum immer oberhalb des Infobereiches aufgenommen werden, damit dieses auch mobil erkennbar ist und auch auf diesen Endgeräten die Anbieterkennzeichnung ordnungsgemäß erfolgt.

2.4.6 Aufgabe

Das Wort »Aufgabe« ist etwas irreführend für einen Arzt mit Praxis, denn natürlich geht es um das Wohl des Patienten. Dennoch kann eine Praxis eine besonders »sympathische« Philosophie besitzen bzw. formulieren.

Speed Überspringen. (0 Sekunden)

Perfekt Hier bitte zwei Sätze dazu verfassen, wie Ihre Praxisphilosophie ist. (5 Minuten)

Ihre Philosophie könnte beispielsweise so lauten: »Unser tägliches Bestreben ist es, Sie stets individuell, auf dem aktuellstem Stand der Wissenschaft und Medizin zu behandeln und dabei Ihren Aufenthalt bei uns so angenehm wie möglich zu gestalten. Denn wir haben nur ein Ziel: Ihre Gesundheit und Ihr Wohlbefinden.«

Der Anwalt rät: Grundsätzlich sind Sie natürlich frei darin, die Philosophie Ihrer Praxis zu beschreiben. Auch Hinweise auf ihren beruflichen Werdegang, Ihre Veröffentlichungen und sogar zu Ihren Hobbys sind zulässig. Achten Sie aber darauf, dass die sachliche berufsbezogene Information im Vordergrund steht und anpreisende oder gar marktschreierische Ausführungen unterbleiben. Stellen Sie sicher, dass Ihre Ausführungen wahrheitsgemäß sind und keine Irreführung etwa im Hinblick auf angewendete Verfahren, erworbene Qualifikationen, verfügbares medizinisches Gerät oder den Inhalt und den Erfolg von Behandlungen bewirken, sofern diese tatsächlich nicht vorliegen. Auch Vergleiche mit anderen Ärzten oder Praxen sind grundsätzlich tabu, auch wenn natürlich der eigene Beratungs- und Behandlungsansatz dargestellt werden darf.

§ Was meint der Anwalt zur Praxiswerbung?

Vermeiden Sie aber unter Beachtung des ärztlichen Werberechts insbesondere Werbung mit Selbstverständlichkeiten, die als irreführend gilt und verboten ist. Eine solche wäre dann anzunehmen, wenn bestimmte übliche oder generell zu erbringende Leistungen oder Verfahren als Sie auszeichnende Besonderheiten hervorgehoben werden. Auch darf mit Leistungen nicht geworben werden, die ohnehin gesetzlich vorgeschrieben sind (also etwa dem besonderen Herausstellen des Angebots einer Blutdruckmessung durch einen Hausarzt oder der werblichen Anpreisung einer Patientenaufklärung vor der Behandlung).

2.4.7 Gegründet

Hier steht der Name der Person, die die Praxis gegründet hat. Was tun, wenn gegenwärtig der echte Gründer gar nicht mehr aktiv ist oder schon verstorben ist? Egal, denn der Gründer bleibt der Gründer.

Facebook hat hier Anfang 2014 noch keine Einheitlichkeit und dieser Punkt ist auch noch nicht eindeutig, denn bei manchen Facebookseiten steht »Geben Sie das Jahr ein der Gründung«, und bei manchen steht unter dem gleichen Punkt »Namen der Gründer eingeben«. Tun Sie einfach das, was da steht.

2.4.8 Preise

Hier können Preise für Ihre Dienstleistungen und Produkte angegeben werden. Diese Informationen stehen im Infobereich dann auf der rechten Seite.

Sie können eine bestimmte medizinische Behandlung anbieten, die im IGeL-Bereich liegt, und das zu einem guten Preis? Dann können Sie diese hier nennen.

Checkliste an Möglichkeiten bei Preise

- Faltenunterspritzung oder ähnliche ästhetische Eingriffe
- Ein neuartiges Hautkrebsscreening
- Eine orthopädische Fußanalyse mit einem neuen Messgerät
- Eine aufwändige Prostatauntersuchung
- Eine moderne, zusätzliche Augenuntersuchung

Achten Sie darauf, dass das, was Sie hier nennen oder anbieten, auch auf der Internetseite der Praxis stehen muss, denn wahrscheinlich wird sich der interessierte Patient danach auf Ihrer Internetseite weiter informieren wollen.

§ Was sagt der Anwalt zur Darstellung der Praxisangebote?

Der Anwalt rät: Beachten Sie, dass Sie bei der Darstellung Ihrer Angebote neben den allgemeinen Vorschriften auch das ärztliche Berufs- und Werberecht zu beachten haben. Bei Verstößen können berufsrechtliche Konsequenzen, eventuell Unterlassungs- und Schadensersatzklagen und mitunter Bußgelder drohen. Auch hier gilt, dass die Darstellung der Leistungen nicht anpreisend, irreführend oder vergleichend sein darf. Gegen eine sachliche Information über die von Ihnen zusätzlich angebotenen Leistungen aus dem IGeL-Bereich bestehen insoweit aber keine grundsätzlichen Bedenken.

Insbesondere im Hinblick auf Leistungen aus dem IGeL-Bereich sollten Sie sicherstellen, dass durch deren Beschreibung keine Irreführung bezüglich der Notwendigkeit und des Erfolgs der jeweiligen Behandlung eintritt oder fälschlicherweise der Eindruck erweckt wird, ein bestimmtes Ergebnis könnte mit Sicherheit erwartet werden.

Beschränken Sie sich auch hier weitgehend auf die sachliche Information und beachten Sie die Beschlüsse des Deutschen Ärztetages zu IGeL-Leistungen. Generell sollte deutlich gemacht werden, dass Leistungen aus dem IGeL-Bereich nicht zum Standard gehören und vom Patienten ggf. aus eigener Tasche zu bezahlen sind. Grundsätzlich ist es auch möglich, eine Darstellung der voraussichtlichen Preise für Leistungen aus dem IGeL-Bereich vorzunehmen. Vermeiden Sie jedoch in jedem Fall eine marktschreierische Preiswerbung oder gar eine Preiswerbung, die quasi ein »Sonderangebot« oder eine im Vergleich zum Wettbewerber günstigere Behandlung suggeriert. Dies wäre unzulässig. Insgesamt ist bei der Preiswerbung aufgrund der damit verbundenen Kommerzialisierung immer Vorsicht geboten – konsultieren Sie im Einzelfall also vorsorglich immer einen spezialisierten Rechtsanwalt.

Speed Überspringen. (0 Sekunden)

Perfekt Verfassen Sie einen einleitenden netten Satz und präsentieren Sie dann Ihre besonderen Dienstleistungen – am besten in Form einer tabellenartigen Aufzählung. (3 Minuten)

2.4.9 Sicherheitsinformationen

Diese »Sicherheitsinformationen« kommen nur dann, wenn Sie oben bei der Kategorie »Gesundheit/Medizin/Medikamente« ausgewählt haben. Es bezieht sich ausschließlich auf Anbieter von Arzneimittel. Für Sie als Arzt bedeutet das: Überspringen!

2.4.10 Produkte

Sie bieten als Praxis zum Beispiel eine (eigene) Pflegeserie an?

Speed Überspringen. (0 Sekunden)

Perfekt Nennen und beschreiben Sie in zwei Sätzen das Produkt oder die Produktlinie, und führen Sie dann die Produkte untereinander auf. Anschließend sollten Sie auf »Änderungen speichern« klicken. (3 Minuten)

§ Wozu rät der Anwalt bezüglich medizinischer Produkte?

Der Anwalt rät: Vorsicht mit dieser Funktion! Prüfen Sie genau, ob Sie diesbezüglich tatsächlich Angaben machen dürfen. Nach dem Berufsrecht ist Ärzten neben der Ausübung ihres Berufes die Ausübung einer Tätigkeit untersagt, die mit den ethischen Grundsätzen des ärztlichen Berufs nicht vereinbar ist. Ärzten ist insbesondere verboten, im Zusammenhang mit der Ausübung Ihrer ärztlichen Tätigkeit Waren und andere Gegenstände abzugeben oder gewerbliche Dienstleistungen zu erbringen, soweit nicht die Abgabe des Produkts oder die Dienstleistung wegen ihrer Besonderheit notwendiger Bestandteil der ärztlichen Therapie ist. Dies ist für jeden Einzelfall zu beachten und kann nicht pauschal beantwortet werden. Während der Arzt im Rahmen seiner Kompetenz zur umfassenden medizinischen Versorgung etwa Schulungs- und Einweisungsmaßnahmen vornehmen darf, wird die entgeltliche Abgabe von in großem Umfang benötigten Verbrauchsprodukten wie Bandagen, Kosmetika oder Nahrungsergänzungsmitteln im Regelfall eher ein (verbotenes) geschäftsmäßiges Verhalten darstellen. Dürfen Sie entsprechende Angebote machen, können sie darauf auch auf Ihrer Facebookseite hinweisen. Bestehen jedoch Zweifel, legen Sie das Verbot der Verquickung ärztlicher Berufsausübung mit der gewerblichen Tätigkeit eher weit aus.

Dessen ungeachtet gilt: Ärzten ist es nicht verwehrt, getrennt von ihrer ärztlichen Tätigkeit gewerbliche Unternehmen, auch im Gesundheitsbereich, zu betreiben oder sich an solchen Gesellschaften zu beteiligen. Wird von derartigen Unternehmen eine Facebookseite angeboten, unterliegt der Arzt außerhalb seiner ärztlichen Tätigkeit entsprechenden berufsrechtlichen Verpflichtungen nicht. Wichtig ist aber, dass die beiden Tätigkeiten (und natürlich auch die werblichen Auftritte) in zeitlicher, organisatorischer, wirtschaftlicher und rechtlicher Hinsicht getrennt werden.

Telefon

Die hier eingetragene Telefonnummer der Praxis befindet sich dann sichtbar unter dem Bereich »Info«, oben bei der Karte. Hier geben Sie die Telefonnummer der Praxis an!

E-Mail-Adresse

Wie es der Name sagt, geben Sie hier die Mail-Adresse an, und zwar die ganz normale Praxis-Mail-Adresse. In unserem Beispielfall könnte die lauten: Kontakt@praxis-beispiel.de.

Bitte verwenden Sie keine Mail-Adresse von Yahoo oder Web oder AOL oder ähnlichen Anbietern für Ihre Praxis, so vorbildlich auch der Service und das Preis-Leistungs-Verhältnis dieser Anbieter sein mögen, und auch unabhängig davon, wie lange Sie diese Mail-Adresse schon verwenden. Nehmen Sie die offizielle Praxis-Mail-Adresse, und nicht die direkte Mail-Adresse von Ihnen!

§ Was sagt der Antwalt zum Thema Patientendaten?

Der Anwalt rät: Kleiner Exkurs: Seien Sie besonders vorsichtig, wenn Facebook nach einem automatischen Datenabgleich mit Ihrem gespeicherten Adressbuch oder Ihrem E-Mail-Account auf dem Smartphone fragt. Zur Wahrung der ärztlichen Schweigepflicht und der datenschutzrechtlichen Bestimmungen müssen Ärzte dafür Sorge tragen, dass keine Patientendaten ohne deren Einwilligung an Facebook oder andere Betreiber von Social-Media-Plattformen übermittelt werden. Schalten Sie derartige Funktionen also immer aus, und verneinen Sie entsprechende Anfragen!

Website

Geben Sie hier Ihre Internetadresse an.

Bitte machen Sie nicht den Fehler, der oft zu sehen ist: Das einfache Kopieren der Internetadresse, ohne Korrektur, und plötzlich steht dort nicht eine ansehnliche und übliche »▶ www.xxxxxx-xxx.de«-Adresse eingefügt, sondern ein umständliches ▶ https://www.praxis-beispiel.de/4453 oder etwas in der Art. Eine (hübsche und professionell dargestellte) Internetadresse beginnt mit »www« und endet (meistens) mit .de oder .com.

Speed und Perfekt Eingeben. Fertig. (2 Minuten)

Offizielle Seite

Als Praxis haben Sie wahrscheinlich nur eine Internetseite. Es könnte aber sein, dass Sie zu Ihrer hauptsächlichen Internetpräsenz noch eine weitere Internetadresse haben; in unserem Fall ist das neben ▶ www.praxis-beispiel.de auch noch ▶ www.Krebsvorsorge-Praxis-Beispiel.de.

Speed und Perfekt Nennen Sie hier Ihre Hauptseite, wenn es eine übergeordnete gibt. (2 Minuten)

Facebookseiten-ID

Jede Facebookseite hat eine eigene Facebookseiten-ID, also eine Identifikationsnummer. Diese brauchen Sie eventuell später bei technischen Einbindungen, etwa von Blogs.

Tragen Sie diese Nummer hinten in MEMO ein.

Super, die Seiteninfo ist komplett!

Überprüfen Sie nun, wie alles aussieht! Dazu gehen Sie auf Ihre Startseite. Wie kommen Sie dorthin? Ganz einfach: Klicken Sie oben rechts nicht auf »Startseite«, sondern links daneben auf den Namen Ihrer Facebookseite. In unserem Fall klicken Sie oben rechts auf »Praxis Dr. Karin Beispiel«. Nun sind Sie auf Ihrer Startseite. Jetzt klicken Sie links unterhalb des Profilfotos auf »Info«: So sieht es dann jeder Besucher Ihrer Facebookseite.

2.4.11 Einstellungen bearbeiten

Weiter geht es nun mit dem nächsten Block, nämlich »Einstellungen bearbeiten«. Dazu klicken Sie wieder oben im Administrationsbereich oben auf »Seite bearbeiten« und dann auf »Einstellungen bearbeiten«.

Jetzt sehen Sie dieses Bild:

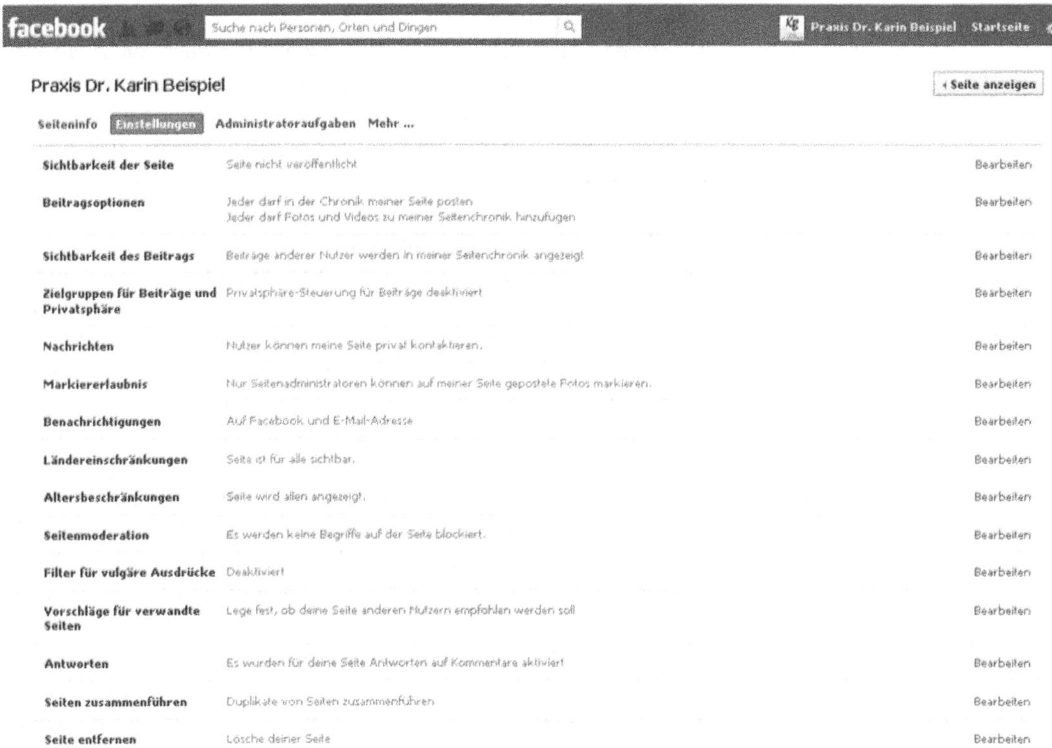

Wir beginnen mit dem ersten Punkt.

»Sichtbarkeit der Seite«

Hier entscheiden Sie, ob Ihre Facebookseite öffentlich zu sehen ist oder nicht. Da wir jetzt noch die Facebookseite erstellen, müsste und sollte dort stehen: »Seite nicht veröffentlicht«. Aber Sie können jetzt oder später genau hier die Facebookseite unter »Bearbeiten« öffentlich schalten.

Wenn Sie hier auf »Veröffentlichen« klicken, kann wirklich jeder diese Facebookseite sehen. Also bitte schalten Sie trotz möglicher Euphorie diese Facebookseite nur dann öffentlich und sichtbar, wenn alles professionell und rechtlich korrekt und im wahrsten Sinne »schön« aussieht.

§ Wie ist die juristische Haltung in Bezug auf die Sichtbarkeit der Facebookseite?

Der Anwalt rät: Achtung! Schalten Sie die Seite nur auf »Sichtbarkeit«, wenn Sie bereits über ein Impressum verfügen. Mit der Liveschaltung bieten Sie Ihre Facebookseite der Öffentlichkeit an und haben insoweit alle gesetzlichen Anforderungen zu erfüllen. Anderenfalls drohen kostenpflichtige Abmahnungen und Unterlassungsaufforderungen oder sogar Bußgelder. Auch könnte Sie natürlich Ihre zuständige Aufsichtsbehörde rügen, wenn Sie berufsrechtliche Pflichtangaben nicht erfüllt haben sollten (Stichwort »Praxisschild«).

2

»Beitragsoptionen«

Was ist das? Hier wird entschieden, was alle Personen, die Ihre Facebookseite besuchen, überhaupt auf Ihrer Facebookseite veröffentlichen dürfen. Um es anders auszudrücken: Sie können entscheiden, ob fremde Personen etwas auf Ihrer Facebookseite schreiben dürfen, oder eben nicht.

- **Was ist eigentlich eine Chronik?**

Die Chronik hieß mal »Pinnwand«, deshalb finden Sie noch immer im Internet beide Begriffe parallel – es ist dasselbe. Der Name Chronik ist schon passend, denn dort finden Sie eine chronologische Auflistung (daher Chronik!) der Mitteilungen (Posts).

Setzen Sie bei beiden Optionen ein Häkchen!

Setzen Sie auf jeden Fall diese beiden Häkchen, denn wozu haben Sie diese Facebookseite? Doch dazu, potentielle und aktuelle Patienten anzusprechen und mit diesen in eine Interaktion zu kommen. Sie wollen doch, dass Ihre Facebookseite lebt, und sie lebt nur durch Interaktion. Sie haben nun Sorge, dass irgendwelche rücksichtlosen Facebookuser ihren Frust auf Ihrer Facebookseite entladen und Sie diesem dann ausgeliefert sind? Falls es tatsächlich zu einem negativen Kommentar oder Post kommt, haben Sie noch einige Möglichkeiten.

§ Wie sieht die juristische Lage bei Rechtsverletzungen aus?

Der Anwalt rät: Zunächst die gute Nachricht: Natürlich haften Sie auf Facebook vollständig für eigene Inhalte oder solche Inhalte, die sie sich erkennbar zu Eigen gemacht haben. Nach der Rechtsprechung des Bundesgerichtshofs haften Sie als Betreiber einer Plattform oder eines Forums für fremde Inhalte und damit verbundene Rechtsverletzungen Dritter aber regelmäßig erst dann, wenn Sie von der Rechtsverletzung Kenntnis erlangt haben. Das ist auch sachgerecht, denn auf das Einstellen von Inhalten durch Dritte haben Sie ja zunächst keinen Einfluss. Die Rechtsprechung verlangt aber, dass Sie bei substantiierten Beanstandungen Dritter unverzüglich reagieren müssen – und sei es mit einer Prüfung der Vorwürfe. Am besten entfernen Sie nach Eingang eines solchen Hinweises angeblich rechtsverletzende Einträge sofort, um nicht selbst als Störer oder sonstwie Verantwortlicher dafür in die Pflicht genommen zu werden. Damit Ihre Nutzer Löschungen nicht als »willkürliche Zensur« brandmarken, verwenden Sie am besten eine »Netiquette«; das sind Ihre Nutzungsbedingungen, die auf Ihrer Facebookseite hinterlegt sind und in denen steht, welchen kommunikativen Umgang Sie erwarten und dass Sie sich etwa zur Vermeidung von Schäden Dritter das Löschen von Einträgen ausdrücklich vorbehalten. Dies schafft in der Praxis ein besseres Verständnis für eine redaktionelle Pflege Ihrer Chronik.

Darüber hinaus empfiehlt es sich natürlich, Ihre Facebookseite auch ohne externen Anlass regelmäßig daraufhin anzuschauen, ob Dritte dort Einträge mit ggf. rechtswidrigen oder zumindest belastenden Inhalten vorgenommen haben. In diesen Fällen, insbesondere bei Verstößen gegen die Nutzungsbedingungen von Facebook, sollten Sie auch die Möglichkeit des Meldens solcher Inhalte nutzen und von

Facebook eine Löschung verlangen (oder, wo dies möglich ist, selbst löschen). Denkbar ist bei zuordenbaren Rechtsverletzungen natürlich auch, den identifizierten Verursacher unmittelbar auf Unterlassung entsprechender Äußerungen in Anspruch zu nehmen.

Vorsicht: Achten Sie bei der Freischaltung der Chronik darauf, dass Sie dort nur solche Informationen veröffentlichen, die keine Verletzung Ihrer ärztlichen Schweigepflicht oder des Patiendatenschutzes darstellen. Dass sie hier keine Informationen über Patienten posten, eine Ferndiagnose vornehmen oder die Behandlung ausschließlich über das elektronische Kommunikationsmedium durchzuführen berechtigt sind, liegt auf der Hand. Löschen Sie aber sicherheitshalber auch von Patienten veröffentlichte Angaben über deren Krankheiten – es sei denn, die ausdrückliche Einwilligung liegt Ihnen vor. Und widerstehen Sie dem Impuls, einen Ihre Behandlung negativ bewertenden Patienten öffentlich zu korrigieren und die von Ihnen vorgenommenen Maßnahmen zu erläutern – Details der Behandlung sind kein geeigneter Gegenstand einer öffentliche Auseinandersetzung. Verweisen Sie stattdessen auf die ärztliche Schweigepflicht und bieten Sie dem Bewertenden an, sich hierzu direkt mit Ihnen auszutauschen.

Sichtbarkeit des Beitrages

Angenommen, es gäbe Personen bei Facebook, die etwas auf Ihrer PraxisFacebookseite mitteilen wollen, was ja grundsätzlich gewollt ist, aber diese Personen wären nicht »Fan« Ihrer Facebookseite (was eigentlich schade ist). Das kommt vor, weil zum Beispiel Angestellte bei einer konkurrierenden Arztpraxis sich möglicherweise nicht illoyal zeigen wollen gegenüber dem jetzigen Arbeitgeber oder weil man grundsätzlich auf Distanz zu einem Unternehmen oder einer Arztpraxis steht, also schon deshalb kein »Fan« werden will, aber dennoch etwas mitzuteilen hat. Nun haben Sie die Möglichkeit zu entscheiden, ob diese Beiträge von diesen Personen überhaupt erscheinen sollen, und wenn ja, gibt es zwei Möglichkeiten, wo diese Beiträge genau dieser Personen erscheinen:

1. Sollten Sie kein Häkchen setzen, dann erscheint dieser Beitrag wie jeder andere Beitrag auch, ohne jeglichen Unterscheid in der Chronik.
2. Sollten Sie ein Häkchen setzen, dann erscheint der Beitrag auffällig in einem extra Fenster oben rechts in der Chronik. In dem Fall aktivieren Sie das Kästchen »Aktuelle Beiträge anderer Nutzer in einem Feld oben in meiner Seitenchronik hervorheben«.

Hier müssen Sie strategisch denken und wählen bitte Variante 2, Sie setzen also ein Häkchen. Warum? Weil Sie ein Ziel haben, das darin besteht, möglichst viele »Gefällt-mir«-Angaben, also »Fans« bekommen, die auch aktiv dabei sind. Es wäre also gut, wenn dieser Facebookuser, der dort was bei Ihnen schreibt, auch ein Fan wäre, also für Interaktion sorgt, und nun kennen Sie ihn und können ihn direkt einladen über Ihr Profil, um auf Ihrer Seite Fan zu werden. Wie das geht, wird im Buch später behandelt.

2

Zielgruppen für Beiträge und Privatsphäre

Alle Posts, die Sie schreiben, erscheinen sichtbar auf der Chronik, aber nun können Sie festlegen, wer diese Posts sehen kann. Sie können also bestimmen, wer was lesen kann, ausgewählt nach Standort und Sprache. Der Standort bezieht sich auf den Ort, den Ihre Patienten als Wohnort angegeben haben oder an dem sie sich aktuell aufhalten. Das haben Sie auf Ihrer Chronik entsprechend markiert. Wie das geht, erklären wir Ihnen später.

Mit »Sprache« ist die Sprache gemeint, die Ihre Patienten auf Facebook benutzen. Das muss nicht zwangsläufig Deutsch sein. Schließlich gibt es in Deutschland auch ausländische Mitbürger, die vielleicht Russisch oder Französisch sprechen und Facebook in ihrer Muttersprache nutzen.

Sie fragen sich, wozu das dienen soll? Ein Beispiel: Stellen Sie sich vor, Sie wären ein anerkannter plastischer Chirurg mit der Spezialisierung Intimchirurgie. In der Tat kann das in manchen Ländern mit anderer Kultur und anderer Religion nicht positiv aufgenommen werden oder verletzend ankommen. In der Industrie macht das zum Beispiel dann Sinn, wenn es um alkoholische Getränke geht, die wiederum auch in manchen Regionen dieser Erde auf moralische, religiöse oder juristische Ablehnung stoßen.

Setzen Sie hier kein Häkchen, denn, ganz im Ernst, so wichtig ist es nun auch nicht für den Rest der Welt, was Sie dort auf Facebook schreiben, und als Arzt werden Sie kaum religiöse oder politische Themen posten. Selbst bei sensiblen medizinischen Themen wir beispielsweise »Intimchirurgie« sollten Sie hier keine Einschränkungen vornehmen.

§
Was meint der Anwalt zum Thema Jugendschutz bei Facebook?

Der Anwalt rät: Beachten Sie, dass die Nutzungsbedingungen von Facebook für Seitenanbieter bestimmte Einschränkungen bei Angeboten vorsehen, die sich an Zielgruppen richten, die unter 13 Jahre alt sind. Auch das ärztliche Werberecht kennt das Verbot von Werbemaßnahmen, die sich ausschließlich oder überwiegend an Kinder unter 14 Jahren richten. Zudem regelt der Jugendmedienschutzstaatsvertrag (JMSStV), dass jugendgefährdende oder entwicklungsbeeinträchtigende Inhalte in Telemedien für bestimmte Personenkreise nicht oder nicht ohne Weiteres zugänglich sein dürfen.

Grundsätzlich stehen diese Vorschriften einer Verbreitung ihrer Facebookseite nicht entgegen. Das kann sich aber je nach zu verwendenden Inhalten und der Zielrichtung der Facebookseite auch anders darstellen: Es muss also geprüft werden, ob durch von Ihnen beabsichtigte Inhalte entsprechende Zielgruppen mit unangemessenem Material (etwa für Erwachsenenprodukte, mit Bildern von Intimchirurgie oder mit Darstellungen von Nacktheit bzw. schockierenden Verletzungen) unzulässig konfrontiert werden. In diesen Fällen ist Vorsicht geboten, und es empfiehlt sich ggf. doch die Einstellung eines Filters. Beachten Sie hierbei auch die Vorgaben des HWG.

Als Arzt mit Niederlassung in Deutschland hat Ihr Facebook-Auftritt übrigens den rechtlichen Bestimmungen in Deutschland zu entsprechen; dies gilt unabhängig von den zusätzlich zu beachtenden Nutzungsbedingungen von Facebook. Dass Ihr Facebookauftritt auch in anderen Ländern abrufbar ist, ändert an der Maßgeblichkeit deutschen Rechts grundsätzlich nichts. Etwas vorsichtiger sollten Sie allerdings sein, wenn Ihre Facebookseite in Englisch gestaltet ist und sich erkennbar (auch) an eine ausländische Zielgruppe richtet, etwa in den arabischen Ländern oder den USA. Werden diese Zielgruppen ausdrücklich angesprochen, könnten unter Umständen auch ausländische gesetzliche Bestimmungen für Sie relevant werden. Dies ist aber nicht der Regelfall.

Nachrichten

Hier wird entschieden, ob Personen Ihnen über Facebook eine Nachricht/Mail senden dürfen. Und da Sie nur ein Ziel verfolgen, nämlich die Patienten über Facebook dazu zu bewegen, mit Ihnen Kontakt aufzunehmen, setzen Sie hier ein Häkchen!

Tipp des PR-Beraters

Es ist empfehlenswert, schnell zu erfahren, wenn Ihnen jemand eine Nachricht über Facebook sendet. Unter dem Punkt »Benachrichtigungen« können Sie im Folgenden dazu die Einstellungen tätigen.

Markiererlaubnis

Hier können Besucher auf Fotos, die Sie posten oder die andere posten, auch gleich die Personen darauf markieren. Klingt kompliziert? Ist ganz einfach! Sie haben ein Foto gepostet oder andere haben ein Foto gepostet, und auf dem Foto sind Personen zu sehen, vielleicht Sie, vielleicht Sie mit anderen Personen oder nur irgendwelche Personen ohne Sie. Es ist schon interessant für den Besucher und Leser zu wissen, wer da nun zu sehen ist auf dem Foto; es ist wie bei einem Fotoalbum, bei dem Sie auf das Foto auch gleich schreiben, wer das zu sehen ist, erst das macht ein Fotoalbum persönlich und interessant.

Setzen Sie hier kein Häkchen.

Natürlich ist es schön, wenn Fotos, wie bei einem Fotoalbum, markiert werden, also die Person darauf beschriftet wird. Aber behalten Sie die Hoheit über das, was man dort sieht auf den Fotos! Was ist, wenn Personen falsch markiert werden? Oder es vielleicht anderen Personen darauf gar nicht so recht ist, namentlich erwähnt/erkannt zu werden?

§ Wie sieht die rechtliche Lage bezüglich des Schutzes der Patientendaten aus?

Der Anwalt rät: Nehmen Sie den Schutz Ihrer Patientendaten ernst! Ganz abgesehen von urheber- und bildnisrechtlichen Fragestellungen tragen Sie für Ihre Patienten und deren Persönlichkeitssphäre bekanntlich eine besondere Verantwortung. Ist eine Person, die an einer von Ihnen veranstalteten Patientenversammlung teilgenommen hat, so dargestellt, dass zumindest ihr engerer Bekannten- und Freundeskreis sie identifizieren kann, liegt eine Erkennbarkeit im Rechtssinne vor. Dies ist ohne Einwilligung grundsätzlich problematisch, wenn

2

nicht ausnahmsweise eine gesetzliche Ermächtigungsvorschrift eingreift. Dies gilt natürlich erst recht für den Fall, dass eine im Grunde nicht erkennbare Person durch die Markierung mit Ihrem Namen eindeutig identifizierbar wird – und das vielleicht sogar ohne ihr Wissen und gegen ihren Willen. Schalten Sie diese Funktion aus, um entsprechende Rechtsverletzungen zu vermeiden.

Benachrichtigungen

Sie wollen immer gleich Bescheid wissen, wenn etwas auf Ihrer Facebookseite passiert? Jemand schreibt etwas auf Ihrer Facebookseite oder kommentiert etwas oder klickt einfach nur auf »Gefällt-mir« – Sie wollen sofort darüber informiert werden? Dann können Sie wählen zwischen zwei Möglichkeiten:

1. »Benachrichtigungen erhalten auf Facebook.« Wenn immer etwas passiert auf Ihrer Facebookseite, dann sehen Sie dies oben links bei Facebook angezeigt, also dort, wo die Erdkugel ist. Dort erscheint dann eine kleine rote Zahl.
2. »Benachrichtigungen erhalten per E-Mail.« Wann immer etwas auf Ihrer Seite passiert, werden Sie darüber über eine E-Mail informiert.

Setzen Sie bei beiden die Häkchen.

Information ist alles, deshalb setzen Sie besser beide Häkchen, auch wenn die Mails gelegentlich schon mal stören. Aber so wissen Sie stets sofort, dass etwas auf Ihrer Facebookseite geschieht.

§ Wozu rät der Anwalt bei rechtswidrigen Einträgen?

Der Anwalt rät: Ihr Facebookauftritt lebt von der Interaktion mit Nutzern; deren Aktivität ist das Salz in der Suppe Ihrer Seite. Allerdings haben Sie keinerlei präventive Möglichkeit, diese Kommunikation zu steuern. Auch eine von Ihnen vorgegebene »Netiquette« kann lediglich im Nachhinein auf ihre Einhaltung überprüft werden. Soweit Sie von einem Eintrag Kenntnis erhalten, der etwa Urheber- oder Persönlichkeitsrechte verletzt oder zum Beispiel rechtsradikale oder jugendgefährdende Inhalte zum Gegenstand hat, müssen Sie unverzüglich reagieren. Zumindest bei offensichtlich rechtwidrigen Einträgen ist auch ohne Hinweis durch Dritte immer Tempo gefordert, um einen den gesetzlichen Vorgaben und den Facebook-Nutzungsbedingungen entsprechenden Zustand wiederherzustellen. So vermeiden Sie auch, selbst als sogenannter Störer unter Umständen dem verletzten Dritten gegenüber zu haften. Es liegt also in Ihrem eigenen Interesse, einen Ablauf zu etablieren, der eine zeitnahe Kenntnis und Entfernung rechtswidriger Inhalte sicherstellt.

Ländereinschränkungen

Hier können Sie Länder ausschließen, also Länder auswählen, die Ihre Facebookseite nicht sehen sollen, bzw. die Länder auswählen, die Ihre Seite sehen können. Hier bitte nichts tun und kein Land eingeben. Die Markierung steht also bei »Diese Seite vor Nutzern in diesen Ländern verbergen«, aber bitte nichts eintragen.

Altersbeschränkung

Hier können Sie bestimmen, ab welchem Alter die Facebookuser Ihre Facebookseite ansehen können, also wie alt diese Personen sein sollen. Geben Sie nichts an, also 13+ auswählen.

Es gibt Länder und damit Gesetze, die für bestimmte Inhalte sehr strikte Altersvorgaben geben. Sie als Arzt mit Praxis in Deutschland werden aber sehr wahrscheinlich keine Informationen anbieten, die hier auf Probleme stoßen.

§ Juristische Anmerkungen zum Jugendmedienschutzstaatsvertrag

Der Anwalt rät: Ganz grundsätzlich darf sich Werbung für Arzneimittel, Behandlungen und Gegenstände nicht ausschließlich oder überwiegend an Kinder unter 14 Jahren richten. Auch die Nutzungsbedingungen von Facebook sehen für bestimmte Inhalte vor, dass diese Jugendlichen unter 13 Jahren nicht zugänglich gemacht werden dürfen. Der Jugendmedienschutzstaatsvertrag sieht in Deutschland das Verbot von Inhalten für bestimmte Altersgruppen vor, die jugendgefährdend oder geeignet sind, Kinder in ihrer Entwicklung zu beeinträchtigen. Hierbei ist etwa an Darstellungen schockierender Verletzungen oder aus dem Intimbereich zu denken. Verstöße können von der zuständigen Aufsicht gerügt und mit Bußgeldern geahndet werden. Zudem können Wettbewerber eine Verletzung des HWG rügen. Und nicht zuletzt droht bei Verstößen gegen die Nutzungsbedingungen von Facebook die Sperrung der Facebookseite oder deren Löschung. Achten Sie also darauf, dass solche Inhalte bei Ihnen nicht vorhanden sind – dann brauchen Sie auch keine Altersvorgaben einzustellen.

Seitenmoderation

Hier können Sie Begriffe wählen, die Sie blockieren wollen. Das heißt, niemand kann diese von Ihnen ausgewählten Begriffe dann in einem Beitrag oder Kommentar auf Ihrer Facebookseite verwenden. Es könnte also sein, dass Sie den Begriff »Ärztepfusch« einfach nicht bei sich auf der Seite dulden. Dann können Sie das hier einsetzen. Gleiches gilt für Begriffe wie »Quacksalber« oder Ähnliches. Tragen Sie nichts ein.

Wenn Personen Sie beleidigen wollen, dann finden diese Personen ganz sicher ein Wort, das nicht von Ihnen gesperrt ist; außerdem behebt das nicht die Ursache, sondern verstärkt sie eher noch. Es kann es ja auch lauten: »Dr. Beispiel ist alles andere als ein Quacksalber, sondern für mich die beste Ärztin der Welt.« Und nun stellen Sie sich vor, das wird nicht gepostet, weil Sie es verhindern, das wäre doch schade, oder?

Filter für vulgäre Ausdrücke

Es gibt wirklich viele und auch bekannte vulgäre Ausdrücke (deren Nennung wir Ihnen hier ersparen), und Facebook hat ebenso wenig wie Sie ein Interesse daran, dass diese irgendwo zu lesen sind. Also entscheidet Facebook anhand der von allen am häufigsten als anstößig gemeldeten Wörter und Phrasen automatisch, welche Inhalte ausgeblendet werden. Facebook entscheidet dabei selbst, welche Begriffe hier als »mittel« und welche als »stark« vulgär gelten. Bitte Filter auf »stark« einstellen.

Eine Sorge weniger, also nutzen Sie diesen Service!

Vorschläge für verwandte Seiten

Hier können Sie festlegen, ob Ihre Facebookseite anderen Nutzern vorgeschlagen werden soll, wenn diese eine ähnliche Seite mit »Gefällt mir« markieren. Wenn also jemand Ihre Seite mit »Gefällt mir« markiert, werden ihm/ihr automatisch auf der Seitenchronik ähnliche Seiten vorgeschlagen, die ihm/ihr gefallen könnte. Das erhöht erheblich die Chance auf eine steigende »Fanzahl«!

Bitte Häkchen setzen.

Antworten

Sie wollen Interaktion, also Sie wollen, dass auf Ihrer Facebookseite etwas passiert, und dazu gehört, dass Nutzer auf Kommentare auf der Seite antworten können. Diese Antworten stehen dann unter den jeweiligen Kommentaren.

Häkchen setzen!

Seiten zusammenführen

Stellen Sie sich vor, Sie hätten zwei Facebookseiten (etwa weil Sie zwei Standorte haben) und somit ähnliche Inhalte, und Sie wollten eine der beiden Seiten löschen. Dann bietet sich diese Funktion an. Denn hier gehen Ihnen dann keine »Gefällt mir«-Angaben verloren.

Facebook ist an dieser Stelle sehr streng. Die beiden Seiten müssen den gleichen Inhalt repräsentieren und einen ähnlichen Namen haben.

Zusammenführen von Facebookseiten

1. Facebook muss in Ihrem Profil und nicht als Seite geöffnet sein.
2. Klicken Sie im Zahnrad oben rechts auf die Seite, die Sie behalten wollen, und dort auf »Seite bearbeiten«.
3. Wählen Sie »Einstellungen bearbeiten«.
4. Nun wählen Sie »Seiten zusammenführen« aus und klicken auf »Antrag auf Zusammenführung von Seiten-Duplikaten«.
5. Füllen Sie das Formular aus und klicken auf »Senden«.

Beim Zusammenführen von Facebookseiten werden alle »Gefällt-mir«-Angaben und Besuche kombiniert. Alle sonstigen Inhalte wie Beiträge, Fotos und der Nutzername werden dauerhaft von der zusammengeführten Seite gelöscht. Inhalte der Facebookseite, die Sie behalten möchten, bleiben unverändert; abgesehen davon, dass »Gefällt-mir«- und »Ich-bin-hier«-Angaben von der anderen Seite natürlich hinzugefügt werden.

Die Facebookseite, die Sie nicht behalten, wird von Facebook entfernt, und die Zusammenführung kann nicht rückgängig gemacht werden.

Seite entfernen
Hier können Sie Ihre Facebookseite dauerhaft löschen, aber das wollen Sie zu diesem Zeitpunkt sicher nicht. Hier tun wir also nichts.

2.5 Titelbild

Nun klicken Sie auf dem Titelbild auf »Titelbild hinzufügen«. Es öffnet sich ein Fenster mit dem Namen »Wähle dein Titelbild«. Klicken Sie auf »OK«. Jetzt sehen Sie wieder Ihre Startseite, und in dem kleinen Feld »Titelbild hinzufügen« stehen nun zwei Auswahlmöglichkeiten zur Verfügung:

»Aus Fotos auswählen« Hier können Sie aus den Fotos, die Sie bereits bei Facebook verwendet, also gepostet haben, ein entsprechendes Foto auswählen. Theoretisch, denn praktisch haben Sie zum Zeitpunkt der Erstellung lediglich das Profilbild hochgeladen. Beachten Sie, dass Titelbild und Profilbild unterscheiden.

»Foto hochladen« Hier können Sie ganz bequem ein Foto aus Ihrer Festplatte auswählen und hochladen.

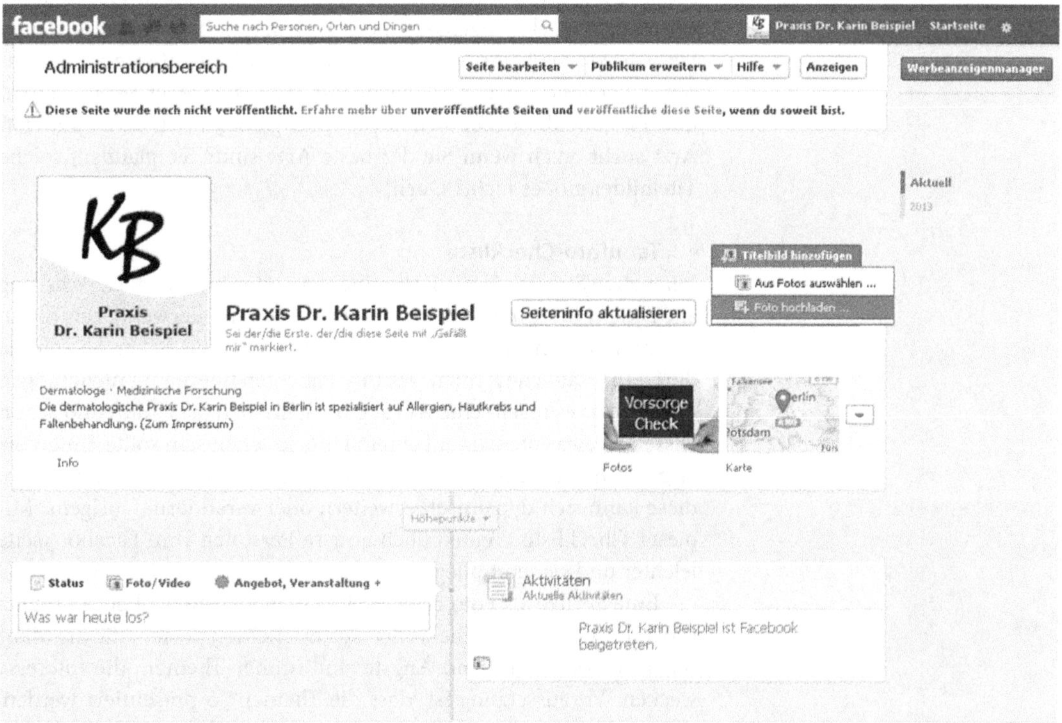

Wählen Sie die zweite Variante. Dazu klicken Sie auf »Foto hochladen« und kommen direkt auf Ihre eigene Festplatte. Nun suchen Sie bequem auf Ihrem PC das Foto aus, das Sie gerne hätten.

2.5.1 Wie soll ein Titelbild sein?

Das Titelbild besitzt eine sehr große Bedeutung, denn Emotionen, also auch Vertrauen, wirken stärker, wenn sie über Bilder und weniger über Text vermittelt werden. Das Titelbild ist das Erste, was dem Betrachter auffällt, es muss also drei unterschiedlichen Anforderungen genügen:

- inhaltlichen (Werden die richtigen Emotionen und Erwartungen abgebildet?),
- technischen (Grundregel: Nur ein scharfes Foto ist ein gutes Foto),
- rechtlichen (zum Beispiel Urheber-, Bildnis- oder Werberecht).

2.5.2 Anforderungen an ein gutes Titelbild

Inhaltliche Anforderungen

Ein Arzt sieht »die Welt« doch gelegentlich anders als ein »normaler Bürger« – was bei Facebook zu katastrophalen Fehlern und Folgen führen kann. Eine Spritze zum Beispiel ist sicherlich für einen Arzt eines der »normalsten Dinge« im Praxisbetrieb, was allerdings die meisten Patienten wohl ganz anders sehen, schließlich gibt es sogar eine regelrechte Spritzenangst, die Trypanophobie. Und nun stellen Sie sich vor, Sie hätte eine wunderbar scharf fotografierte Spritze auf Ihrem Titelbild – gehen Sie davon aus, dass etwa jeder zweite Patient und Facebookbesucher sich angsterfüllt ganz schnell einen anderen Arzt sucht, auch wenn Sie der beste Arzt sind? Sie glauben, solche Titelbilder gibt es nicht? Doch!

▪ Tabufoto-Checkliste

Versuchen Sie, sich in die Rolle eines Patienten zu versetzen: Was mag ein Patient bei Ihnen in Ihrer Praxis wohl am allerwenigsten (denn es muss ja nicht immer eine Spritze sein)? Ganz sicher wissen Sie durch Ihre tägliche Arbeit, was Ihre Patienten überhaupt nicht mögen oder wovor es regelrechte Angst gibt. Schreiben Sie es auf, und schon wissen Sie, was niemals auf einem Foto zu sehen sein sollte. Eine Vorlage zur individuellen Tabufoto-Checkliste finden Sie in diesem Buch; diese kann sich dynamisch erweitern oder verändern. Übrigens: Mit dieser Checkliste können auch andere Personen Ihre Facebookseite leichter und sicherer pflegen.

Eine Spritze als Foto ist sicherlich nicht geeignet, aber als Thema (Post) durchaus, denn Sie wollen später Themen posten, die die Menschen interessieren. Und Ängste sind immer Themen, die Interesse wecken. Voraussetzung ist, dass die Themen so präsentiert werden, dass sie humorvoll oder für den Patienten beruhigend und in keiner Weise abschreckend sind.

Ein Beispiel: »Neue Studie über ‚Spritzenangst': Jeder dritte Patient hat nach Angaben einer aktuellen Studie Angst vor einer

Spritze. Sie auch? Dann sprechen Sie uns darauf an, denn bei uns muss niemand mehr Angst vor einer Spritze haben.« Und was für ein Foto wählen Sie dazu? Natürlich kein Foto einer Spritze und ein weinendes Kind sicherlich auch nicht, sondern ein Foto eines lachenden oder lächelnden Menschen!

Checkliste: Medizinische Tabus beim Titelbild

- Spritzen
- Pflaster
- Verbände
- Skalpell und andere Operationsinstrumente
- Tupfer
- Krücken
- Nahtmaterial
- Gynäkologischer Stuhl
- Prothesen
- Geräte zur Spiegelung
- Medikamente
- OP-Handschuhe
- Op-Tisch
- Narkosegeräte
- Fotos von Verletzungen
- Offene Wunden
- Narben
- Blut
- Spatel (wegen Würgereflex)

Die Praxis als Titelbild

Oft zu sehen sind Praxisfotos als Titelbild, auf denen absolut keine Person zu sehen ist, ganz frei nach dem Motto: »Ist niemand darauf zu sehen, sieht man mehr von der Praxis«. Das stimmt, aber was denkt wohl der Betrachter? Der denkt eher: »In der Praxis ist ja gar nichts los!« Und genauso oft wird der Fehler begangen, dass der Fotograf dort steht, wo die Arzthelferinnen oder der Arzt sich täglich befinden – aber diese Perspektive wird der Patient nie einnehmen, denn er steht sicherlich niemals hinter dem (oft unaufgeräumten) Empfangstresen.

Das Titelbild muss Vertrauen bilden und sympathisch sein, und das schaffen Sie am besten über Personen, und zwar die Personen, die in dieser Praxis auch arbeiten: mit dem gesamten Team! Beginnen Sie mit einem Praxisfoto Ihres gesamten Teams, inkl. Arzt. Aber übertreiben Sie es nicht, denn die Putzfrau, so wichtig sie ist, gehört nicht auf das Bild.

Achten Sie darauf, dass das Bild ausgewechselt wird, sobald ein neuer Mitarbeiter dabei ist, denn Sie grenzen diese neue Person sofort für alle Patienten sichtbar aus.

Sie haben kein passendes Foto des Teams? Dann können Sie auch ausweichen auf ein Foto des Praxishauses, wenn es ansehnlich aussieht, oder wählen als Motiv ein Wahrzeichen der Stadt, in der Sie arbeiten, also die Praxis haben. Es sollte aber immer ein Foto sein, das mit der Praxis zu tun hat. Fotos aus dem brasilianisch-tropischen Urwald, egal ob selbst fotografiert oder nicht, sind beeindruckend, haben mit Ihrer Praxis aber bestimmt nichts zu tun (es sei denn, Sie sind anerkannter Spezialist für Tropenkrankheiten, dann wäre sogar das denkbar). Grundsätzlich haben Tiere, ausgenommen Tierärzte, absolut nichts auf dem Titelbild zu tun, das gilt übrigens für alle Bilder bei Facebook, wenn Sie Arzt sind.

Sie haben einfach kein geeignetes Titelbild? Es gibt Internetseiten, die extra für Facebook Titelbilder anbieten, und das kostenlos, zum Beispiel ► www.facebook-titelbild.de. Das ist zwar eine schnelle Lösung, aber bedenken Sie: Facebook soll Persönlichkeit und Individualität aufbauen, und individuelle Seiten haben auch individuelle, persönliche Fotos.

§
Was sagt der Anwalt zu Nutzungsrechten von Fotos?

Der Anwalt rät: Ein Facebookauftritt ohne Fotos oder sogar Bewegtbilder ist langweilig und wird Ihre Patienten wenig beeindrucken. Wenn Sie selbst ein begnadeter Fotograf sind, spricht nichts gegen eine Verwendung Ihrer eigenen Fotos. Dies gilt natürlich auch im Hinblick auf Fotografien, mit deren Aufnahme Sie einen professionellen Fotografen beauftragt haben. Achten Sie aber immer darauf, dass der Fotograf Ihnen möglichst umfassend alle für Ihre Verwendungszwecke erforderlichen Nutzungsrechte einräumt – bestenfalls zeitlich, inhaltlich und örtlich uneingeschränkt und zur Verwendung in allen Medien. Mindestens jedoch für die Verwendung auf Ihrer Facebookseite. Stellen Sie auch sicher, dass auf den Fotos abgebildete Personen mit der Veröffentlichung einverstanden sind; dazu später aber mehr.

Wem die Beauftragung eines Fotografen zu teuer ist, der kann natürlich auch auf frei zugängliche und manchmal sogar kostenlose Bild-Datenbanken zurückgreifen. Aber Vorsicht! Da es sich bei Fotos ganz überwiegend um urheberrechtlich geschützte Inhalte handelt, bedarf es auch hier stets der Einräumung der erforderlichen Nutzungsrechte. Diese erfolgt meist über die Allgemeinen Geschäftsbedingungen entsprechender Anbieter. Lesen Sie diese also vorher durch, denn manchmal enthalten sie Einschränkungen im Hinblick auf eine werbliche Verwendung von Fotografien oder Sie verbieten die Unterlizenzierung. Bei einer Verwendung auf Facebook passiert aber genau das, denn Sie räumen Facebook an den von Ihnen eingestellten Inhalten ein einfaches Nutzungsrecht ein. Prüfen Sie also die rechtlichen Konditionen, zu denen Sie die Rechte an den Fotos erhalten, und prüfen Sie, ob das für die beabsichtigte Verwendung ausreichend ist.

Klären Sie insbesondere mit Fotografen, Rechteagenturen oder Bild-Datenbanken immer ausdrücklich, ob und wie der Fotograf namentlich zu benennen ist. In der Praxis wird hierüber sehr oft gestritten – und das kann teuer werden. Machen Sie sich also in jedem Fall mit den Nutzungsbedingungen Ihres Inhalte-Lieferanten vertraut und legen Sie Wert auf eine kurze und schriftliche Vereinbarung hierzu – das vermeidet später Ärger.

Technische Anforderungen

Ein Foto sagt mehr als 1.000 Worte, und ein Titelbild mehr als 1 Million Worte! Das Foto kann als Motiv noch so geeignet sein, es ist dennoch ungeeignet, wenn es unscharf oder zu dunkel oder zu hell ist. Das ideale Titelbild besitzt folgende Eigenschaften: 851 × 315 Pixel.

Rechtliche Anforderungen

Bildnisrecht ist nicht gleich Bildnisrecht. Grundsätzlich sollten Ihnen die Bildrechte gehören. Auch sonstige Rechte, wie Persönlichkeitsrechte, dürfen nicht verletzt werden. Was alles im Detail zu beachten ist, finden Sie im ► Anhang unter »Bildrechte«.

2.5.3 Titelbild hochladen

Sie klicken nun auf »Foto hochladen« und suchen das Foto aus. Gefunden? Doppelklick auf das Foto! Einen Moment warten, und da ist es zu sehen.

Das Foto ist super, also aus inhaltlicher, rechtlicher und technischer Sicht ist alles perfekt? Dann sofort auf »Änderungen speichern« klicken. Super, Sie haben Ihr Facebook-Titelbild!

Das Foto ist unscharf? Dann klicken Sie dennoch auf »Änderungen speichern«, und nun klicken Sie auf »Titelbild ändern«, indem Sie mit der Maus einfach in das Bild fahren. Klicken! Und dann auf »Entfernen« klicken. In dem Fall erscheint ein neues Fenster mit dem Namen »Titelbild entfernen?«, und Sie klicken auf »OK«. Jetzt erscheint ein weiteres Fenster mit dem Namen »Titelbild wurde erfolgreich entfernt«, und hier klicken Sie auf »OK«. Nun suchen Sie wie gehabt ein weiteres, neues Foto!

Vorsicht! Sie denken, das Foto ist gelöscht und wirklich weg? Nein! Den Fehler begehen leider sehr viele. Dieses Foto wäre, wenn Sie Ihre Facebookseite freischalten, dennoch sichtbar, aber nicht als Titelbild, denn da haben Sie es ja gelöscht, sondern unter dem Titelbild im Tab »Fotos«. Gehen Sie mit der Maus in den Tab »Fotos«, dort sehen Sie das gelöschte Titelbild, und fahren Sie mit der Maus in das Bild, klicken Sie mit der rechten Maustaste auf das Foto, und es erscheint in dem Foto oben rechts ein kleines Kästchen mit einem Stiftsymbol. Klicken Sie darauf und klicken Sie dann auf »Dieses Foto löschen«, bestätigen Sie dies mit »Bestätigen«. Jetzt ist es wirklich gänzlich entfernt!

Das Foto für das Titelbild ist (nun) super, aber der Ausschnitt ist noch nicht perfekt? Dann gehen Sie mit der Maus in dieses Bild, klicken permanent die linke Maustaste und bewegen das Foto in der

Höhe in die Position, die Sie für perfekt halten. Dann klicken auf »Änderungen speichern«. Perfekt!

2.5.4 Impressum

Es gibt noch immer diese »Impressummärchen«, wie »Nur gewerbliche Internetseiten benötigen ein Impressum, private Websites nicht« oder »Facebookseiten brauchen kein Impressum«. Um es kurz zu machen: Sie brauchen auf Ihrer Facebookseite für Ihre Praxis ein Impressum.

2.6 Gründungsfoto einfügen

Ganz unten bei Facebook, quasi der erste Punkt Ihrer Chronik, befindet sich nun Ihr Gründungsdatum, also das Datum, an dem die Praxis gegründet wurde. Gehen Sie ganz nach unten, und da sehen Sie auch »Foto hinzufügen«. Hier können Sie ein Foto einsetzen, das die Gründung illustriert, also zum Beispiel ein Foto mit Ihnen und mit Ihrem ersten Team, oder von der Einweihungsfeier stammt (als Foto mit Ihnen). Möglich ist auch ein Foto von dem Gründer, also dem Arzt, von dem Sie die Praxis übernommen haben.

Speed Ihre Seite braucht nicht zwingend ein Gründungsfoto, also überspringen. (0 Sekunden)

Es ist bei einer Praxis natürlich ein eher unterhaltsamer Punkt, denn hier könnte es auch ein Foto sein, das etwas älter ist, und die Mode war »damals« sicherlich (inkl. Frisur) anders als heute. Was sollte zu sehen sein? Sie, am besten mit damaligem Team.

Perfekt Die Praxisgründung ist einer der wohl wichtigsten Momente der Praxisgeschichte, und ein Gründungsdatum mit einem Gründungsfoto untermauert dies natürlich. (3 Minuten)

Jetzt haben Sie eines der folgenden beiden Dinge zu tun:

Kein Foto? Sie haben beim besten Willen kein Foto oder Sie haben Fotos aus der Gründerzeit, aber diese möchten Sie aus ganz persönlichen Gründen (Exfrau oder Exmann ist zu sehen, ein mittlerweile zerstrittener Kollege ist zu sehen, die Mode ist einfach zu schrill) nicht zeigen, dann fahren Sie unten mit der Maus in das Feld »Foto hinzufügen«, und es erscheint rechts das kleine Kreuz oben am rechten Rand, dort klicken Sie. Jetzt verschwindet das Feld »Foto hinzufügen«, und niemandem fällt mehr auf, dass ein Foto fehlt.

Sie haben ein geeignetes Foto? Super, dann klicken Sie unten auf »Foto hinzufügen«, es öffnet sich ein neues Fenster. Dort gehen Sie auf »Ort« und geben den Gründungsort ein. Das wird sehr wahrscheinlich der Ort sein, wo nun auch die Praxis steht – muss aber nicht, denn vielleicht ist die Praxis mal umgezogen? Dann bitte noch den Gründungsort eingeben. Hier reicht entweder die Stadt oder, wenn Sie es schön machen wollen, die Stadt oder der Straßenname oder der Bezirk. Darunter sehen Sie ein Feld mit dem Namen »Geschichte«.

Schreiben Sie nicht viel zur Geschichte, etwa einen Satz. Der könnte in etwa so lauten wie in unserem Beispielfall: »Am 22. August 2009 war es soweit: Die Praxis Dr. Karin Beispiel feiert ihre Eröffnung.«

Jetzt klicken Sie auf »Foto hochladen«, und Sie kommen wieder auf Ihre Festplatte und wählen ein Foto aus. Das könnte auch ein Zeitungsartikel sein! Sie können übrigens auch mehrere Fotos hochladen!

§ Juristische Anmerkungen zum Thema Urheberrecht bei Fotos

Der Anwalt rät: Bitte prüfen Sie auch hier: Können Sie im beabsichtigten Umfang sowohl über die Rechte an dem Foto (das ist die urheberechtliche Betrachtung) als auch über die Abbildung der fotografierten Personen (das betrifft das Recht am eigenen Bild) verfügen? Beides ist, wie bereits dargelegt, strikt zu unterscheiden. Erst dann, wenn sie vom Fotografen oder dem Inhaber der »Fotografenrechte« die entsprechenden, für die konkrete Verwendung erforderlichen Nutzungsrechte erhalten haben und auch die auf den Fotos abgebildeten Personen ihre Einwilligung erteilt haben (oder eine solche ausnahmsweise entbehrlich ist), darf eine Verwendung erfolgen. Ist dies nicht der Fall, drohen kostenpflichtige Abmahnungen mit Unterlassungsaufforderungen und ggf. Schadenersatzforderungen.

Alles fertig? Dann auf »Speichern« klicken. Und es ist perfekt!

Schauen Sie doch mal bei Coca Cola, Starbucks, dem Deutschen Roten Kreuz nach, wie die das gemacht haben mit dem Gründungsfoto!

Geschafft, Ihre Seite ist fertig erstellt!

2.7 Facebook freischalten!

Jetzt ist soweit, sind Sie bereit? Dann schalten Sie nun Ihre Facebookseite frei und treten Sie dem Social Web aktiv bei! Gehen Sie oben neben dem Admistrationsbereich auf »Seite bearbeiten«, wählen Sie dort »Einstellungen bearbeiten« aus und klicken Sie beim ersten Punkt »Sichtbarkeit der Seite« ganz rechts auf »Bearbeiten«. Nun öffnet sich dieses Fenster:

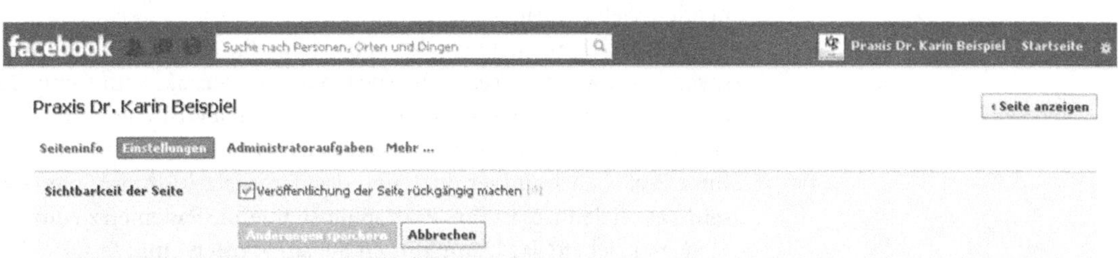

Und entfernen Sie den Haken! Nun auf »Änderungen speichern«, und es ist vollbracht!

2.7.1 Ihr erster Post

Jetzt ist der ideale Moment für Ihren ersten Post! Also die erste Mitteilung, denn es gibt ja wahrlich etwas mitzuteilen. Sie sehen etwa in der Mitte bei Status das Feld »Was war heute los«?

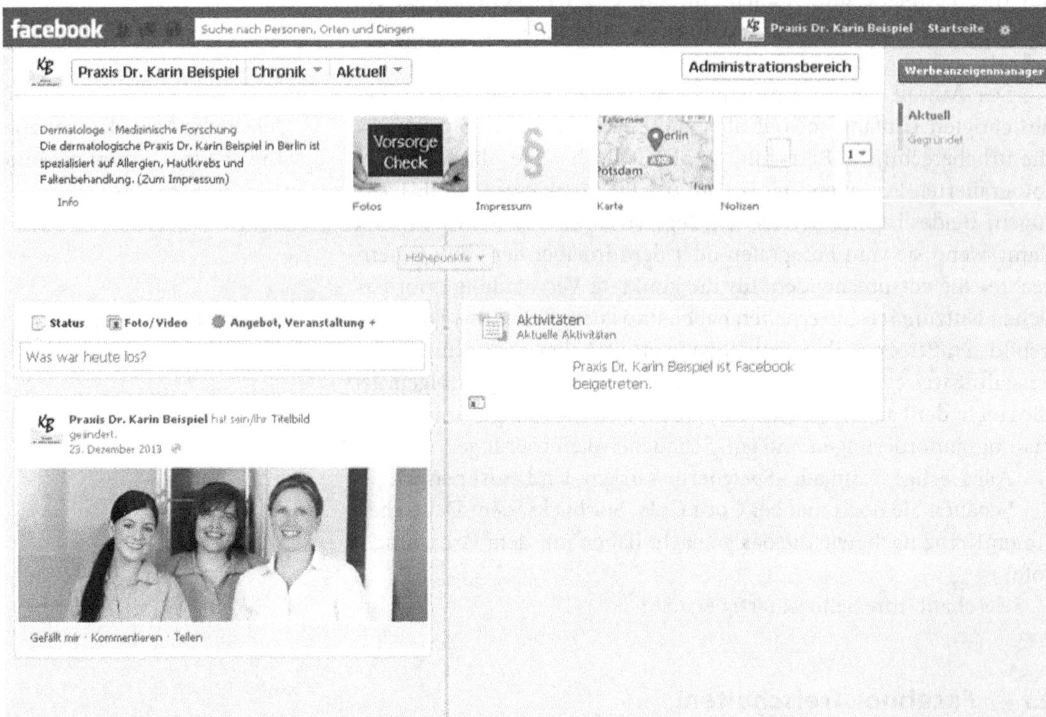

Da Sie nun auch ein Facebooker sind, sollten Sie einen Begrüßungspost schreiben, der könnte wie folgt sein.

»Liebe Patientinnen und Patienten, liebe Freunde der Praxis, ab sofort posten wir auf unserer Facebookseite aktuelle, interessante und unterhaltsame Informationen aus unserer Praxis und aus der spannenden Welt der Medizin.«

Duzen Sie nicht! Entweder »umgehen« Sie die persönliche Ansprache, so, wie in unserem Beispiel, oder Sie siezen. Denn wenn Sie hier duzen, auch wenn es bei Facebook »normal« ist alle und jeden zu duzen, könnte ein Patient auf die Idee kommen, dass man sich ihn Ihrer Praxis auch immer duzt, und das darf nicht in Ihrem Interesse sein – es sei denn, es ist Ihre Praxisphilosophie, die Patienten zu duzen.

Geschrieben? Ja? Dann klicken Sie auf »Posten« und fertig – das ist Ihr erster Post.

2.8 Posten

Das Wort Posten stammt, woher auch sonst, aus dem Angelsächsischen. Das Senden der Nachricht, also der Post, ist bei Facebook das Posten, oder als reines Substantiv: das Posting. Bei Facebook geht es also darum, den Fans, korrekt heißt es den »Gefällt-mir«-Angaben, interessante Dinge aus der Praxis mitzuteilen, und diese Nachrichten heißen Posts. Diese Posts kann jeder mit einem »Gefällt mir« markieren, für den Fall, dass einem der Post eben gefällt, oder jeder kann diese Post kommentieren, also subjektiv »seinen Senf dazu geben«, und jeder kann einen gelesenen Post sogar als seinen eigenen nehmen, das nennt sich dann »Teilen«.

2.8.1 Ohne Post nix los

Sie haben eine schöne Facebookseite, aber keine Zeit oder Muße, auch zu posten? Dann melden Sie besser Ihre Facebookseite gleich wieder ab. Vergleichen Sie es mit einer leeren Zeitschrift: tolles Cover, aber kein Inhalt.

Wie bei der Erstellung der Facebookseite gibt es auch beim Posten viele Möglichkeiten, wie oder was Sie posten können. Und so unterteilen wir auch hier in eine Speed-Variante und in die Perfekt-Lösung. Tatsächlich ist das Posten an sich in Sekunden getan, auch das Posten eines Fotos geht sehr schnell. Und neben dem »einfachen Post« haben Sie sehr viele und sehr nützliche Möglichkeiten, Ihre Information bei Facebook zu präsentieren. Es gibt

- die Statusmeldung,
- die Möglichkeit eines Videos oder Fotos,
- ein Angebot,
- die Veranstaltung und
- die Meilensteine.

2.8.2 Die Statusmeldung

Sie lesen »Was war heute los«. Jetzt gehen Sie bitte mit Ihrer Maus in dieses Feld und klicken Sie einmal.

Seien Sie nicht verunsichert, wenn Sie bei sich auf der Facebookseite »Was war heute los« lesen, und bei sich auf dem Profil steht »Was machst Du gerade«. Dies ist einer der Unterschiede zwischen einem Profil und einer Seite, allerdings hat es absolut keine Auswirkungen auf die Handhabung.

Nun erweitert sich das Fenster, und Sie sehen dieses Bild.

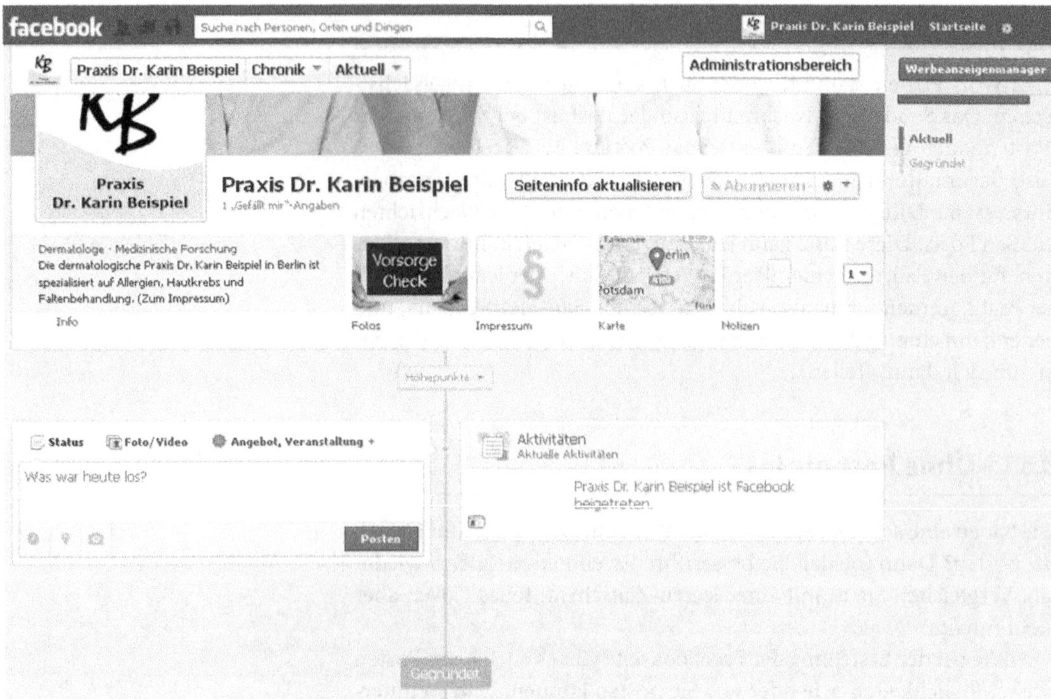

Speed In dieses Feld schreiben Sie Ihren Text. Dieser Text darf (theoretisch) 63.206 Zeichen haben, praktisch sollten es maximal 80 sein.

63.000 Zeichen entspricht übrigens etwa dem Umfang von sieben DIN-A-4-Blättern, vollgeschrieben. Wer Romane postet, der hat Facebook nicht verstanden. Aber dazu später mehr bei den Tipps.

Schreiben Sie nun Ihren Text in das Feld, klicken Sie auf Posten, und das war's. Fertig!

Nichts ist peinlicher als ein Rechtschreibfehler, so menschlich das auch ist, aber es passt nicht zum Image eines Arztes. Schreiben Sie den Post einfach vorweg in Ihrem Schreibprogramm, zum Beispiel MS-Word, und aktivieren Sie die Rechtschreibfunktion, und nun zeigt Ihnen das Programm sofort einen Rechtschreibfehler an.

Perfekt So ein Post ist wirklich schnell geschrieben, aber was gefällt Ihnen besser? Eine Zeitschrift mit viel Text und ohne hervorgehobene Schlagworte oder eine Zeitschrift mit großen Fotos und Illustrationen und hervorgehobenen Schlagworten, die Sie interessieren? Genauso ist es auch mit Ihren Posts!

Wenn Sie einen Post geschrieben und veröffentlicht haben, dann sehen Sie rechts oben im Post einen Pfeil, und beim Klicken darauf u. a. »Vergrößern« sowie »Oben fixieren«.

Vergrößern

Wenn Sie einen Post haben, der ein besonders schönes Foto besitzt, dann können Sie diesen Post auch besonders hervorheben, indem Sie auf »Vergrößern« klicken, und diesen Post in der Ansicht erheblich vergrößern.

Oben fixieren

Sie haben einen Post, zum Beispiel eine Ankündigung zu einem Patienteninfotag, und Sie möchten, dass dieser Post nicht mit jedem weiteren Post auch weiter nach unten rutscht? Dann fixieren Sie diesen Post einfach oben, immer als ersten Post. Dazu gehen Sie bitte auf »Oben fixieren« und klicken hier.

Tagging

Beim Tagging sorgen Sie dafür, dass über die Facebook-Suchfunktion Ihre Posts von jedem Facebookuser gefunden werden, bzw. Sie sorgen dafür, dass Personen überhaupt auf Ihre Seite aufmerksam werden. Tagging ist also eine Möglichkeit, mehr Fans zu erhalten. Dabei gibt es drei Arten von Tagging:

Photo-Tagging Hier markieren Sie Personen auf Fotos, und diese Nachricht darüber ist in den Neuigkeiten zu sehen und sorgt somit für eine weitere Reichweite. Mehr Infos dazu unter »Personen markieren«.

Post-Tagging Hier markieren Sie in einem Post eine Person, Sie verlinken also das Profil dieser Person mit Ihrem Post, und jemand kann dann mit einem Klick in diese Markierung in Ihrem Post direkt auf das Profil der Person kommen. Dazu geben Sie einfach den Namen ein, und Facebook bietet Ihnen automatisch die möglichen Personen an. Fertig. Auch dies erscheint in den Neuigkeiten.

Hashtags Mit der Einführung des Hashtags wird es für Menschen einfacher, Themen und Meinungen innerhalb von Facebook zu entdecken und an öffentlichen Unterhaltungen teilzunehmen. Angenommen, jemand interessiert sich, wie im in unserem Fall die dermatologische Praxis Dr. Karin Beispiel, für »Faltenunterspritzung« oder »Sonnenbrand«. Über die einfache Suche im Suchfenster werden bei diesen Suchbegriffen nur die Seiten und Profile angezeigt, die genau diesen Begriff im Namen tragen. In dem Fall würde man die Praxis Dr. Beispiel nicht in den Suchergebnissen finden. Ein »Hash« ist zu Deutsch ein Doppelkreuz, auch auf dem Telefon als Raute bekannt: #.

Ein »tag« kommt von dem englischen Verb »to tag«, also markieren. Jetzt mit der Hashtag-Funktion können auch Sie gezielt nach Inhalten auch in Posts suchen.

Beispiel: Sie suchen ganz gezielt nach einem sehr speziellen Thema, welches bei Facebook diskutiert oder besprochen wird, und möchten daran als Experte oder aus anderem Interesse teilnehmen.

Ohne Hashtags wäre es kaum möglich, diese Unterhaltungen bei Facebook zu finden, weil vielleicht der Facebookname den Suchbegriff nicht enthält. Sie sind MKG-Chirurg und sind auf Lippenkiefergaumenspalten spezialisiert und möchten Ihre Kompetenz auch auf dem Wege der Diskussion bei Facebook vermitteln, um bekannter zu werden. Jetzt gibt dieser MKG-Chirurg oben den Hashtag »#lippenkiefergaumenspalte« ein und findet alle Einträge dazu, die so gekennzeichnet sind – und kann an Diskussionen gezielt teilnehmen oder gezielt Posts oder Kommentare dort verfassen.

In dem Fall »#lippenkiefergaumenspalte« wird es kaum Treffer geben. Was bedeutet das? Erstens ist dies anscheinend kein Begriff, der tatsächlich ein »großes« Thema ist bei Facebook. Zweitens ergibt sich daraus allerdings eine große Chance für diesen MKG-Chirurgen, denn wenn dieser MKG-Chirurg diesen Begriff bei sich verschlagwortet, also als Hashtag selbst bei sich markiert, dann wäre er einer der wenigen, vielleicht der Einzige, der dann gefunden wird, was natürlich sehr gut ist.

Beispiel für einen Post mit einem Hashtag

In unserem Fall hält Frau Dr. Karin Beispiel auf dem Kongress DERMAFeelWell in Berlin einen Vortrag zum Thema »Die neue Falten-schnell-weg-Spritze«, also kann sie folgenden Post setzen:

»Frau Dr. Karin Beispiel ist am nächsten Mittwoch auf der Messe dermafeelwell in Warnemünde und hält einen Vortrag zum Thema #Falten.«

Ein Post enthält bitte nicht mehr als einen Hashtag, denn sonst wirkt es penetrant. Und setzen Sie nicht einen Hashtag wie beispielsweise #berlin, denn die Zahl der Treffer wäre garantiert zu hoch. Sie haben eine Krisensituation, und die Medien oder die Personen im Ort haben es auf Sie abgesehen? Dann geben Sie einfach Ihren Namen als Hashtag ein, und erfahren Sie, was bei Facebook (weltweit) über Sie getuschelt wird.

Checkliste: Welche Begriffe sind als Hashtag geeignet?

- Trendthemen (Was steht gerade in allen Zeitungen? Das interessiert die Leute!)
- Schwerpunkte der Praxis
- Dienstleistungen, die Sie von anderen abheben

Im Textfeld sehen Sie drei Symbole:

- eine Uhr,
- eine Pinnnadel zur Ortsangabe,
- eine Fotokamera.

Einen Post zeitlich planen (Uhr-Symbol)

Sie wollen einen Post morgens um 10 Uhr schreiben, aber Sie wissen schon jetzt, Sie stehen dann im OP oder haben eine hektische

Sprechstunde: Sie wissen, Sie können dann nicht posten. Vielleicht sind Sie auch auf Fortbildung oder sogar im Urlaub. Vielleicht haben Sie gerade heute oder am Wochenende die Ruhe und Zeit zu posten, aber ganz sicher nicht innerhalb der Woche. Und Sie wissen sogar schon ziemlich genau, wann Sie diesen Post eigentlich schreiben wollen? Beispiel: Sylvester. Sie möchten die besten Silvestergrüße um genau Punkt 0 Uhr senden, aber haben Silvester eigentlich um 0 Uhr keine Zeit oder Möglichkeiten, dies zu tun? Hier geht das! Sie schreiben einfach schon jetzt Ihre Posts und geben an, wann diese erscheinen sollen – und alles geht automatisch.

Dazu klicken Sie auf das Uhrsymbol, und dann auf »Beitrag planen«, und dann erscheint eine Auswahl an »Beitrag planen« und »Beitrag zurückdatieren«. Klicken Sie auf Beitrag planen, wählen Sie für den geschriebenen Post das Datum aus mit Klick auf das Kalendersymbol, und danach tippen Sie die gewünschte Zeit ein. Dazu geben Sie einfach eine Ziffer ein, und sofort öffnet sich ein Fenster mit den möglichen Zeiten zum Anklicken.

Lassen Sie sich nicht stören von der Angabe UTC. Die UTC ist die koordinierte Weltzeit (Coordinated Universal Time). Es ist die Zeitzone, in der Sie sich befinden.

Jetzt klicken Sie einfach auf »Planen«, und das war's.

Einen Post vergessen zu schreiben? Zurückdatieren!

Bei Facebook schreiben Sie einen Post, und er erscheint auch in genau dem Moment. Und Sie können einen Post schreiben und ein Datum in der Zukunft eintragen, und dann erscheint der Post an dem Tag in der Zukunft (Uhrsymbol).

Und Sie können sogar einen Post schreiben, der zeitlich eigentlich in die Vergangenheit gehört. Stellen Sie sich vor, Sie schreiben schon zahlreiche Posts und stellen irgendwann fest, dass Sie ein wichtiges Ereignis »vergessen« haben, zum Beispiel haben Sie vergessen, einer Mitarbeiterin über einen Post zum Geburtstag zu gratulieren, und Sie wollten unbedingt als Experte zum Tag der Darmvorsorge als Internist dazu etwas posten – und Sie haben es einfach vergessen. Dann tun Sie Folgendes: Sie klicken wieder auf das Uhrsymbol, es öffnet sich ein Fenster, und dort klicken Sie auf »Beitrag zurückdatieren« und wählen das Jahr aus, dann öffnen sich automatisch die Fenster für Monat und Tag, und auch das wählen Sie bitte aus und klicken auf »Posten«, fertig.

Wenn Sie schon einen Post vergessen haben und diesen nachtragen, dann doch bitte so, dass es nicht jeder sofort merkt. Jetzt haben Sie eine Wahlmöglichkeit (bei »In den Neuigkeiten verbergen«). Jedesmal, wenn Sie einen Post schreiben und natürlich veröffentlichen, sehen alle Personen, die Ihre Seite mit »Gefällt mir« angeklickt haben, automatisch diesen neuen Post in der Liste der Neuigkeiten. Das ist eigentlich auch super, dass jeder sofort sieht, wenn es bei Ihnen eine Neuigkeit gibt. Aber es ist in diesem Fall nicht so sinnvoll, dass jeder sieht, dass Sie diesen Eintrag nachträglich in Ihrer Chronik gesetzt haben. Deswegen setzen Sie bitte hier bei »In den Neuigkeiten verbergen« einen Haken!

Wo bin ich? Pinnadel zur Ortsangabe

Sie können bei einem Beitrag (also Post) auch gleichzeitig mitteilen, wo Sie sind, also von wo Sie diesen Beitrag schreiben. Stellen Sie sich vor, Sie sind auf einer Fortbildung, vielleicht ein medizinischer Fachkongress in Kiel, und berichten mit einem Post entweder darüber, dass Sie dort sind oder auch direkt über eine interessante Neuigkeit, die Sie auf dem Kongress aufgenommen haben und worüber Sie einen Post schreiben wollen. Schließlich kann es sein, dass dort eine interessante Studie zum Thema »Krebsbehandlung« oder »Kopfschmerz« vorgestellt wurde, und Sie möchten das als News gerne Ihren Patienten mitteilen, als Post bei Facebook. Dann können Sie nicht nur mitteilen, dass Sie auf einem Kongress sind, sondern hier gleich mitteilen, dass Sie in Kiel sind. Im Ergebnis steht dort nicht nur »Kiel«, sondern darunter ist auch eine Karte mit der Stadt Kiel angezeigt. Sie können wahrscheinlich sogar direkt den Kongress finden und anklicken, oder Sie tippen einfach den Namen ein, den Sie angeben wollen, vielleicht »Kiel im hohen Norden«, und dann erscheint es genau so – »Posten« nicht vergessen zu drücken.

Es ist aufwändig, aber es erhöht schon die Glaubwürdigkeit, wenn Sie den Ort gleich mit angeben.

§ Was meint der Anwalt zu Ortsangaben bei Facebook?

Der Anwalt rät: Die Ortsangaben bei Facebook erfreuen sich zunehmender Beliebtheit. Achten Sie aber darauf, dass Ihre Ortsangaben tatsächlich stimmen. Denn insbesondere frei zugängliche Facebookprofile und -seiten werden gern auch von der Finanzverwaltung oder Rating-Agenturen angeschaut und von Personen ausgewertet, die nach Ihrem Eigentum trachten. Insofern sollten Ihre Angaben grundsätzlich der Wahrheit entsprechen und Dritte nicht in die Lage versetzen, dies nachteilig für Sie auszunutzen.

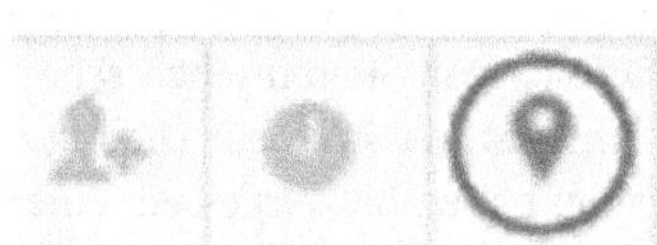

2.8.3 Fotos posten

Facebook lebt vor allem von den Fotos. Auch beim Posten von Fotos können Sie wählen zwischen den Varianten Speed und Perfekt.

Klicken Sie einfach auf das Symbol der Kamera, um ein Foto oder eine Grafik für Ihren Post zu laden. Es öffnet sich dann automatsch ein Fenster mit Ihrer Festplatte. Nun einfach das Foto auf Ihrer Festplatte auswählen und mit einem »Doppelklick« hochladen. Fertig! Zu diesem Foto können Sie nun etwas schreiben (in »Sag etwas über dieses Foto…«).

Mehrere Fotos posten, die zusammengehören und in einen Post sollen?

Was tun, wenn Sie von einem Ereignis gleich mehrere Fotos haben und diese auch zusammenhängend posten wollen, denn Sie sind auf einem Kongress oder haben Bilder von Ihrer Patientenveranstaltung?

Speed In dem Fall sehen Sie im Fenster zum Posten »Mehr Fotos hinzufügen«, und klicken auf die Fläche neben dem bereits eingefügten Foto. Foto auswählen, und dann klicken Sie auf »Posten«. Fertig.

Perfekt Übertreiben Sie es nicht mit der Anzahl der Fotos. Ein Foto ist sicherlich immer gut, drei können es sein. Mehr sollten es nicht sein, auch wenn es technisch geht, denn dann wird es unübersichtlich. Hier wäre ab drei Bilder ein Album besser geeignet.

Schreiben Sie immer einen kleinen Text dazu, falls Sie mehrere Fotos in einem Post posten, denn dann erscheint hinter dem Text eine Zahl in Klammern, nämlich die Anzahl der Fotos. So machen Sie neugierig auf die noch versteckten Fotos, die man ansonsten nicht vermutet. Aber denken Sie daran, dass die Fotos auch wirklich thematisch zusammengehören; ein Foto Ihrer Patientenveranstaltung neben dem Foto Ihrer Mitarbeiterin, die Praxisjubiläum hat, passt nicht und irritiert.

Das Foto ist quer – was nun? Facebook lädt das Foto genauso, wie es auf der Festplatte (oder einem Stick) gespeichert ist, und wenn es dort quer abgespeichert ist, dann übernimmt es Facebook auch quer. Sie müssen also auf der Festplatte das Foto drehen und neu abspeichern.

Checkliste: Die ideale Pixelgröße des Fotos Natürlich können Sie auch ein unscharfes Foto posten, aber wer sieht sich schon gerne unscharfe Fotos in einem Fotoalbum (oder bei Facebook) an, zumal es unprofessionell wirkt? Eine einfache Orientierung und Hilfe:

- Titelbild: 851 × 315 Pixel
- Profilbild: 180 × 180 Pixel
- App-Foto: 117 × 74 Pixel
- Beitragsfoto: 403 × 403 Pixel
- Beitragsfoto (Meilenstein): 843 × 403 Pixel

Der richtige Bildausschnitt Es kann sein, dass Sie zwar ein schönes Foto haben, aber am rechten Rand stört eine Person im Bild, oder Sie möchten nur einen Ausschnitt zeigen. Das Problem können Sie beheben, indem Sie das Foto in einem Bildbearbeitungsprogramm zuschneiden. Bei Facebook gibt es hierfür keine Funktionen.

2.8.4 Foto/Video hochladen

Sie möchten ein Foto oder ein Video posten, dann sind Sie hier richtig. Sie wundern sich nun, dass Sie sowohl hier als auch unter »Status« und »Kamera«-Symbol ein Foto posten können? Das ist einer der »typischen« Eigenschaften bei Facebook: Viele Wege führen nach Rom bzw. zu einem Foto im Post.

Ein bis drei Fotos posten

Klicken Sie auf »Foto/Video«, und es erscheinen zwei Felder: »Foto/Video Hochladen« sowie »Fotoalbum erstellen«. Dann klicken Sie links auf »Foto/Video hochladen«, und es öffnet sich der Zugriff auf Ihre Festplatte und mit einem Doppelklick, wie gehabt, wählen Sie die Fotos oder Videos aus.

Video hochladen

Sie wählen wie bei einem Foto auf Ihrer Festplatte das Video aus, Doppelklick auf dem Video, dann auf »Posten« klicken und fertig.

Es kann sein, dass Sie die Meldung »Video wird verarbeitet« sehen; klicken Sie hier auf »Schließen«. Sie erhalten auf Ihrem Profil eine Nachricht, wenn das Video geladen ist. Kleiner Tipp: Einfacher und schneller ist es, wenn Sie ein paar Sekunden warten und die Facebookseite neu laden, indem Sie auf Ihre Facebookseite oben rechts neben »Startseite« auf Ihren Praxisnamen klicken. Dabei darf das Video maximal 1.024 MB aufweisen und nicht länger als 20 Minuten Dauer dauern.

§ Juristische Anmerkungen zum Thema Urheberrecht bei Videos

Der Anwalt rät: Auch bei Bewegtbildern, also Videos, gilt das für Fotografien Gesagte entsprechend. Bewegtbilder sind als Filmwerke oder Laufbilder eigentlich immer urheberrechtlich geschützt. Lediglich der Urheber oder die Person, die entsprechende Rechte übertragen bekommen hat, darf über die Videos verfügen. Haben Sie das Video selbst anfertigten lassen oder Dritte mit der Anfertigung beauftragt, ist in den schriftlichen Vereinbarungen mit Dritten wiederum dafür Sorge zu tragen, dass im Hinblick auf die von Ihnen beabsichtigten Nutzungen alle erforderlichen Rechte auch tatsächlich an Sie übertragen werden. Achten Sie hier vor allem auf etwaige örtliche, zeitliche oder sachliche Einschränkungen, etwa im Hinblick auf die konkrete Verwendungsform, die Sie einschränken. Sofern Sie das Material nicht nur für einen Facebookauftritt oder einen YouTube-Channel verwenden wollen, sondern zum Beispiel auch für eine Ausstrahlung in der Praxis, sollte dies in der entsprechenden Vereinbarung mit Dritten auch ausdrücklich beschrieben werden. Ein Rechtsanwalt hilft Ihnen dabei, eine sachgerechte Lizenz- und Nutzungsvereinbarung zu formulieren, die Ihren Interessen entspricht.

Sie haben einen eigenen Imagefilm? Sehr gut! Die Länge sollte zwischen 1,5 und maximal 5 Minuten liegen. Im Idealfall zeigen Sie Ihren Imagefilm in einem eigenen Tab!

Videos von Youtube posten

Sie haben ein Lieblingsvideo bei Youtube oder einem ähnlichen Portal, und das möchten Sie posten? Einfach das Video aufrufen, die Internetadresse kopieren und einsetzen in das Post-Feld. Fertig.

§ Was sagt der Anwalt zum Thema Herunterladen von Videos?

Der Anwalt rät: Unterscheiden Sie zunächst danach, ob Sie irgendwo ein Video heruntergeladen haben und es nun posten wollen oder beabsichtigen, einen Link zu einem bei YouTube bereits eingestellten Bewegtbild auf ihre Facebookseite einzustellen. Rechtlich macht das einen gewaltigen Unterschied.

Inhalte, an denen Sie keine Rechte haben, dürfen Sie natürlich auch nicht vervielfältigen oder online zum Abruf bereitstellen. Im ersten Fall dürfen Sie also nur mit eigenen oder an Sie lizensierten Inhalten Postings bei Facebook vornehmen. Der zweite Fall betrifft eine wesentliche und systemimmanente Funktion bei Facebook – dem Teilen von Inhalten durch Verlinkung. In diesem Fall nehmen Sie streng genommen weder eine Vervielfältigung vor noch stellen Sie das Video zum Abruf bereit – es liegt ja bereits zum Abruf bei Youtube.

Ob hierdurch an einer etwaigen fremden Rechtverletzung mitgewirkt wird und wie sich die Haftungssituation darstellt, ist rechtlich noch immer umstritten. Rechtssicher sind vor allem solche Posts, die sich auf Inhalte beziehen, an denen Sie eigene Rechte besitzen oder die von dem Rechteinhaber selbst einer breiten Öffentlichkeit zum Abruf oder gar zum Teilen zur Verfügung gestellt wurden. Die erforderliche Einwilligung, die Inhalte weiter über soziale Netzwerke zu verbreiten, wird man hier mit guten Argumenten annehmen können. Dies gilt zumindest dann, wenn der Einsteller zum Upload und zur Veröffentlichung berechtigt gewesen ist.

Beachten Sie außerdem, dass Sie durch das Teilen und »Liken« bestimmter Inhalte sich diese nach deutschem Recht eventuell zu Eigen machen. Dies bedeutet, dass im Falle der Rechtswidrigkeit der Inhalte unter Umständen Ihre (Mit-)Haftung durch Zurechnung in Betracht kommen kann. Deshalb ist Folgendes wichtig: Nutzen Sie die Facebook-typischen Kommunikationsmittel wie den »Gefällt-mir«-Button oder das Teilen nur, wenn Sie keine offensichtliche Rechtsverletzung hinter dem von Ihnen in Bezug genommenen Inhalt erkennen können. Um sicherzugehen, distanzieren sie sich in kritischen Fällen in der Kommentierung, um ein Zueigenmachen auszuschließen. Besser als den geteilten Inhalt mit den Worten »Genau so ist es!« zu kommentieren, ist unter diesem Gesichtspunkt sicherlich der Kommentar »XY stellt neue Studie zu Antidepressiva vor. Ob sich die Ergebnisse bestätigen, bleibt abzuwarten.«

Mehr als drei Fotos posten?

Sie können nun zahlreiche Fotos zu einem Thema in einen Post setzen. Aber da nur drei Fotos in dem Post zu sehen sind und die weiteren Fotos erst mit einem Doppelklick in die Fotos zu sehen sind, empfiehlt sich hier eine bessere Lösung: das Fotoalbum! Natürlich können Sie auch viele Fotos einfach ohne Album posten, aber vergessen Sie nicht das eigentlich Ziel: Sie wollen, dass die Facebookuser Ihre Fotos ansehen, und das geht bei vielen Fotos mit einem Album effektiver.

Speed In dem Postfenster auf das Kamera-Symbol klicken und auf der Festplatte Fotos auswählen. Fertig. (2 Minuten)

Perfekt Sie haben zu einer Veranstaltung oder einem Thema zahlreiche Fotos? Vielleicht Fotos zu Ihrer Eröffnungsfeier oder Fotos einer Patienteninformationsveranstaltung? Dann sollten Sie dafür ein Fotoalbum erstellen. Dazu klicken Sie zuerst auf Foto/Video und dann rechts auf »Fotoalbum erstellen«, und es öffnet sich (natürlich) wieder die Festplatte. Mit einem Doppelklick auf die entsprechenden Fotos wählen Sie die Fotos für das Fotoalbum aus. Jetzt öffnet sich ein neues Fenster, und oben steht »Unbenanntes Album«. Hier bitte hineinklicken, und nun geben Sie diesem Album einen Namen, zum Beispiel »Dermatologischer

Ärztekongress Koblenz« oder »Praxiseröffnung«. Darunter sehen Sie ein Feld, beschriftet mit: »Sag etwas über dieses Album …«. Hier können Sie ergänzende Informationen notieren, also zum Beispiel, wie viele Teilnehmer es auf dem Kongress gab oder welches Thema hier hauptsächlich behandelt wurde. Um weitere Fotos auszuwählen, klicken Sie stets unten links auf »Weitere Fotos hinzufügen«. (5 Minuten)

Diese Fotos müssen etwas mit der Praxis zu tun haben, also wenn Sie auf einem Kongress waren, dann sollten Sie Ihren dortigen Vortrag erwähnen oder (verständlich!) wiedergeben, was Sie besonders interessant fanden (und dabei immer bedenken, ob das die Leser auch interessant finden). Bei einem Album sollten Sie mindestens vier Fotos anbieten. Theoretisch passen bis zu 1.000 Fotos in ein Album, aber Sie sollten die Zahl 20 nicht überschreiten. Unten links ist ein Feld mit dem Namen »Hohe Auflösung« zu sehen. Wenn Sie das anklicken, dann werden die Fotos in bessere Qualität geladen. Optisch verbessert sich die Bildschärfe für den Betrachter, aber es spielt eher dann eine Rolle, wenn die Fotos heruntergeladen werden. Empfehlung: Wählen Sie die hohe Auflösung, denn ein Foto lebt von der Qualität, auch wenn es vielleicht etwas länger dauern sollte mit dem Laden.

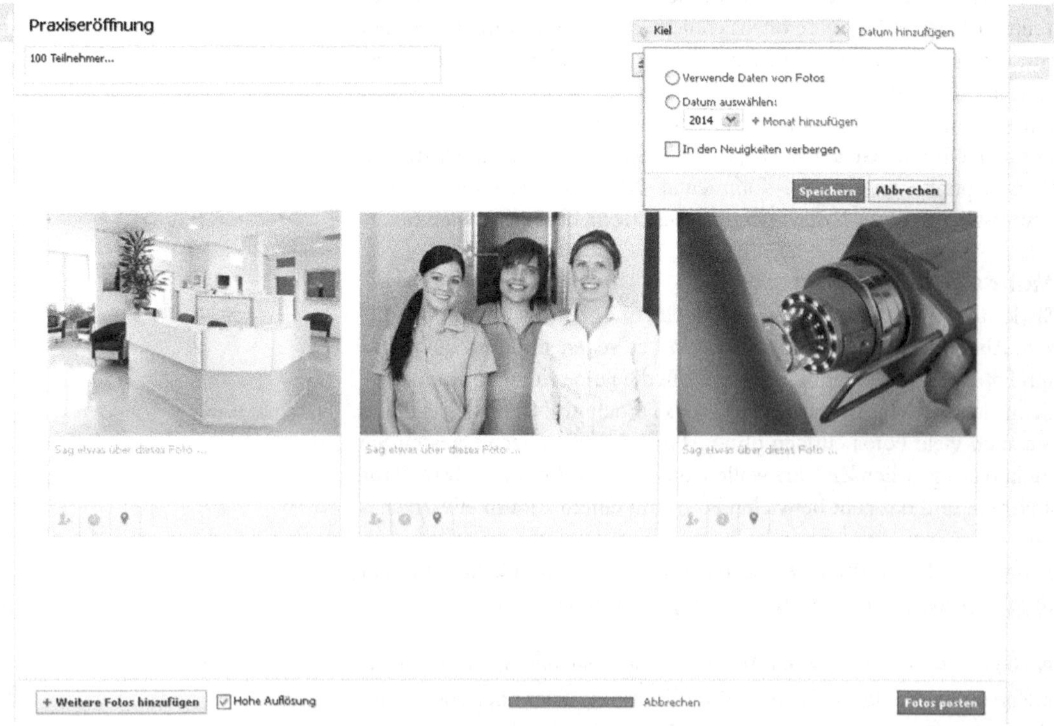

Fotos oder Videos löschen

Ihnen gefällt das Foto oder das Video nicht es soll entfernt werden? Das geht sehr leicht. Mit der Maus auf das Bild oder Video fahren, oben rechts erscheint ein Pfeil, darauf klicken und »löschen«, fertig.

Detaillierte Bild-/Video-Informationen

Sie können jedes einzelne Foto (oder Video) genauestens beschreiben, mit Ortsangabe und die Personen (mit Namen) markieren sowie genaueste Angaben erstellen, wann das Foto erstellt wurde. Das wäre schon sehr professionell, kostet aber viel Zeit. Oder Sie differenzieren nicht so genau nach jedem Foto, sondern geben eine allgemeine Information für das ganze Album an. Keine Informationen zu geben ist natürlich auch möglich, wir empfehlen Ihnen aber schon ein paar ergänzende Informationen, damit der Betrachter, der Sie gar nicht kennt, überhaupt weiß, was dort zu sehen ist.

Speed Ein paar Infos zum Fotoalbum sind schon wünschenswert, und hier bietet Facebook einige Möglichkeiten an. Oben rechts klicken Sie in das Feld »Wo wurde diese aufgenommen?« und tragen den Ort ein. Hier bietet Ihnen Facebook zahlreiche Möglichkeiten an, bis hin zu den jeweiligen Kongressen oder Straßen oder Ortsteilen oder sogar Gebäude. Ob Sie die auswählen oder selbst etwas eintragen, liegt bei Ihnen. Dann klicken Sie rechts daneben auf »Datum hinzufügen«.

Hier setzen Sie den Punkt auf »Verwende Daten von Fotos« und »Speichern« klicken! Nun zeigt Facebook bei allen Fotos automatisch das Datum der Erstellung (Jedes Erstellungsdatum ist im digitalen Foto gespeichert). Sie wollen ein anderes Datum eingeben? Dann klicken Sie auf »Datum auswählen« und wählen das gewünschte Datum aus – es ist das Datum, das dann als Erstellungsdatum erscheint. Jetzt unten rechts auf »Fotos posten« klicken, und fertig! (3 Minuten)

Perfekt Sicherlich können Sie jedem Foto des Albums ganz individuelle Informationen geben, zum Beispiel die, wer darauf zu sehen ist. Unter jedem Foto befindet sich ein Feld mit dem Namen »Sag etwas über dieses Foto …«. Hier klicken Sie hinein und geben weitere Informationen zu diesem Foto, also zum Beispiel, wer zu sehen ist oder was gerade für eine Situation zu sehen ist. (10 Minuten)

Personen markieren

Hier geht es darum, Personen, die wie bei einem Fotoalbum auf einem Foto zu sehen sind, zu markieren und die jeweiligen Namen zu nennen. Allerdings können Sie nicht irgendwelche Namen eingeben, sondern Facebook bietet Ihnen Namen an, und zwar nur Namen von Personen, die ebenfalls bei Facebook sind. Der Vorteil ist, dass der Betrachter dann mit nur einem Klick direkt auf das Facebookprofil dieser Person gelangt. Fahren Sie einfach mit der Maus in das Foto, fahren Sie mit der Maus auf einen »Kopf«, und Sie sehen, dass Facebook automatisch dieses Gesicht erkennt und mit einem Quadrat umschließt. Sie können nun mit der Maus hinfahren und den Namen auswählen. Fertig.

Dieses Markieren, inkl. dem Namen, erscheint dann übrigens auch als Nachricht bei allen Ihren Personen, die Ihre Seite mit »Gefällt mir« angeklickt haben.

§ Wozu rät der Anwalt bei Markierungen von Personen?

Der Anwalt rät: Markieren Sie Personen nur mit deren ausdrücklichem Einverständnis. Durch die Markierungen werden Personen für jedermann erkennbar, und es können insoweit Persönlichkeits-, Bildnis- oder andere Rechte verletzt werden, nicht zuletzt die ärztliche Schweigepflicht und der Patientendatenschutz. Prüfen Sie insbesondere immer, ob die markierten Personen richtig bezeichnet sind, um Irreführungen zu vermeiden.

Wie fänden Sie das, wenn Sie auf einem Foto zu sehen wären und darunter ein ganz anderer Name stände? Also immer die Daten auf Richtigkeit prüfen!

Facebook fügt übrigens jedem Foto automatisch das Erstellungsdatum zu, welches Sie sogar noch individuell ändern können – Gleiches gilt für den Ort. Aber was ist, wenn Sie die Erstellungszeit tatsächlich verändern wollen?

Individuelle Zeit der Erstellung je Foto

Wenn Sie jedem Foto eine Erstellungszeit geben wollen, dann klicken Sie unten auf dieses Zeichen:

Dies kann dann relevant sein, wenn zum Beispiel die Kamera ein falsches Datum angibt oder die Fotos in Australien aufgenommen wurden und somit eine andere Zeit angeben. Einfach anklicken und die gewünschte Zeit auswählen – dies geht sogar minutengenau.

Exakte Ortsangabe

Es könnte sein, das ein Kongress zwar in Kiel stattfand, aber das attraktive Abendprogramm, das Sie auch fotografisch festgehalten haben, fand auf hoher See statt, auf einem Boot oder in einem besonderen Hotel, und genau das möchten Sie Ihren Fans zeigen. Dann ist es schon angebracht, den Ort zu präzisieren. Das kann nun individuell geändert werden. Dazu klicken Sie unten neben der Uhr. Jetzt auf »Posten« klicken.

Was ist an einem Fotoalbum vorteilhaft?

Ein Fotoalbum macht schon was her, denn dann erscheint in Ihrem Post ein Foto besonders groß, und darunter sind mehrere kleinere Fotos zu sehen, die damit anzeigen, dass es hier noch mehr Fotos zu sehen gibt. Das macht neugierig. Außerdem befindet sich dieses Album gesondert als »Album« in dem Tab »Fotos«. Sie sehen die Bilder auf »Fotos« bei den Tabs und sehen dann rechts »Album«, und beim Klicken darauf sehen Sie Ihre Fotoalben.

Tipp des PR-Beraters

Fotoalben eignen sich hervorragend für geschlossene Themen. Wenn Sie also auf einem Kongress waren, dann legen Sie einfach alle Kongressfotos in ein Album, aber auch nur die – und wenn ein Foto davon richtig gut ist, dann haben Sie gleich ein schönes Titelbild!

2.8.5 Angebot posten

Für den Fall, **dass Sie nun verzweifelt im Statusfenster nach dieser Funktion suchen:** Sie ist erst ab 100 **»Gefällt-mir!«-Angaben verfügbar.** Angebote bei Facebook dienen dazu, Rabatte oder Preisnachlässe zu verbreiten, was bei einem Elektronikfachmarkt sicherlich unkompliziert ist – bei einer Arztpraxis hingegen ist das schon schwieriger.

Haben Sie einen Online-Shop, in dem Sie Produkte verkaufen, oder bieten Sie in der Praxis Produkte oder Leistungen an, die Ihre Patienten selbst zahlen müssen? Dann können Sie bei Facebook eine Angebotsaktion veröffentlichen. Besonders interessant ist hier die **CTR (Click-Trough-Rate), denn die** sagt aus, wie viele Facebooknutzer, die das Angebot gesehen haben, auch auf das Angebot klickten. Diese Quote liegt bei **etwa 4% und ist damit um etwa das Hundertfache höher als bei anderen Werbemaßnahmen.** Die Nutzer haben die Möglichkeit, den Beitrag zu teilen oder das Angebot in Anspruch zu nehmen. Dadurch wird es auf deren Pinnwand veröffentlicht und die Reichweite Ihrer Seite somit erhöht.

Ein Angebot erstellt man so:

- im Statusfeld auf »Angebot, Veranstaltung« klicken, dann im neuen Fenster auf »Angebot«;
- ein neues Fenster öffnet sich, in dem Sie das Angebot erstellen können;
- Titel eingeben, zum Beispiel »10% Preisnachlass«;
- Beschreibung eingeben, zum Beispiel »10% Preisnachlass auf das neue UVA/B-Schutzprogramm«;
- dazu Bild auswählen und hochladen, zum Beispiel das jeweilige Produkt, das Sie vergünstigt anbieten, oder ein Behandlungsinstrument (Facebook zeigt dazu Bilder an, die auf der Seite schon hochgeladen wurden);
- Ablaufdatum auswählen: Bis wann ist die Aktion gültig?;
- Begrenzung des Angebots: Hier bitte eine Begrenzung auswählen oder Zahl angeben, wie viele Personen das Angebot wahrnehmen können (bei Erfolg können Sie es dann wiederholen);
- Publikum auswählen: An wen richtet sich das Angebot?, Zielgruppe bestimmen;
- Ort: bitte einen Ort auswählen;
- »weitere Zielgruppenoptionen anzeigen«: Hier können Sie Ihre Zielgruppe weiter eingrenzen, zum Beispiel das Geschlecht bestimmen: männlich, weiblich oder beides; Alter: von-bis;
- Laufzeitbudget auswählen: 45 Euro, 180 Euro, 270 Euro, 360 Euro oder Sonstiges (Unter »Sonstiges« können Sie einen individuellen Betrag wählen);
- Beim Auswählen eines Betrages zeigt Facebook Ihnen die geschätzte Reichweite der Personen an, die Ihr Angebot bei Facebook sehen werden ➔ je höher das Budget, desto höher die Reichweite

- weitere Optionen: Anfangsdatum wählen: »jetzt« oder ein Datum festlegen;
- »Link zum Online-Einlösen«: die Möglichkeit, eine Website (Online-Shop) einzugeben, auf der das Angebot eingelöst werden kann, zum Beispiel bei (Hautpflege-)Produkten;
- »Allgemeine Geschäftsbedingungen«: optional AGBs angeben;
- »Zahlungskonto«: Hier erscheint Ihre hinterlegte Kreditkartennummer, sofern Sie diese schon angeben haben;
- alles OK? Dann auf »Angebot erstellen« klicken.

Wenn jemand ein Angebot beansprucht, erhält er/sie eine E-Mail, die er/sie in der Praxis vorzeigen kann, oder einen Code, der im Online-Shop angegeben werden kann, um den Preisnachlass zu erhalten.

§ Juristische Anmerkungen bezüglich Online-Angeboten

Der Anwalt rät: Nutzen Sie diese Funktion nur sehr zurückhaltend und erst nach fachkundiger Prüfung! Wie bereits dargelegt, legt die Berufsordnung weitgehende Unvereinbarkeiten mit der ärztlichen Tätigkeit fest. Hierzu gehört, im Zusammenhang mit der Ausübung der ärztlichen Tätigkeit keine Waren und andere Gegenstände abzugeben oder abgeben zu lassen, wenn diese nicht notwendiger Bestandteil der ärztlichen Therapie sind. Auch deren anpreisende Bewerbung könnte sich als berufswidrig darstellen.

Ein Trick ist, Angebote nur auf Facebook zu platzieren, und nicht auf der Website oder als Flyer in der Praxis auszulegen. Denn so kreieren Sie einen Grund, regelmäßig auf Ihrer Facebookseite zu schauen!

2.8.6 Veranstaltungen posten

Sie haben Ihre Eröffnungsfeier oder Jubiläumsfeier oder eine interessante Patientenveranstaltung? Dann sollten Sie dies über Facebook auch mitteilen und dort posten. Dazu klicken Sie in dem Feld, in dem Sie posten, auf »Angebote, Veranstaltung«.

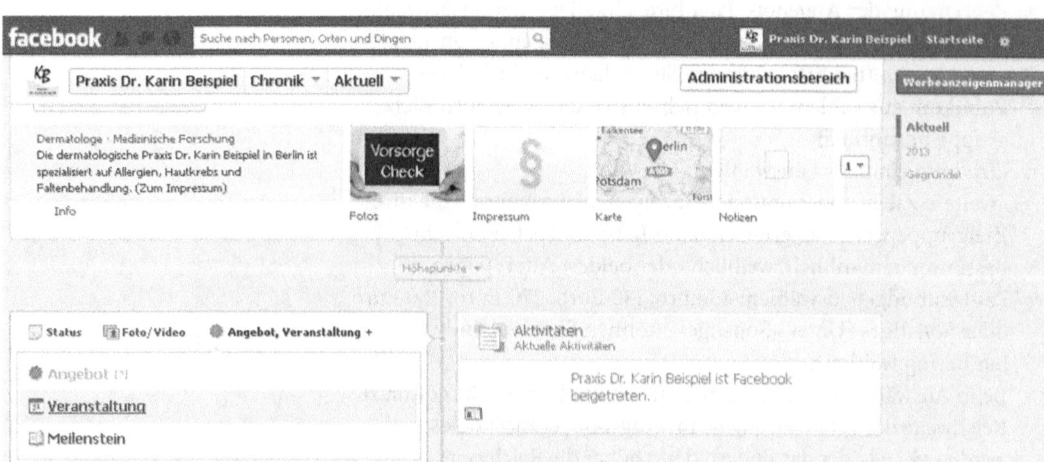

Nun erscheint ein Fenster mit der Beschriftung »Neue Veranstaltung für … erstellen«. Hier tragen Sie bitte den Namen der Veranstaltung ein, ergänzen Details. Wahrscheinlich ist Ihr Praxisort schon automatisch aktiviert und sofort zu sehen, aber Sie können auch einen anderen Ort eingeben, denn vielleicht findet Ihre Veranstaltung in einem Krankenhaus statt oder in einem Seminarraum? Bei Anmeldungen oder Einrittskarten können Sie zum Beispiel einen Link einfügen zu Ihrer Internetseite, auf der sich interessierte Personen eintragen können, oder Sie geben hier eine Telefonnummer an, zum Beispiel die Ihrer Praxis, oder eine E-Mail-Adresse (explizit zur Anmeldung). Diese Anmeldeinformationen können Sie auch gleich in dem Bereich »Details« mitteilen. Bei Datum bitte das Datum der Veranstaltung eingeben. Bei »Nur Administratoren können etwas an die Pinnwand der Veranstaltung posten« setzen Sie bitte einen Haken.

Obwohl Facebook dazu dient, Interaktion zu bieten und zu fördern, ist es besser für die Praxis, Veranstaltungen dieser Art nicht zum Kommentieren freizugeben, da nicht über eine ernsthafte Veranstaltung diskutiert werden sollte, durchaus aber auf der Veranstaltung diskutiert werden darf.

Bei »Zielgruppe hinzufügen« können Sie festlegen, welche Personen, die Ihre Praxis geliked haben, von dieser Veranstaltung in deren Neuigkeiten liest. Hier bitte bei der Zielgruppe keine Einschränkungen vornehmen.

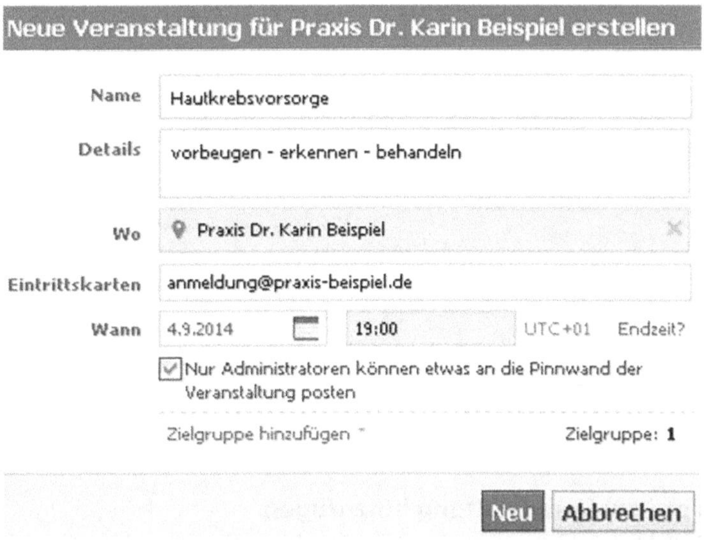

Jede spezifische Eingrenzung bedeutet auch, dass weniger Personen, die Sie geliked haben, darauf aufmerksam werden. Das macht keinen Sinn, denn Sie wollen ja viele Menschen ansprechen. Losgelöst davon steht für alle Besucher Ihrer Facebookseite zudem oben in dem Tab »Veranstaltung« sichtbar diese Veranstaltung. Deshalb die

Empfehlung: Keine Zielgruppen auswählen. Sie kennen diese wahren (!) »Horrorgeschichten«, dass irgendwelche Teenager zu einer kleinen Feier geladen haben, bei der Zielgruppe keine Einschränkungen angegeben haben, und dann kamen Zehntausende? Theoretisch ist das hier auch denkbar, aber ganz ehrlich: Weder Tausende noch Hunderte werden zu Ihrer Praxisveranstaltung (in unserem Fall »Hautkrebsvorsorge«) kommen, auch dann nicht, wenn dort von freien Snacks und kostenlosem Begrüßungsgetränk die Rede ist. Und sollten tatsächlich Tausende kommen, na wunderbar, dann haben Sie einen hervorragenden Ruf, wirklich genug zu tun und anscheinend eine hervorragenden Facebookseite.

Jetzt klicken Sie unten auf »Neu«. Nun sehen Sie ein neues Fenster mit Ihrer Veranstaltung.

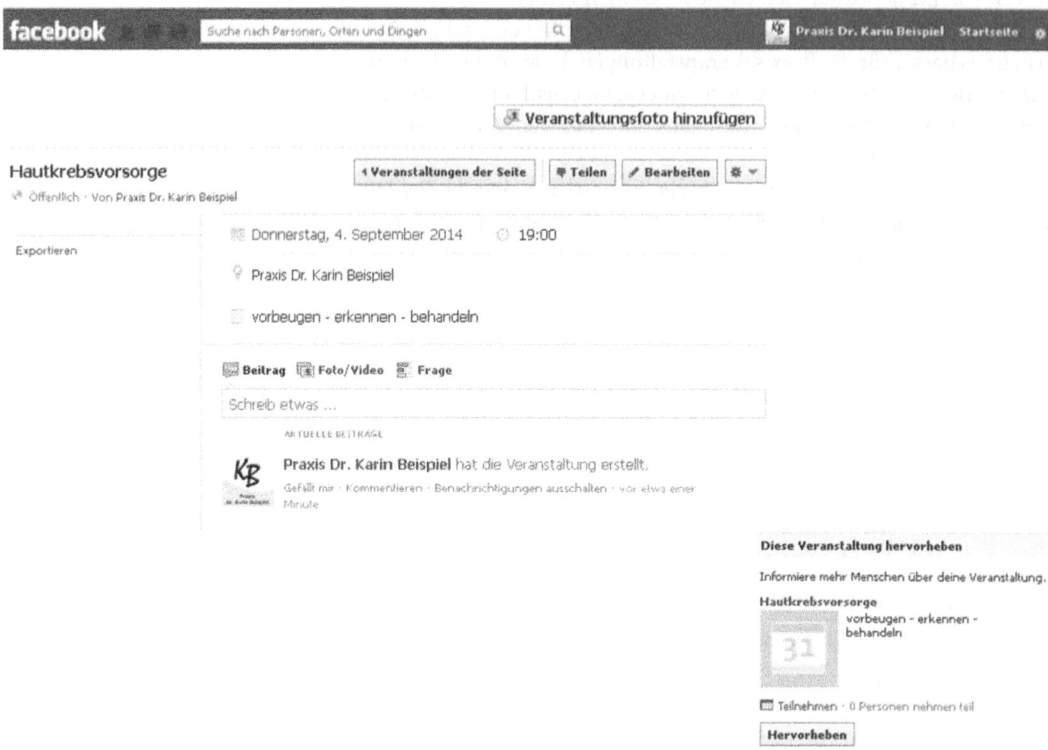

Foto zur Veranstaltung hinzufügen

Nun klicken Sie auf »Veranstaltungsfoto hinzufügen«, und Sie können ein Foto hoch laden, und zwar entweder ein Foto bereits aus den bei Facebook abgespeicherten Fotos, oder ein Foto aus Ihrer Festplatte.

Das Foto sollte zwar in einem Zusammenhang stehen, aber ansprechend sein. Also in diesem Fall bitte keinen illustrierten

Hautkrebs zeigen, sondern vielleicht eine in der Sonne liegende Person oder jemanden, der sich eincremt.

Der Anwalt rät: Achten Sie bei der Auswahl des Fotos auf die bereits dargestellten Standards zu Urheber- und Nutzungsrechten sowie zur Einwilligung abgebildeter Personen. Lichten Sie bei Fotos zudem nur sehr eingeschränkt Marken und Kennzeichen Dritter ab, insbesondere wenn diese prominent das Bild prägen sollten; dies könnte unter Umständen als unzulässige Rufanlehnung oder -ausbeutung gewertet werden. Aber nicht jede fremde Marke, die »en passant« in einem Foto auftaucht, ist problematisch – hier kommt es auf die Art der Einbindung und die Wirkung auf Dritte an.

§ Juristische Anmerkungen zum Thema Urheber- und Nutzungsrechte bei Fotos

Reichweite erhöhen: Teilen

Ziel ist es, dass möglichst viele Personen von dieser Veranstaltung erfahren. Eine Möglichkeit ist, dass diese Veranstaltung nicht nur in dem Veranstaltungstab erscheint, sondern auch als Post in der Chronik. Dazu klicken Sie oben auf »Teilen« und fügen eine kurze Anmerkung ein, wie zum Beispiel: »Wir freuen uns auf Ihre Teilnahme« oder »Veranstaltungstipp« oder »Unser Sommerthema«. Zwar haben Sie nun in Ihrer Chronik zweimal den gleichen Hinweis zur Veranstaltung, aber beim »Teilen« können Sie noch einen Kommentar hinzufügen, quasi eine persönliche Mittelung.

Jetzt klicken Sie unten auf »Veranstaltung teilen«, fertig.

Tipp des PR-Beraters

Gehen Sie nicht über den Weg »Posten«, der Ihnen ebenfalls in dem Fenster angeboten wird. Denn dann erscheint in der Chronik nichts weiter zur Veranstaltung.

Gästeliste

Bei der Gästeliste wird jeder Teilnehmer, der sich über Facebook akkreditiert, auch öffentlich gezeigt, es ist also eine öffentliche Gästeliste. Hier entfernen Sie bitte das Häkchen bei »Gästeliste«.

Sie werden eine größere Reichweite erreichen, wenn Sie dieses Häkchen stehen lassen. Aber unser Tipp: Entfernen Sie das Häkchen, da, je nach Veranstaltungsthema, schon ungewünschte Assoziationen entstehen können. Beispiel: Sie geben als Plastischer Chirurg eine Veranstaltung zum Thema »Brustvergrößerung« oder als Urologe eine Veranstaltung zum Thema »Inkontinenz«, und wenn jeder Facebookuser Ihrer Seite sehen kann, wer sich zu diesem oder jedem Thema anmeldet, kann das für die betreffenden Personen schon zu Gerüchten führen (»Ach, der Nachbar leidet anscheinend unter Inkontinenz!«).

2.8.7 »Meilensteine« der Praxisgeschichte

Es gibt sie bestimmt, diese besonderen Ereignisse oder das besondere Datum einer Praxis: die Eröffnung oder ein weiterer Arzt wird Partner der Praxis oder ein Umzug der Praxis oder der 1.000 Patient oder oder oder. Meilensteine sind sicherlich individuell für jeden Arzt oder für jede Praxis. Wer sich für die Geschichte der Praxis interessiert, der interessiert sich, wie bei einem Lebenslauf, auch für die herausragenden, besonderen Ereignisse. Diese besonderen Ereignisse der Praxisgeschichte können Sie bei Facebook als »Meilensteine« besonders hervorheben.

Dazu gehen Sie bitte in das Feld, in dem Sie posten, dort befindet sich oben rechts das Feld »Angebote, Veranstaltungen«, dort klicken Sie, und es öffnet sich ein Fenster, in dem Sie »Meilensteine« lesen. Dort klicken Sie dies an, und es öffnet sich ein neues Fenster. Füllen Sie die Felder aus, wählen sie unbedingt (!) ein Foto aus, das wirklich als Botschaft positiv diesen Meilenstein darstellt. Auf »Speichern« klicken, fertig.

Zwar können Sie eigentlich mehrere Fotos hier auswählen, aber belassen Sie es bei jedem Meilenstein bei einem Foto, dieses Foto sollte dann aber wirklich prägnant sein. Ein Meilenstein ist ein Meilenstein, also ein wirklich besonders Ereignis.

Checkliste: Beispiele für Meilensteine

- Dass die Praxis-Azubine Geburtstag hat, ist ganz sicherlich kein Meilenstein, auch nicht die Hochzeit des Praxisarztes, denn was hat das zu tun mit der Praxis?
- Anders sieht es aus, wenn die Paxisinhaberin heiratet und einen neuen Namen annimmt, denn dann ändert sich der Name der Praxis, und das ist schon ein Meilenstein.
- Der neue Parkplatz der Dermatologischen Praxis ist kein Meilenstein, das neue Gerät zur Magnetresonanztomograph ist für einen Radiologen auch kein Meilenstein, denn es ist selbstverständlich für Patienten, dass der das hat, so sehr dies für den Arzt einen Meilenstein darstellt.
- Ein aufwändiger Anbau ist schon ein Meilenstein, zum Beispiel für ein neues radiologisches Gerät.

Wer eher selbstverständliche Meilensteine wählt, zeigt damit auch sein »kleinkariertes« Denken, und das ist für einen Arzt imageschädigend. Meilensteine können sich zu Beginn einer Praxis durchaus mehrfach im Jahr darstellen. Aber je länger eine Praxis am Markt ist, desto größer werden die Abstände zu den Meilensteinen, sprich: Wer nach fünf Jahren Praxisbestehen noch jedes Jahr einen Meilenstein hat, muss entweder enorm expandieren oder er zeigt damit anschaulich einen Einblick in sein Ego (»Alles, was ich tu, sind Meilensteine ...«).

2.9 »Gefällt mir«

Dies ist der wohl populärste Teil von Facebook, auch als Daumensymbol populär geworden. Jeder Post, ganz gleich, von wem und ganz gleich, ob Profil oder Seite, besitzt für den Facebookbesucher die Möglichkeit, sich dazu zu äußern. Und zwar mit einem einfachen »Gefällt-mir«-Klick unter dem betreffenden Post. Es besteht dadurch eine gute Möglichkeit, zu sehen, wie gut oder weniger gut ein Post eigentlich wahrgenommen wird bzw. wie sehr dieser Post eigentlich ankommt. Wenn Sie viele »Gefällt-mir«-Angaben haben, dann »outen« sich genau diese Personen dazu, das, was Sie geschrieben haben, gut zu finden, und stehen dazu, öffentlich, und zeigen es bekennend mit einem personalisierten »Gefällt mir«.

Wo steht dieses »Gefällt mir«? Sie haben es bestimmt schon entdeckt: unter jedem Post, der geschrieben und veröffentlicht wurde.

Es sollte stets Ihr Ziel sein, auf jeden Post möglichst viele »Gefällt-mir«-Angaben zu erhalten. Denn wenn eine Person bei Ihnen einen Post mit »Gefällt mir« klickt, dann sehen dies alle »Freunde« dieser Person (also Personen, die mit dieser Person über Facebook verbunden sind). Ihre Reichweite erhöht sich also enorm mit jedem erhaltenen »Gefällt mir«.

§ Was meint der Anwalt zum »Gefällt-mir«-Button?

Der Anwalt rät: Achtung, bedenken Sie vor dem Klick des »Gefällt-mir«-Buttons: Hierdurch dokumentieren Sie, dass Sie sich einen ggf. fremden Inhalt zu Eigen machen. Posten Nutzer auf Ihrer Facebookseite etwa Inhalte, die ärztliches Werberecht verletzen, dürfen Sie diese natürlich nicht »liken«. Da aber zum Beispiel Äußerungen Dritter (Dank, Anerkennung und Empfehlungen) nach der HWG-Novelle nur noch dann verboten sind, wenn sie in missbräuchlicher, abstoßender oder irreführender Weise erfolgen, dürfen Sie in Ihrer Chronik entsprechende Posts von Patienten im Regelfall dulden – und sogar den »Gefällt-mir«-Button drücken.

2.10 »Kommentieren«

Jemandem gefällt Ihr Post so gut, dass er etwas dazu schreiben will, also kommentieren will? Oder der Leser Ihres Posts hat eine Ergänzung dazu oder ihm gefällt etwas gar nicht an dem Post? Dann ist der Button »Kommentieren« ideal. Dazu klickt der Leser einfach bei dem betreffenden Post auf »Kommentieren« und schreibt dazu seine Anmerkungen.

Nun kann jeder, auch Sie, diesen Kommentar wiederum auch mit »Gefällt mir« markieren, also »liken«, oder auf diesen Kommentar wieder einen Kommentar abgeben. Es entsteht sozusagen ein digitales Gespräch.

Dass Personen einen Kommentar schreiben ist erst einmal super, denn Sie haben es geschafft, dass Personen Ihren Post lesen und sogar sich die Mühe machen und Zeit nehmen, diesen zu kommentieren – und jeder liest es.

2.11 »Teilen«

Jemand findet Ihren Post so gut oder interessant oder auch unterhaltsam, dass er genau diesen Post seinen Freunden oder Fans präsentieren will. Dazu können Personen zum Beispiel diesen Post auf der eigenen Chronik veröffentlichen oder auf der eines Freundes oder in einer Gruppe oder in einer privaten Nachricht versenden. Facebookseiten, zum Beispiel andere Praxisseiten, können diesen Post ebenfalls »teilen« und auf deren eigenen Chronik zeigen.

Stört Sie das, dass andere Facebookuser Ihren schönen Post einfach als eigenen verwenden oder versenden? Keine Sorge, das ist sehr gut, denn eine größere Bestätigung können Sie nicht bekommen, dass Ihr Post gut ist. Bedenken Sie, dass grundsätzlich jeder sieht, von wem der geteilte Post kam, und schon stellen Sie sich wieder einem erweiterten Personenkreis vor.

§ Juristische Anmerkungen zum »Teilen«

Der Anwalt rät: Auch hier gilt: Prüfen Sie vor dem Teilen, ob Bedenken gegen den zu teilenden Inhalt bestehen. Ist das der Fall, sollten Sie sich diesen nicht durch Teilen zu Eigen machen – oder nur mit einer entsprechenden Kommentierung, die Ihre Distanz hierzu dokumentiert.

2.12 Was ist die Chronik?

Die Chronik ist denen, die Facebook schon kennen, auch als Timeline bekannt, so wird sie auch in der englischen Sprache benannt. Die Chronik ist quasi all das, was Sie auf Ihrer Facebookseite sehen, also das Titelbild, die Posts und Tabs.

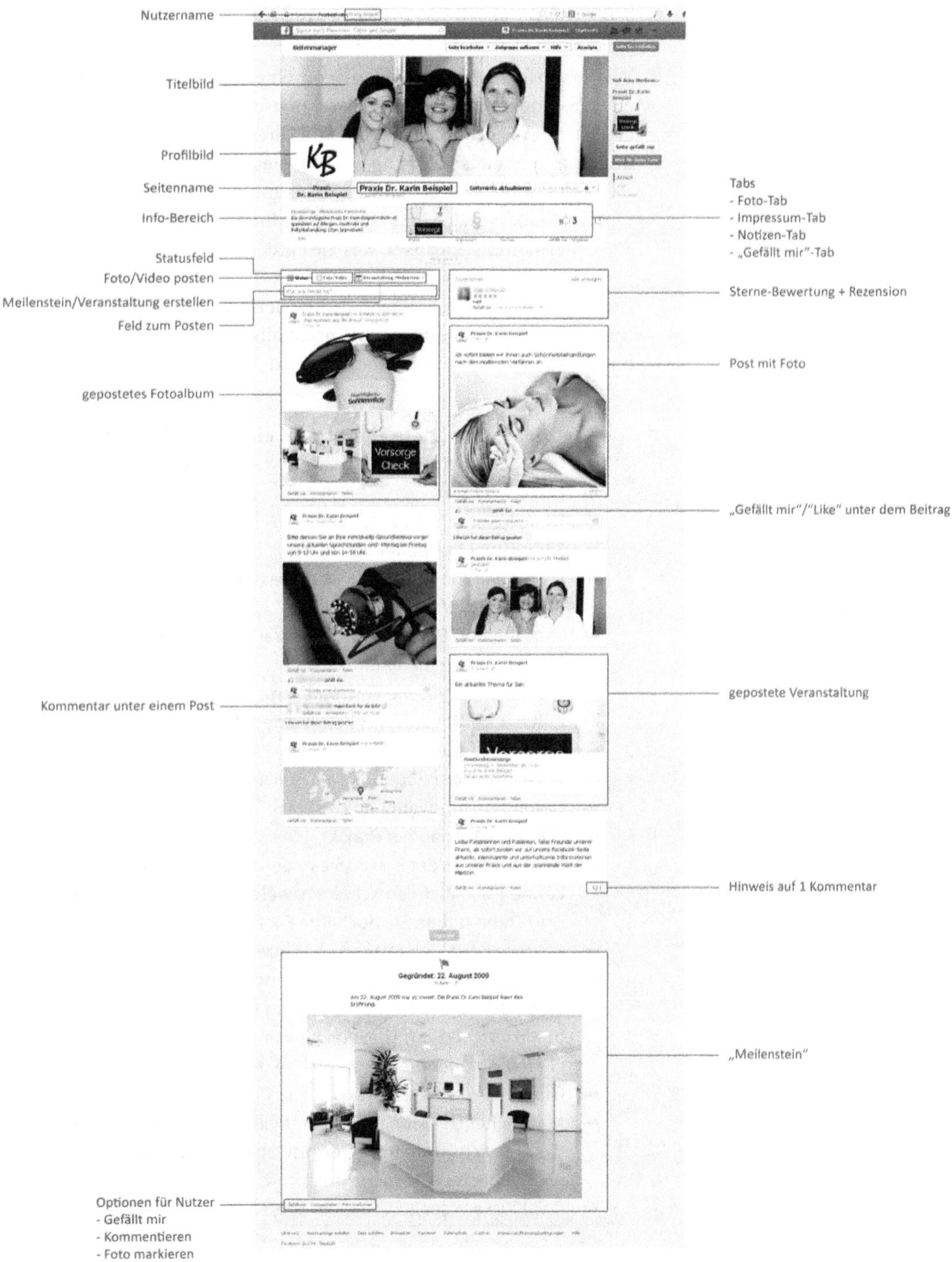
Nutzername
Titelbild
Profilbild
KB
Seitenname
Praxis Dr. Karin Beispiel
Info-Bereich
Statusfeld
Foto/Video posten
Meilenstein/Veranstaltung erstellen
Feld zum Posten
gepostetes Fotoalbum
Vorsorge Check
Kommentar unter einem Post
Optionen für Nutzer
- Gefällt mir
- Kommentieren
- Foto markieren
Tabs
- Foto-Tab
- Impressum-Tab
- Notizen-Tab
- „Gefällt mir"-Tab
Sterne-Bewertung + Rezension
Post mit Foto
„Gefällt mir"/"Like" unter dem Beitrag
gepostete Veranstaltung
Hinweis auf 1 Kommentar
Gegründet: 22. August 2009
„Meilenstein"

2.13 Was sind gute Themen zum Posten?

Was erwartet ein Facebookuser von einem Post? Und was erwartet ein Facebookuser von einer Facebookseite einer Praxis? Und was erwartet ein Facebookuser wohl von Ihrer Praxis? Vergleichen Sie es mit einer regionalen Zeitung, was die bieten muss:

- regionale News (das sind Infos aus Ihrer Praxis),
- Tipps und Service (das sind Gesundheitstipps),
- Unterhaltung (kurioses, was Sie entdecken).

Bei allem, was Sie schreiben, also posten: Gerade die Gesundheitstipps müssen verständlich und nachvollziehbar sein für Ihre Facebookbesucher. Nur wer verstanden wird, kann Vertrauen aufbauen.

Checkliste: Geeignete Themen für einen Post Ihrer Praxis

- Geänderte Öffnungszeiten
- Urlaubszeiten
- Neue Mitarbeiter vorstellen
- Sämtliche Mitarbeiter vorstellen
- Prüfungen (natürlich nur, wenn bestanden!) und Fortbildungen vom Arzt/den Mitarbeitern
- Jubiläen und Geburtstage der Mitarbeiter oder des Arztes oder das Praxisjubiläum
- Veranstaltungen wie Vorträge, Tage der offenen Tür, Gesundheits- und Thementage, Vernissagen, Teilnahme an Fortbildungen, Auszeichnungen
- Vorstellung der angebotenen Behandlungen
- Besondere Innovationen der Praxis und neue Geräte
- Um- und Ausbau der Praxis
- Neue Bilder in der Praxis (Sie haben zwei große Bilder und können sich nicht entscheiden, welches aufgehängt werden soll? Dann fragen Sie doch Ihre Facebookuser!)
- Mediale Berichterstattung über Ihre Praxis
- Aktuelles aus der Gesundheitsbranche, zum Beispiel saisonale Themen wie Grippeschutzimpfung und Heuschnupfen oder medizinische Skandale, die die Menschen gerade verunsichern und über die die Menschen gerade mehr wissen wollen
- Offene Stellen in der Praxis
- Mitarbeiter des Monats (das motiviert innerbetrieblich und die Kriterien können Sie frei auswählen – aber bevorzugen Sie nicht manche Personen zu sehr)
- Der 100. Fan; der 200. Fan, der 300. Fan usw.

Ihr unmittelbarer Konkurrent steht in der Zeitung, und zwar als »Pfuscher« oder Steuersünder? Auch wenn es unmoralisch ist, so darf Sie es innerlich erfreuen, aber so sehr Sie diesen »Kollegen« auch verachten mögen: Sie dürfen diese Artikel nicht posten. Ein ungeschriebenes Gesetz lautet: keine Eigen-PR auf Kosten anderer!

Aus rechtlicher Sicht wäre dies unter Umständen standes- und wettbewerbswidrig.

2.14 Was darf und soll eine Praxis »teilen«?

»Teilen« bedeutet nicht »Abgucken« oder »Abschreiben«. Es ist auch kein evidenter Ausdruck oder Beweis dafür, dass Ihnen zum Posten nichts Gescheites einfällt. Vielmehr haben »andere« einen interessanten Post, den Sie entdeckt haben und Ihren Facebookbesuchern auch miteilen wollen. Ganz so problemlos ist es dennoch leider nicht. Denn wer »nur teilt« und kaum eigene Posts hat, der belegt tatsächlich, wie unkreativ, unmotiviert und langweilig er oder sie und die Praxis sind.

Die empfohlene Quote liegt bei 10 : 90, maximal 20 : 80. 90% der Posts stammen also von Ihnen, 10% können Sie »teilen«.

Doch was ist, wenn Sie beispielsweise ein ästhetisch-plastischer Chirurg sind, und ein Implantatskandal beschäftigt täglich die Medien, und damit Sie und natürlich auch Ihre Patienten? Oder Sie sind Gynäkologin und eine Anti-Baby-Pillen-Skandal führt sprunghaft zu onkologischen Erkrankungen in Deutschland, und täglich wächst die Angst in der Bevölkerung? In solchen Fällen wissen Sie um das Informationsbedürfnis der Patienten, und dann bietet Facebook eine hervorragende Möglichkeit, kompetent und serviceorientiert zu informieren. Natürlich erwartet niemand, dass Sie alle Infos selbst als Redakteur recherchieren, also »Teilen« Sie die aktuellen News der Facebookauftritte der Medien, und das regelmäßig und so lange, solange das Thema topaktuell ist.

Checkliste: Bei wem soll/kann ein Arzt Beiträge »teilen«?

- Kooperierende Praxen
- Überweisende Praxen und Kliniken (Zuweisermarketing!)
- Offizielle Medienportale, also Auftritte von seriösen Zeitungen, Zeitschriften oder Sendern
- Anerkannt seriöse Institutionen und Unternehmen wie Krankenkassen, Ärztekammer, Bundesregierung, Fachverbände

Checkliste: Bei wem darf /soll ein Arzt nicht »teilen«?

- Bei der Konkurrenz-Praxis (noch deutlicher kann man die eigenen Patienten nicht auf die kompetente Konkurrenz aufmerksam machen)
- Parteien (es mag in den USA anders sein, aber in Deutschland wird viel in die politische Gesinnung hineininterpretiert, meist zum persönlichen Nachteil)

2

Checkliste: Was darf /soll eine Praxis nicht teilen?

- Neue, interessante medizinische Verfahren und Methoden, die Ihre Konkurrenz schon anbietet, Sie aber nicht (das ist die beste Möglichkeit, viele gute Patienten direkt zur Konkurrenz zu schicken)
- Interna anderer Praxen (also nichts über deren Mitarbeiter oder dortige Patientenveranstaltungen oder neue Geräte oder gar Öffnungszeiten)
- Politische, anstößige oder zeitlich veraltete Themen

Jeder kann sehen, von wo Sie den Post »teilen«. Sie haben also einen wirklich tollen Post entdeckt, der passt super auf Ihre Praxis-Facebookseite, und den Post wollen Sie »teilen«? Vorsicht! Schauen Sie sich zuvor sehr genau an, wer eigentlich diese Facebookseite betreibt, von der Sie etwas »teilen« wollen. Der Post kann noch so gut sein, aber wenn er von den »Freunden gewaltbereiter Tierversuchsbefürworter« oder von der »Rohes-blutiges-Fleisch-ist-lecker-Innung« kommt, können Sie sich auf einen kleinen Shitstorm gefasst machen (ganz gleich, ob Sie gerne rohes Fleisch aus Tierversuchen essen oder linientreuer Vegetarier sind), denn diese Absender sind sichtbar für alle, die Ihre Seite geliked haben.

§ Welche juristischen Folgen sind durch das »Liken« oder »Teilen« möglich?

Der Anwalt rät: Achten Sie bitte immer darauf, dass Sie sich unter Umständen durch das »Liken« oder »Teilen« von fremden Information diese im Rechtssinne zu Eigen machen. Hierzu liegt bereits eine Rechtsprechung einiger deutscher Gerichte vor. Wird ein Inhalt von Ihnen geteilt oder identifizieren Sie sich mit diesem etwa durch Drücken des »Gefällt-mir«-Buttons oder die Kommentierung »Genau so ist es!«, machen Sie sich den Inhalt ggf. zu Eigen. In diesem Fall könnten Sie eventuell in Anspruch genommen werden, wenn durch den fremden, zu Eigen gemachten Inhalt Rechte verletzt werden. Im schlimmsten Fall drohen Abmahnungen, Unterlassungserklärungen und möglicherweise Schadenersatzforderungen.

Auch wenn für den weit überwiegenden Teil zu teilender oder zu »likender« Einträge ein diesbezügliches Risiko nicht besteht, seien Sie dennoch wachsam und nutzen Sie solche für Facebook typischen Kommunikationsmittel nicht impulsiv. Insbesondere das Klicken des »Gefällt-mir«-Buttons dokumentiert, dass Sie sich mit einem fremden Inhalt identifizieren. Dies wird im Einzelfall nicht in Ihrem Interesse liegen, insbesondere nicht im Hinblick auf Einträge, die gegen ärztliches Werberecht oder sonstige gesetzliche Bestimmungen verstoßen.

2.15 Was darf und soll eine Praxis kommentieren?

Mit dem Kommentieren verhält es sich wie mit dem Teilen. Auch hier müssen Sie aufpassen, was und wo Sie kommentieren, denn kommentieren Sie auf einer fremden Seite einen »tollen« Post, dann sehen das natürlich all die, die bei Ihnen geliked haben, genau das in den Neuigkeiten.

Vergessen Sie niemals, dass Sie nicht als Privatperson kommentieren, sondern stets »im Namen der Praxis«, also sozusagen auch für Ihre Mitarbeiter sprechen, denn die müssen (notfalls) am Tresen Ihre Kommentare erklären oder rechtfertigen.

Checkliste: Worauf darf/soll eine Praxis kommentieren
- Auf fremde Kommentare auf Ihre eigenen Posts
- Auf fremde Kommentare, die auf Ihre eigenen vorherigen Kommentare basieren
- Auf einen von Ihnen geteilten Post, den Sie somit etwas »erklären« oder »bewerten«
- Auf einen Post auf einer anderen Facebookseite, sofern er stets positiv auf die Praxis »färbt«
- Posts bei Patienten auf deren eigenem Facebookprofil

Checkliste: Was soll nicht kommentiert werden
- Politische Aussagen
- Grundsätzlich stark polarisierende Posts, also Meinungen oder Aussagenl

2.15.1 Wie kommentieren?

Sind Sie ein sympathischer Arzt oder sympathische Ärztin? Dann beweisen Sie es auch, zum Beispiel mit sympathischen, netten Kommentaren. Und denken Sie nicht einmal daran, hier die Welt verbessern zu wollen, das gehört vielleicht auch zu Facebook, aber nicht zu Ihrer Praxis-Facebookseite.

Checkliste: Wie kommentieren?
- Duzen Sie nicht, sondern bleiben Sie beim »Sie«.
- Maßregeln oder korrigieren Sie nicht, das macht Sie nicht sympathisch.
- Ergänzen Sie fachlich einen Post oder Kommentar, das schafft Kompetenz (aber um Himmelswillen nicht einen Post oder Kommentar eines Kollegen, das wäre an Arroganz nicht zu überbieten).
- Bitte keine erschlagenden Abhandlungen, Sie sind nicht im »Wahlkampf« und schreiben auch keine Doktorarbeit.
- Ideale Länge ist ein Satz in einer Zeile, der besitzt zwar durch die Kürze nicht viel Aussagekraft, wird aber am ehesten wahrgenommen und gelesen.

2

- Maximal 200 Zeichen schreiben, sonst wird es einfach zu lang zum Lesen.
- Dass Ihre Rechtschreibung korrekt ist, gerade als Arzt, muss wohl kaum erwähnt werden.
- Schreiben Sie nicht durchgängig in Großbuchstaben, das wirkt aggressiv und damit unsympathisch.

Wie reagiere ich auf einen schlechten Kommentar?

Jemand schreibt auf Ihren Kommentar oder Post einen negativen Kommentar? Locker bleiben! Ist der Kommentar zum Thema geschrieben worden, also als Diskussionsbeitrag zu verstehen, dann freuen Sie sich, denn jetzt kommt Leben in die Bude. Genau das wollen Sie, dass Leute sich bei Ihnen »unterhalten«. Sie müssen nicht jeden Kommentar kommentieren, aber wenn der negative Kommentar direkt Ihren Post oder Ihren Kommentar kritisiert, dann reagieren Sie, und zwar so, wie es von einem Arzt erwartet wird: sachlich, ruhig, natürlich-sympathisch und kommunikativ »weg« von Ihnen, »hin« zum Thema.

■ **Beispiel**

Sie posten: »Mit einer regelmäßigen Vorsorgeuntersuchung kann oft rechtzeitig Krebs erkannt und gut behandelt werden.«

Nun zu möglichen Kommentaren:

Variante 1: »Das kann ich nur bestätigen, mir hat es mal das Leben gerettet!«

Möglicher Kommentar Ihrerseits: »Das freut uns sehr! Ihr Praxisteam.«

Variante 2: »Das stimmt so nicht, denn meine Freundin war regelmäßig zum Screening, und dennoch ist sie schwer an Krebs erkrankt!«

Möglicher Kommentar Ihrerseits: »Das tut uns leid, und wir wünschen Ihrer Freundin alles Gute. Auch eine Vorsorgeuntersuchung kann leider nicht immer jede Erkrankung rechtzeitig erkennen, aber sehr vielen Patienten hat es schon das Leben gerettet.«

Variante 3: »Vorsorgeuntersuchungen sind reine Geldmacherei und bringen nachweislich nichts.«

Möglicher Kommentar Ihrerseits: »Vorsorgeuntersuchungen sind meist Kassenleistungen und eine aktuelle Statistik belegt, dass 62% der onkologischen Erkrankungen durch rechtzeitige Erkennung völlig geheilt werden können.«

Variante 4: »Vorsorgeuntersuchungen bringen nur einem was, nämlich den Ärzten dicken Geldbeutel und fette Gewinne.«

Möglicher Kommentar Ihrerseits: »Da müssen wir Ihnen widersprechen, denn Vorsorgeuntersuchungen bringen tatsächlich nur einem etwas, nämlich dem Patienten Sicherheit und Gesundheit.«

Werden Sie nicht persönlich, so sehr Sie auch »auf die Palme gehen«, denn Sie können in so einem Fall fest davon ausgehen, dass erstens die meisten (oder alle) anderen Facebookuser Ihre Meinung vertreten, und zweitens, dass sich wahrscheinlich jemand auf »Ihre Seite« mit einem »Gefällt mir« oder sogar einem Kommentar stellen wird.

Variante 5: »Vorsorgeuntersuchungen sind perverse Erfindungen zum Geldmachen und sorgen nur dafür, dass Sie weiter Ihre Moneten an der Steuer vorbei auf Ihr illegales Schweizer Steuerkonto auftürmen.«

Spätestens nun haben Sie mehrere Möglichkeiten:

- Sie verbergen den Kommentar, das bedeutet, dass derjenige zwar noch seinen Kommentar sieht und denkt, er wäre noch für alle sichtbar, aber tatsächlich ist er nur noch für Sie als Administrator und für den »aggressiven Besserwisser« sichtbar. Dazu fahren Sie mit der Maus auf genau diesen betreffenden Kommentar auf das kleine Kreuz oben rechts, und dort erscheint »Verbergen«. Klicken Sie hier, und schon ist der Kommentar für alle unsichtbar, außer für einen: Derjenige, der den unangenehmen Kommentar schrieb, sieht ihn weiter.
- Sie löschen den ganzen Post, damit ist er für niemanden mehr sichtbar. Die Freude wird aber wahrscheinlich kurz sein, denn dieser »gewisse Besserwisser« wird vermutlich gleich einen neuen Post schreiben. Sie löschen den Post, indem Sie oben rechts im Post auf den Pfeil und dann auf »Löschen« klicken. Bedenken Sie, dass es sein kann, dass jemand diesen Post bereits geteilt hat.
- Sie melden diesen »Besserwisser« bei Facebook, wenn er Sie persönlich beleidigt oder auf Ihrem Facebookauftritt andere beleidigt.

§ Juristische Anmerkungen zu schlechten Kommentaren

Der Anwalt rät: Beleidigende oder sonstwie als beeinträchtigend empfundene Äußerungen Dritter sind zunächst daraufhin zu überprüfen, ob diese nur »störend« oder doch auch rechtswidrig sind. Rechtswidrig sind Einträge dann, wenn Sie Ihre Rechte oder die Rechte Dritter ohne jede Rechtfertigung verletzen. In einem solchen Fall sollten entsprechende Einträge immer unverzüglich gelöscht werden. Sachgerecht wäre es auch, sofern die Identität des Äußernden bekannt ist, diesen abzumahnen und zur Abgabe einer sog. strafbewehrten Unterlassungserklärung aufzufordern. Nur so kann die Wiederholungsgefahr für abermalige Rechtsverletzungen beseitigt werden. Hierzu sollten Sie einen Rechtsanwalt konsultieren und nach Prüfung der Sach- und Rechtslage die erforderliche Korrespondenz führen lassen.

Vergessen Sie aber nicht, entsprechende Einträge bzw. Nutzer auch unverzüglich Facebook zu melden, da rechtsverletzende Einträge Dritter auch nach den Facebook-Nutzungsbedingungen unzulässig sind. Diesen Nutzungsbedingungen haben ja alle Nutzer von Facebook bei der Registrierung zugestimmt. Daher ist auch Facebook aus eigenem Interesse zum Einschreiten berechtigt und verpflichtet. Melden Sie also rechtswidrige oder gegen die Spielregeln von Facebook verstoßende Inhalte und Nutzer unverzüglich bei Facebook und verlangen Sie, dass diese gelöscht werden.

Checkliste der fünf Kommentarkatastrophen

1. Den »anderen« beschimpfen
2. Sich über die Kommentarfunktion heftig streiten (und alle lesen amüsiert oder schockiert mit)
3. Sich ohne Grund aus einer längeren Diskussion adhoc entfernen
4. Erst nach Tagen oder Wochen reagieren auf einen Kommentar
5. Jeden und alles kommentieren, am besten in »voller« Länge (da fragt man sich schnell, ob der Arzt nichts zu tun hat)

2.16 Wann poste ich?

Natürlich ist es erst einmal wichtig, dass Sie posten, und der Post ist schließlich für immer und ewig sichtbar. Dennoch ist es ganz und gar nicht unwichtig, wann Sie posten. Das liegt daran, dass Menschen, also die Facebookuser, bestimmte Zeiten bevorzugen, wann Sie verstärkt bei Facebook hineinschauen. Und dann ist es natürlich von großem strategischen Vorteil, exakt dann in den Neuigkeiten mit einem Post oder Kommentar zu erscheinen. Die Studien sind bezüglich der Frage, wann der ideale Zeitpunkt ist, nicht ganz einheitlich, was auch zu erklären ist. So erleben die Facebookseiten von Technologieunternehmen am Wochenanfang die deutlich höchste Klickrate – vermutlich werden zum Wochenendbeginn im Büro alle Facebooknews und Meldungen wie ein Teil der Arbeit gesehen und gelesen. Im Verlagswesen ist der Sonntag der beste Facebooktag – vermutlich, weil Personen dieser Branche am Sonntag gemütlich Bücher lesen und sich auf der Coach diesem Thema entspannt »nähern«. Jede Branche besitzt also unterschiedliche Hauptzeiten, also individuelle ideale Zeitpunkte für das Posten.

Checkliste, welche Zeiten sich am besten für das Posten eignen

- Mittwoch 15 Uhr
- Täglich zwischen 13 und 16 Uhr
- Nicht vor 8 Uhr morgens und nicht nach 20 Uhr
- Posten Sie am Wochenende
- Posten Sie eher bei schlechtem als bei gutem Wetter

(Redaktion t3n Online 2013; Redaktion unternehmer.de 2013; Zigahn 2013/ Redaktion soschl.de)

Speed Posten Sie einfach immer zwischen 13 und 16 Uhr sowie gegen 19 Uhr.

Perfekt Posten Sie genau dann, wenn Ihre Facebookfans am besten erreichbar, also bei Facebook aktiv sind. Das bekommen Sie leicht über die Statistik heraus.

2.17 Wie erreiche ich hohe Interaktion auf meine Posts?

Eine Facebookseite mit vielen schönen Posts, aber ohne jegliche Interaktion, also ohne »Gefällt mir« oder einen Kommentar, verfehlt ihr Ziel. Ziel ist es, viele Personen zu motivieren, nicht nur bei Ihnen »vorbeizuschauen«, sondern dort »aktiv« zu sein, also eine Aktion zu zeigen. Man kann die Leute nicht dazu zwingen, aber man kann mit Tricks die Interaktion erleichtern.

Checkliste: Erhöhung der Interaktion

- Stellen Sie offene Fragen: Wie finden Sie dieses Bild? Was halten Sie von diesem neuen Trend? Was interessiert Sie aus dem Bereich der Dermatologie (oder Faltenunterspritzung oder Krebsvorsorge oder Sonnenbrand oder Marathonvorbereitung)? Welche Inhalte oder Themen wollen Sie gerne hier mehr lesen? Eine direkte Ansprache mit einer Frage fordert eher auf, sich angesprochen zu fühlen.
- Auf gestellte Fragen reagieren, und zwar mit einer guten Antwort.
- Auf Kommentare reagieren.
- Innerhalb von 60 Minuten auf Fragen und Kommentare reagieren, denn dann ist der Verfasser auch noch gedanklich dabei.
- Überraschende und leicht (leicht!) provokante Studien posten, zum Beispiel eine Studie zum Thema »Blödheit« (bitte hier keine »eigenen« Studien zu diesem Thema verwenden).
- Die Facebookinteraktion verdoppelt (42%) sich übrigens dann, wenn es draußen nass und grau ist – jahresunabhängig! Wenn es an einem Sommerwochenende regnet, dann steigt die Interaktion sogar um 90%! Es ist anzunehmen, dass dann vornehmlich über das Wetter gepostet wird. Also posten Sie etwas zum Wetter (mit medizinischem Charakter)! (Redaktion deutsche-startups.de 2014)
- Erhöhung des Edge-rank
- Call to action
- Tagging

2.17.1 Edge-rank

Um diesen Facebook-Algorithmus ranken sich viele Mythen. Facebook wählt quasi automatisch aus, welche News rechts zu sehen sind, denn dort ist nur eine kleine Auswahl an Neuigkeiten aufgelistet. Diese Auswahl richtet sich nach dem Edge-rank, zumindest teilweise. Haben Sie einen hohen Edge-rank, erscheinen Ihre Beiträge häufiger in den Neuigkeiten, und sind somit häufiger zu sehen bei Ihren Fans und derer Freunde. Je häufiger Ihre Beiträge kommentiert und geteilt werden, desto höher ist auch Ihr Edge-rank.

2.17.2 Call to action

»Call to action« ist eine Handlungsaufforderung. Dabei regen Sie Ihre »Fans« in einem Post an, eine Meinung abzugeben. Post-Beispiel: »Auf diesem Bild ist unser neues Praxislogo zu sehen. Und? Gefällt es Euch?« Fordern Sie Ihre Fans auf, eine bestimmte Aktion durchzuführen, oder stellen Sie am Ende des Posts einfach eine Frage. Nutzen Sie dabei Wörter wie »wo«, »wann«, »würde« oder »sollte«. Diese sind weniger aufdringlich als »wer«, »wie«, »was«, »warum« und erhöhen die Aktivität der Fans um 15%. Versuchen Sie eine Konversation zwischen Ihnen und Ihren Fans sowie zwischen Ihren Fans zu erzeugen. Die Frage »Haben Sie etwas hinzuzufügen?« fordert zum Kommentieren auf. Auf Facebook gilt eine Marketingregel:
- »Gefällt-mir«-Angaben (Likes) sind Silber.
- Kommentare sind Gold.
- Teilungen (Shares) sind Platin.

Checkliste an Call-to-action-Möglichkeiten
- Klicken Sie hier, wenn Ihnen das gefällt.
- Teile das mit deinen Freunden, wenn du den Beitrag/Blog Post … wertvoll findest.
- Klicke hier, um mehr herauszufinden. (Link zu Ihrem Blogartikel)
- Fülle die Lücke: Wenn ich an Sommer denke, fällt mir zuerst _____ ein.
- Hast du jemals ___ ?
- Was ist dein Lieblings____ ?
- Was macht Ihr dieses Wochenende?

2.18 Was schadet dem Image der Praxis?

Ein unkorrekter Post kann Ihrem Image schaden oder sogar rechtliche Konsequenzen nach sich ziehen.

Badehose und Strand Waschbrettbauch hin oder her, in der Praxis behandeln Sie auch nicht in Badehose oder mit freiem Oberkörper, also bitte keine Strandbilder oder Fotos aus dem Fitnessclub.

Teurer Urlaub Ob aufregender Skiurlaub in Kanada, fantastisches Schnorcheln auf den Seychellen oder einzigartiges Eisangeln am Nordpol; Luxus schafft Neider, und es ist vorprogrammiert, dass es genau solche neidvollen Kommentare vielleicht nicht schriftlich, aber gedanklich gibt. Und wollen Sie sich tatsächlich noch für Ihren hart erarbeiteten Urlaub vor Patienten rechtfertigen?

Tierbilder Tatsächlich sind süße Tierbilder, am besten noch mit kitschigen Sprechblasen, so beliebt bei Facebook, dass es zahlreiche Internetseiten gibt, die ausschließlich diese Bilder anbieten. Sie sind ein erwachsener und seriöser Arzt mit einer hygienischen Praxis, und da gehören keine Tierbilder hin. Das mag als Tierarzt sicher anders sein, da gehören diese Bilder sogar hin. Wenn allerdings Ihre Mitarbeiterin regelmäßig Reitturniere gewinnt oder mal bei einem Reit- und Angelturnier gut abschneidet, dann dürfen Sie das Bild dazu ruhig posten. Und bitte niemals Ihren Dackel oder Ihr Meerschweinchen dort fotografisch posten, das hat zwar inhaltlichen Bezug zu Ihnen als Person, aber alles kommt dann eher einem Poesiealbum nahe.

Exklusive Luxusgüter Sie fahren einen 500-PS-Wagen? Toll! Und am besten posten Sie den Kaufvertrag gleich mit. Das Gleiche gilt für Ihre neue Garage, direkt neben Ihrer Villa oder Ihrer neuen Ferienwohnung inkl. Edel-Einbauküche, oder Ihre goldene Uhr mit Schweizer Uhrwerk. Nichts ist so interessant wie Tratsch, und seien Sie sicher, darüber wird getrascht, und Tratsch ist selten positiv.

Privates Sie sind krank gewesen? Und wieder gesund? Glückwunsch, aber das geht Ihre Patienten rein gar nichts an, oder wollen Sie sich von denen behandeln lassen?

So attraktiv Ihre Frau oder Ihr Ehemann ist, Ihre Facebookseite ist keine Modenschau, und es geht auch niemanden auf Ihrer Praxis-Facebookseite etwas an, wie Sie privat wohnen (es sei denn, Sie möchten es auf Ihrem Facebookprofil zeigen).

Extreme Hobbys Sie fahren gerne High-Speed-Mountain-Rollerblades oder lieben den Zweikampf mit einem Killerhai? Glauben Sie, dass die Patienten beim Sehen dieser Posts der Meinung sind, einen Arzt zu haben, der die in der Medizin wichtigen Elemente wie Risiko und Verantwortung richtig abschätzt?

Politische Meinung Ob grün oder gelb oder rot oder blau, es geht niemanden etwas an, was Sie politisch denken, und dazu zählen auch Krisenherde in Fernost oder Finanzfragen in Südeuropa. Was Sie am

Stammtisch erzählen, ist dann Ihre Sache, aber da kennen Sie auch den Personenkreis.

Religion Auch, wenn Sie sehr gläubig sind, ein »Amen« oder »Gott sei mit Ihnen« oder Vergleichbares gehört nicht auf Ihre Facebook-Praxisseite, da es Menschen gibt, die vielleicht ganz anders denken (und glauben) als Sie, und diese mögliche Diskussion gehört nicht zur Praxis.

Erotik PR-Berater wissen es: Sex sells, deshalb befindet sich auf den meisten Männer- und Frauenmagazinen auf dem Titelblatt auch stets ein Erotikthema. Auch wenn es die »natürlichste Sache der Welt« ist, es gehört nicht auf Ihre PraxisFacebookseite, auch dann nicht, wenn Sie Gynäkologe oder Urologe sind. Tatsächlich ist das Thema Erotik nicht ganz auszuklammern, denn es gibt durchaus Themen, die im richtigen Kontext angemessen, sogar angebracht sind. Ein Gynäkologe, der seriös Intimchirurgie anbietet, kann das Thema durchaus adäquat besetzen, ebenso ein Allgemeinarzt, der eine Zeitungsstudie zum Thema »Welche weibliche Lippenform wirkt auf Männer am erotischsten« postet, oder ein Internist, der die verbrauchten Kalorien pro Zungenkuss gemessen hat (oder kennt), und ein Sexualtherapeut darf das sowieso allemal.

Ausschließen sollten Sie

- blutige Bilder und Verbände, Krücken, Spritzen oder Prothesen,
- Posts, auf denen Ihre alten PCs oder unaufgeräumten Schreibtische zusehen sind, und (ganz wichtig)
- schlechte News (mit Ihrer Praxis soll nur »Positives« verbunden werden).

2.19 Was verstößt gegen das Gesetz?

Nicht alles, was aus PR-Sicht möglich und wünschenswert ist, ist aus rechtlicher Sicht erlaubt. Im Umkehrschluss muss aber auch nicht alles, was rechtlich erlaubt ist, aus PR-Perspektive wirklich wünschenswert sein. Das Berufsrecht sowie die für Arztpraxen einschlägigen rechtlichen Rahmenbedingungen sind stark liberalisiert worden. Das ist insoweit positiv, als das ärztliche Werberecht gelockert wurde und die werbliche Aktivität im Internet und in sozialen Netzwerken keinen grundsätzlichen Bedenken begegnet.

Aufgrund der Vielzahl der Möglichkeiten, für Praxen, Behandlungen und andere ärztliche Tätigkeiten zu werben, ist es unmöglich, allgemein festzulegen, was tatsächlich verboten und was konkret erlaubt ist. Hier sollten entsprechende Werbemaßnahmen immer vorab von einem spezialisierten Rechtsanwalt geprüft werden.

Grundsätzlich sollten Sie jedoch nicht versäumen, an die folgenden Punkte zu denken:

Urheberrecht Prüfen Sie, ob Ihnen der Urheber oder andere Rechtinhaber die zur Nutzung der Inhalte erforderlichen Rechte eingeräumt hat. Haben Sie keine Rechte an dem Material, ist die Nutzung im Regelfall rechtswidrig.

Persönlichkeits-, Datenschutz- und Bildnisrecht Prüfen Sie, ob auf von Ihnen eingestellten Inhalten erkennbare Personen ihre Einwilligung zur Ablichtung oder Namensnennung erteilt haben und diese auch dokumentiert ist. Haben Sie keine Einwilligung, ist die Nutzung im Regelfall rechtswidrig.

Verkauf von Produkten Beachten Sie die standesrechtlichen Beschränkungen der Berufsordnung, wonach Ärzten eine gewerbliche Tätigkeit neben ihrer ärztlichen Tätigkeit nicht erlaubt ist. Verstoßen Sie dagegen, handeln Sie rechtswidrig.

Jugendschutz Beachten Sie die Vorgaben an den Jugendschutz und verwenden Sie keine Fotos, die jugendgefährdenden Inhalt haben. Das gilt insbesondere für Bilder aus dem Intimbereich oder schockierende Fotos von Unfällen oder Operationen.

Regelung zur beruflichen Kommunikation Verstoßen Sie gegen Ihre Verpflichtung sachgerechter und angemessener Information? Ist Ihre Werbung irreführend, anpreisend oder vergleichend? Dann handeln Sie ggf. rechtswidrig. Vermeiden Sie reißerische Ausführungen oder eine reklamehafte Wiedergabe von Inhalten.

Vorgaben des HWG Trotz der Liberalisierung des HWG und des Wegfalls diverser Werbebeschränkungen: Verstoßen Ihre Inhalte gegen das Irreführungsverbot des HWG, weil etwa Behandlungen oder Gegenständen eine therapeutische Wirkung beigemessen werden, die sie nicht haben? Wird fälschlicherweise der Eindruck erweckt, der Erfolg einer Behandlung könnte mit Sicherheit erwartet werden? Werden unwahre oder zur Täuschung geeignete Angaben über Behandlungen gemacht? Das alles ist nach wie vor unzulässig. Auch sind werbliche Darstellungen zu unterlassen, wenn sie in missbräuchlicher, abstoßender oder irreführender Weise erfolgen. Vermeiden Sie Rabatt- und Gutscheinaktionen und auf die Werbung mit Selbstverständlichkeiten sowie Schleichwerbung.

2.20 Shitstorm

Die wörtliche Übersetzung lassen wir mal weg. Es ist so zu erklären: Irgendjemand macht etwas, was unklug oder gemein ist oder einfach nur negativ aufgenommen wird, und das »Social Web« reagiert darauf empört. Gibt es bei uns nicht? Oh doch! Ein bekanntes Beispiel:

Die ING-DiBa, für die Dirk Nowitzki als Testimonial arbeitet, sendete einen Werbespot, in dem der Basketballspieler in einer Fleischerei ein Stück Wurst isst. Na und? Die Folge war ein Shitstorm, bei dem zahlreiche Vegetarier auf der Facebookseite der ING-DiBa ihren Unmut darüber ausließen; dabei hat der Sportler rechtlich oder moralisch gesehen keinen Fehler begangen. Viele PR-Berater sprachen da schon statt von einem »Worstcase-Szenario« von einem »Wurstcase-Szenario«. Die Folge war, wie üblich bei einem großen Shitstorm, eine schlagartige, massenhafte und oft unsachliche, sehr emotionale Diskussion, die wiederum eine sachliche Diskussion verhinderte und der Bank viel Sympathie kostete.

Natürlich sollen Sie erst gar nicht in so eine Ausnahmesituation hineingeraten, aber was tun, wenn es doch passiert, weil in den Medien beispielsweise bekannt wird, dass es einen üblen Ärztepfusch bei Ihnen gab?

Checkliste: Verhalten bei Shitstorm

- Zeitnah reagieren
- Kommunizieren! Nicht nur beobachten, sondern erlangen Sie die Hoheit über Kommunikation zurück
- Immer (!) ruhig, sachlich und freundlich kommunizieren
- Ehrlich sein! Fehler zugeben, Kritik annehmen, Verantwortung annehmen
- Zuhören! Was haben User zu sagen? Sind die Vorwürfe eventuell begründet?
- Humor entwaffnet, aber übertreiben Sie es nicht
- Auf keinen Fall die Facebookseite sperren, denn das kann nur als Ignoranz oder absolute Hilflosigkeit gesehen werden
- Und wenn Sie nicht weiter wissen: professionelle Hilfe holen (Agenturen/Kanzleien)

2.21 Wie erhöhe ich meine »Gefällt-mir«-Angaben (Fanzahl)?

Die Höhe der »Gefällt-mir«-Angaben wird unter Fachleuten als deutlich überbewertet betrachtet, da schon der Kauf von »Fans« hier Falsches suggeriert. Entscheidend ist die Interaktion, also dass Personen Ihre Posts lesen und mit »Gefällt mir« markieren oder kommentieren oder gar teilen. Dennoch blicken die meisten sofort auf die (oft erstaunlich hohen) Fanzahlen.

Checkliste: Mögliche Maßnahmen zur Erhöhung der Fanzahl

- Anzeigen schalten
- In den E-Mail-Signaturen der Praxis auf den Faceboookauftritt hinweisen
- Auf Ihren Flyern auf Ihren Facebookauftritt hinweisen
- Auf Ihr Briefpapier gehört die Facebookadresse genauso wie Ihre Telefonnummer!
- Auf Ihrer Internetseite deutlich mit einem Link auf Ihren Facebookauftritt hinweisen
- Postkarten/Flyer/Kärtchen am Tresen auslegen, auf denen auf Ihre Facebookseite hingewiesen wird
- Ankündigung und Hinweis in Ihrem Praxisnewsletter/Ihrer Praxiszeitung
- Nennen in Ihrem Xing-/LinkedIn-Profil
- Einladen von Personen über Ihr Profil (über Ihr Facebookprofil können Sie direkt Personen zu Ihrer Facebookseite einladen – und meistens tun diese dies auch mit einem »Gefällt mir«)
- Kauf von Fans (Tun Sie es nicht, auch wenn dies sehr populär und erstaunlich günstig ist; jeder erfahrene Facebooker erkennt dies innerhalb von Sekunden, und Ihr Ruf als seriöser Arzt ist in wenigen Sekunden schwer belastet – und wehe, es folgt ein Shitstorm! Außerdem ist das rechtlich unter Umständen irreführend und damit wettbewerbswidrig.)
- Auch im Urlaub wird gepostet (Post automatisch terminieren; im Urlaub sich an einem PC einloggen und posten; delegieren)

2.22 Anzeigen

Mit Facebookanzeigen ist es wie mit jeder Werbung: Ob es etwas bringt, wissen Sie erst danach. Allerdings sind die Werbekosten bei Facebook sehr überschaubar, und eine Anzeige ist erstaunlich präzise auf die Zielgrupe auszurichten. Aber für was zahlen Sie bei einer Facebookanzeige? Es werden bei einer Anzeige nicht nur Likes in Rechnung gestellt, sondern auch normale Klicks und wie üblich das einfache Platzieren der Werbung. Jedesmal, wenn jemand die Werbung sieht, entstehen der Person, die eine Anzeige geschaltet hat, Kosten. Es ist also ein Märchen, dass man bei Facebook lediglich für einen Klick auf die Anzeige oder sogar nur für einen gewonnenen Fan zahlt; hat man also Pech, gewinnt man keinen einzigen Like oder Fan durch eine Anzeige. Wenn man es allerdings professionell macht, sind die Erfolge überdurchschnittlich hoch. Anzeigen stehen stets auf der rechten Seite.

2.22.1 Ablauf der Facebook-Werbung

- **Startseite**

Gehen Sie auf Ihre Startseite und klicken Sie rechts oben auf »Werbeanzeige erstellen«.

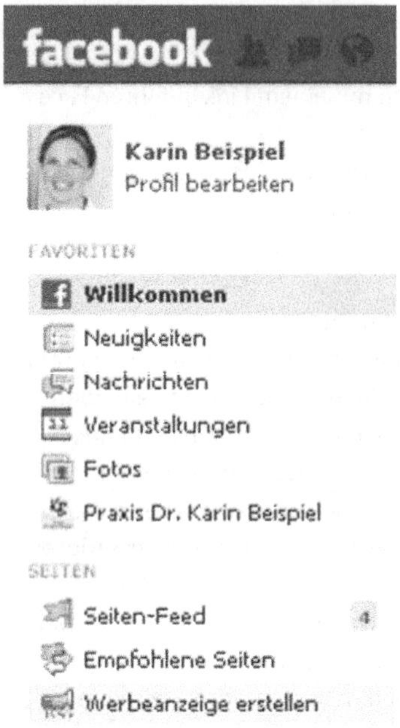

- **Art der Ergebnisse**

Es öffnet sich ein neues Fenster, versehen mit der Frage: »Welche Art von Ergebnissen möchtest du für deine Werbeanzeige erhalten?«

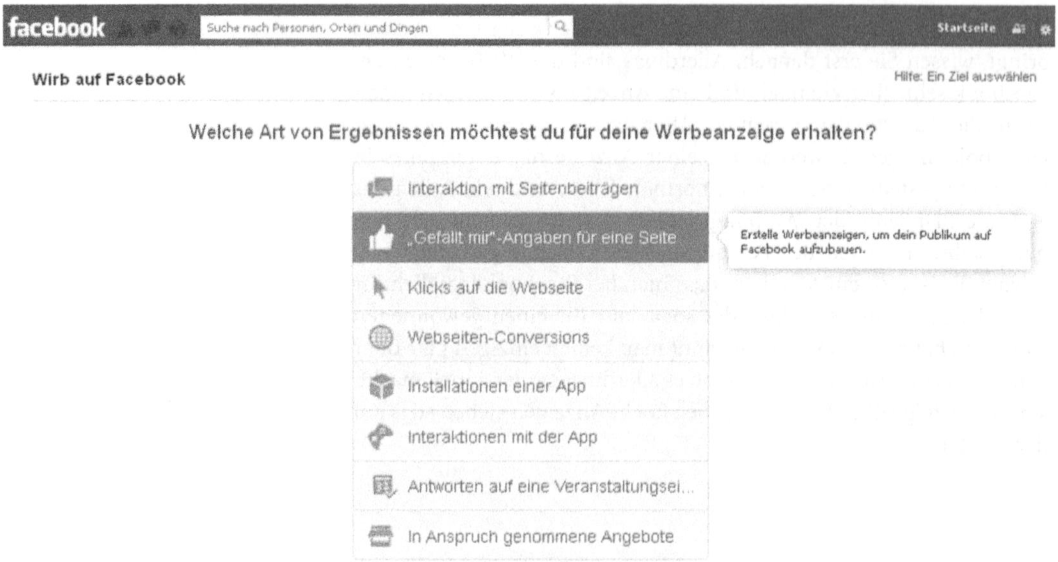

Wir empfehlen »‚Gefällt-mir'-Angaben für eine Seite« (Erstelle Werbeanzeigen, um dein Publikum auf FB aufzubauen). Gerade für die erste Anzeige, wenn die Facebookseite noch nicht so viele Likes besitzt, ist dies zu empfehlen, denn dann wird die ganze Facebookseite beworben, und nicht einzelne Posts. Einzelne Post zu bewerben empfiehlt sich zum Beispiel, wenn es eine besondere, originelle Aktion gibt, die gut ankam, also viele Likes und Kommentare hervorgerufen hat – dann wissen Sie, den Nerv getroffen zu haben und »legen so noch etwas nach«.

Bitte hier klicken.

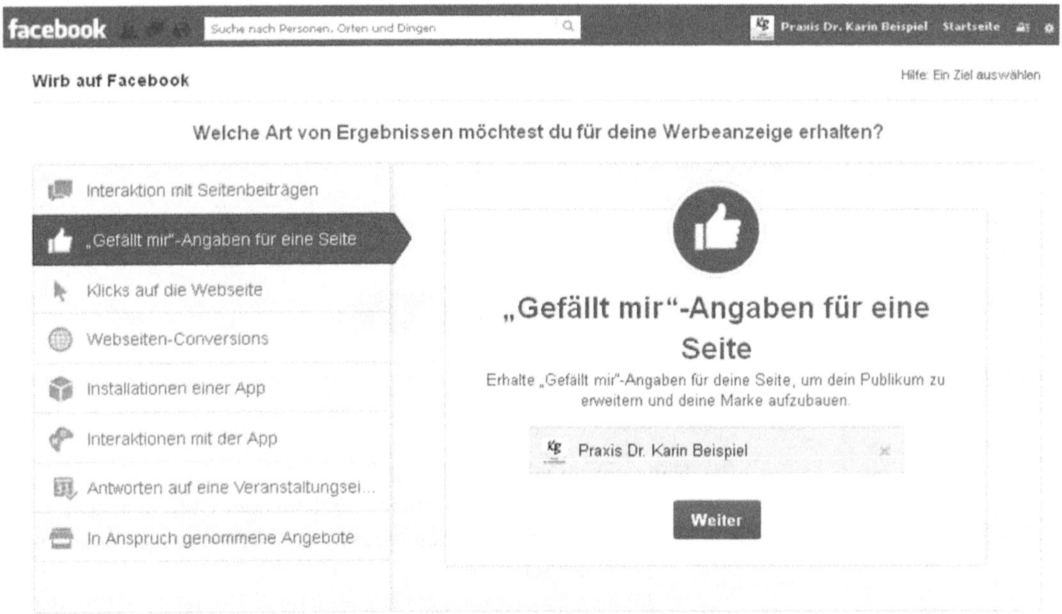

- **Bilder für die Werbeanzeige**

»Nutze bis zu 6 verschiedene Bilder, um ohne zusätzliche Kosten weitere Werbeanzeigen für deine Kampagne zu erstellen. Empfohlene Bildgröße für die Neuigkeiten: 600 Pixel × 225 Pixel«.

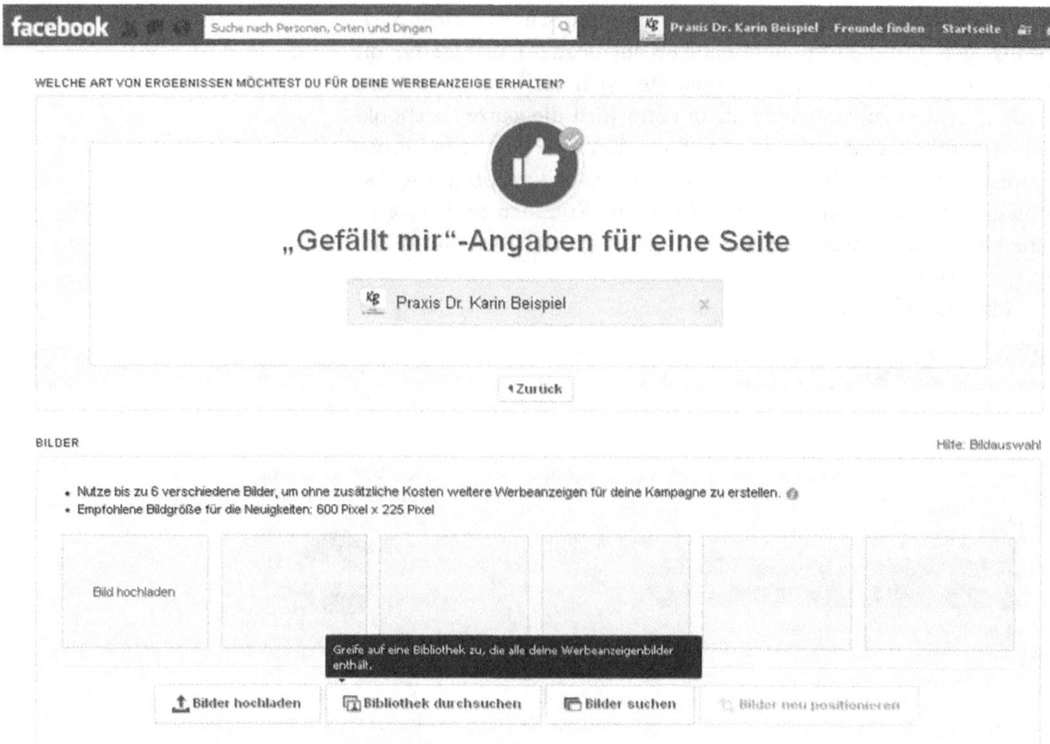
facebook
Suche nach Personen, Orten und Dingen
Praxis Dr. Karin Beispiel
Freunde finden
Startseite
WELCHE ART VON ERGEBNISSEN MÖCHTEST DU FÜR DEINE WERBEANZEIGE ERHALTEN?
„Gefällt mir"-Angaben für eine Seite
Praxis Dr. Karin Beispiel
Zurück
BILDER
Hilfe: Bildauswahl
Nutze bis zu 6 verschiedene Bilder, um ohne zusätzliche Kosten weitere Werbeanzeigen für deine Kampagne zu erstellen.
Empfohlene Bildgröße für die Neuigkeiten: 600 Pixel x 225 Pixel
Bild hochladen
Greife auf eine Bibliothek zu, die alle deine Werbeanzeigenbilder enthält.
Bilder hochladen
Bibliothek durchsuchen
Bilder suchen
Bilder neu positionieren

Nun bitte ein Foto auswählen:

- Bilder hochladen von Ihrer Festplatte oder USB-Stick oder
- Bibliothek durchsuchen (enthält alle Werbeanzeigenbilder und Fotos der Seite) oder
- Bilder suchen: professionelle Bilder von Shutterstock (Bilddatenbank).

- **Text & Links**

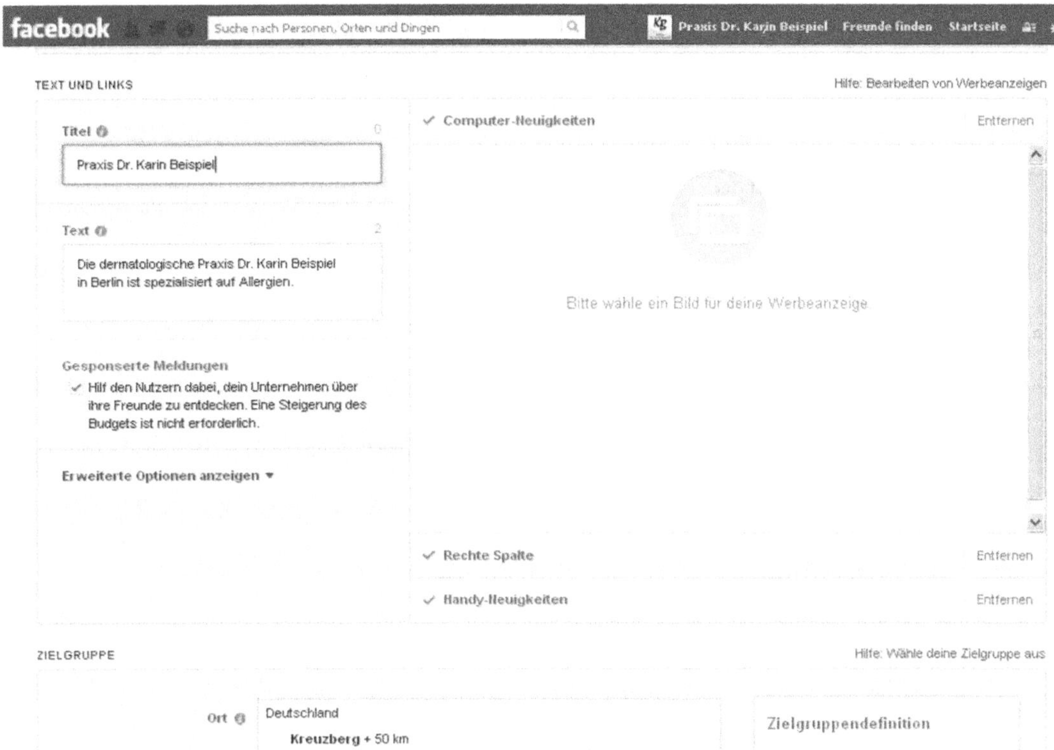

Nun bitte einen aussagekräftigen Titel der Anzeige mit maximal 25 Zeichen verfassen: In unserem Fall ist es die »Praxis Dr. Karin Beispiel«. Nun einen aussagekräftigen Text der Anzeige mit maximal 90 Zeichen verfassen. In unserem Fall lautet dieser: »Die dermatologische Praxis Dr. Karin Beispiel in Berlin ist spezialisiert auf Allergien.« Bei »Gesponserte Meldungen« bitte einen Haken setzen.

- **Zielgruppe**

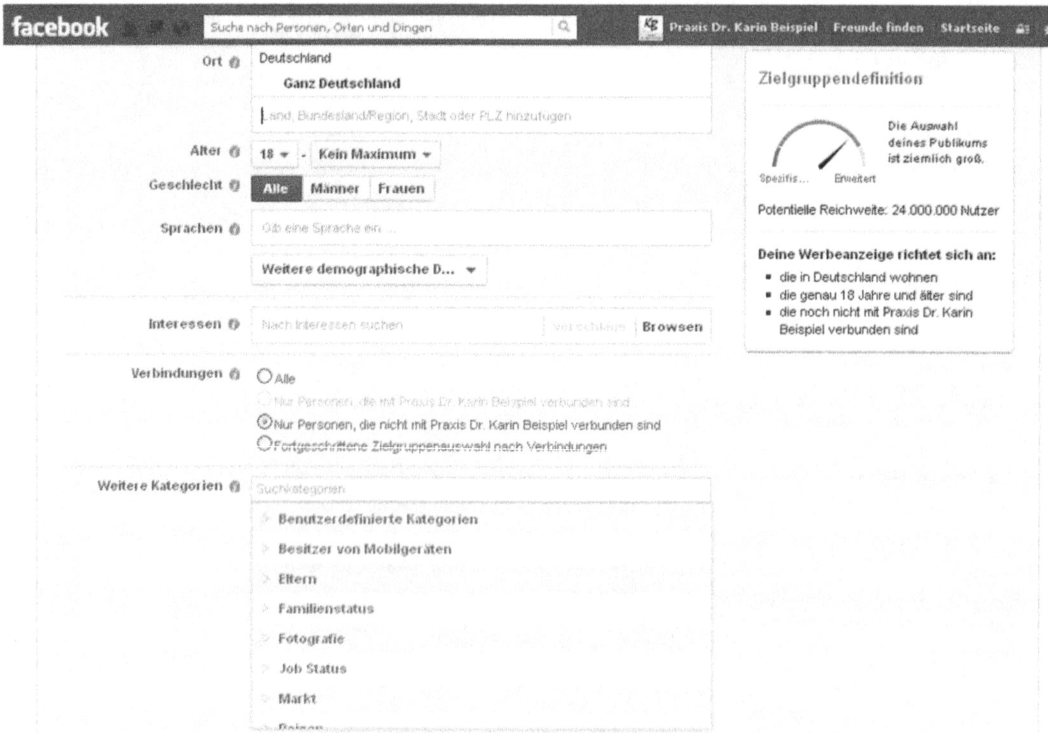

Hier bitte Folgendes ausfüllen:

- Ort: Deutschland
- Alter: 18– kein Maximum
- Geschlecht: Alle
- Sprache: alle Sprachen
- Interessen: frei lassen
- Verbindungen: »Nur Personen, die mit »Praxis Dr. Karin Beispiel« verbunden sind«
- Weitere Kategorien: nichts auswählen

- **Konto und Kampagne**

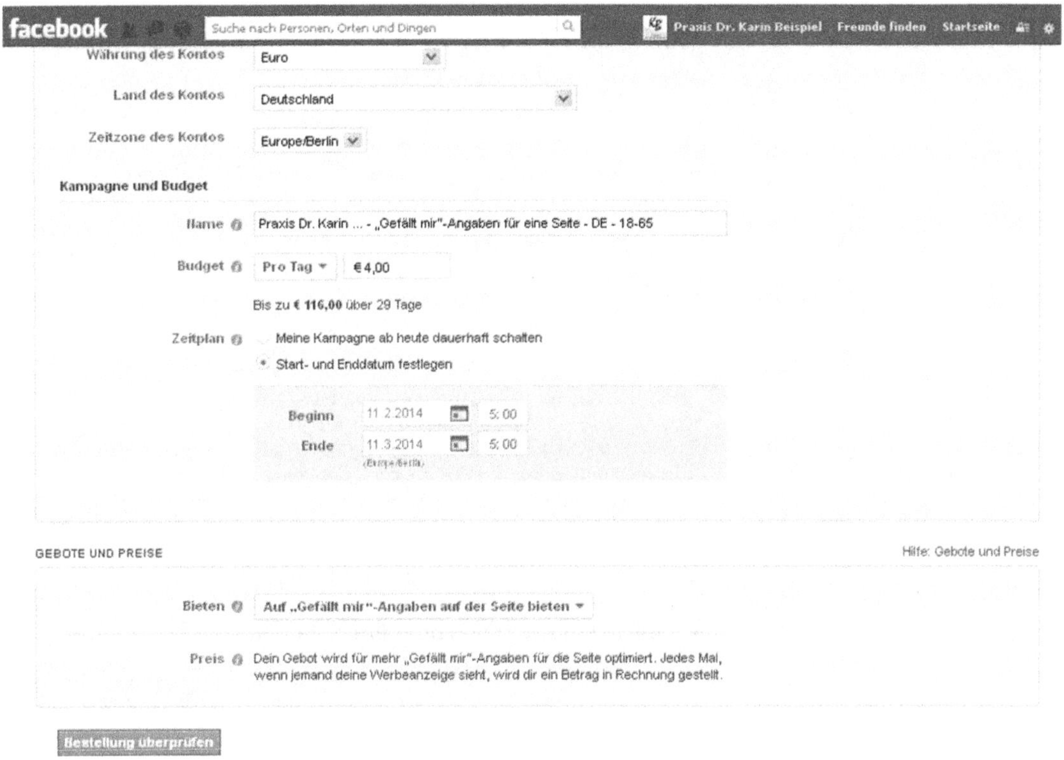

- Kontoeinstellungen: Währung, Land, Zeitzone auswählen.
- Name: Dies hilft Ihnen bei der Archivierung, besitzt aber keine Sichtbarkeit (außer für Sie im Werbenanzeigenmanager).
- Kampagne und Budget: Jetzt haben Sie zwei Möglichkeiten: Entweder geben Sie einen überschaubaren Betrag an, der maximal pro Tag investiert wird. Ist der Betrag aufgebraucht, verschwindet für den Tag die Anzeige. Ist der Betrag nicht aufgebraucht, verfällt er nicht, sondern bleibt gutgeschrieben. Wir empfehlen Ihnen pro Tag 4,00 Euro. – Sie können auch einen Maximalwert angeben, also 50,– €, und die Anzeige läuft so lange, bis der Wert aufgebraucht ist. In beiden Fällen können Sie auch die Zeit der Anzeige bestimmen, was dann Sinn macht, wenn es um eine befristete Aktion oder eine Veranstaltung geht.

- **Gebote und Preise**

Hier bei »Bieten« bitte »‚Gefällt-mir'-Angaben auf der Seite bieten« auswählen.

Bei Preise »Dein Gebot wird für mehr ‚Gefällt-mir'-Angaben für die Seite optimiert. Jedesmal, wenn jemand deine Werbeanzeige sieht, wird dir ein Betrag in Rechnung gestellt.«

Nun auf den grünen Button klicken: Bestellung überprüfen.

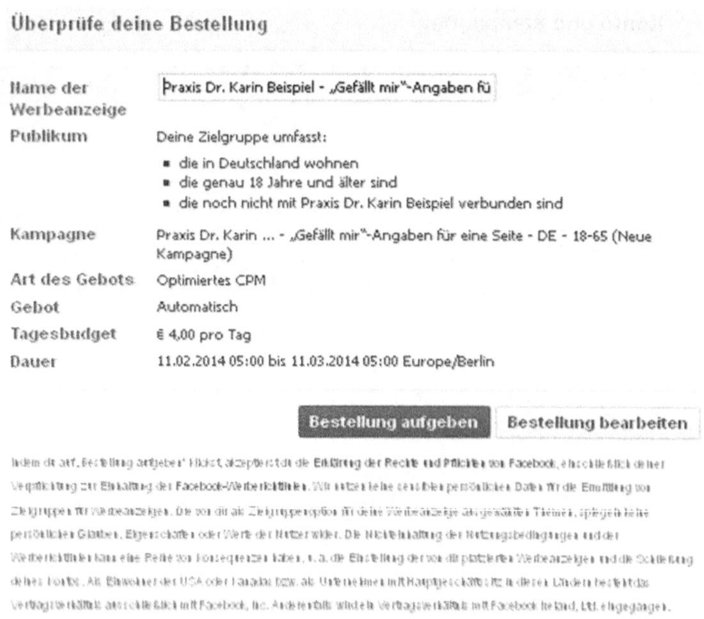
Überprüfe deine Bestellung
Name der Werbeanzeige
Praxis Dr. Karin Beispiel - „Gefällt mir"-Angaben fü
Publikum
Deine Zielgruppe umfasst:
die in Deutschland wohnen
die genau 18 Jahre und älter sind
die noch nicht mit Praxis Dr. Karin Beispiel verbunden sind
Kampagne
Praxis Dr. Karin ... - „Gefällt mir"-Angaben für eine Seite - DE - 18-65 (Neue Kampagne)
Art des Gebots
Optimiertes CPM
Gebot
Automatisch
Tagesbudget
€ 4,00 pro Tag
Dauer
11.02.2014 05:00 bis 11.03.2014 05:00 Europe/Berlin
Bestellung aufgeben
Bestellung bearbeiten

- **Bestellung abgeben oder überarbeiten**

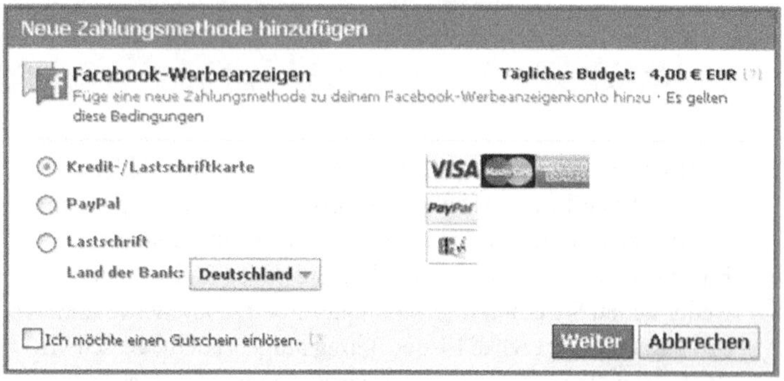
Neue Zahlungsmethode hinzufügen
Facebook-Werbeanzeigen
Tägliches Budget: 4,00 € EUR
Füge eine neue Zahlungsmethode zu deinem Facebook-Werbeanzeigenkonto hinzu · Es gelten diese Bedingungen
Kredit-/Lastschriftkarte
PayPal
Lastschrift
Land der Bank: Deutschland
VISA
Ich möchte einen Gutschein einlösen.
Weiter
Abbrechen

- **Zahlung auswählen**

Hier die Zahlungsart auswählen. Die Rechnung dazu erhalten Sie per Mail von Facebook.

- **Werbeanzeige einstellen**

Fertig.

Es ist zu empfehlen, verschiedene Werbetexte und Arten parallel auszuprobieren und anschließend die einzelnen Leistungsberichte regelmäßig zu prüfen, um zu sehen, was am besten »ankam«.

Statistik im Werbeanzeigenmanager

Der Erfolg der Werbung lässt sich gut sichtbar in einer Statistik nachvollziehen, denn es wird gezeigt, wie oft die Werbung bei irgendwelchen Nutzern in der Chronik gezeigt, wie oft auf die Werbung geklickt und wie oft die Seite geliked wurde.

2.22.2 Targeting

Sie können je nach Ziel und Ausrichtung, und mit etwas Zeit, erstaunlich exakt Ihre Zielgruppe ganz gezielt herausfiltern. In der Fachsprache heißt dies »Targeting«, vom englischen Begriff »target« (Ziel). Sie können dann also Standort, Alter, Geschlecht, Ausbildung und Interessen bei der Eingrenzung nutzen.

Erstellen Sie mehrere Anzeigen, aber die sehr zielgenau, denn eine zielgruppenspezifische Ansprache wie hier ist in dieser Qualität sonst kaum möglich.

§ Was sagt der Anwalt zu Targeting-Geschäftsmodellen?

Der Anwalt rät: Die kundenspezifischen und adressatenbezogenen Ansprachen, die über soziale Medien möglich wird, ist ein großer Vorteil für Werbetreibende. Hierbei sind naturgemäß personenbezogene Daten im Spiel, die nach dem BDSG geschützt sind. Eine Verwendung darf grundsätzlich nur mit Einwilligung des Betroffenen oder auf der Grundlage einer gesetzlichen Ermächtigungsgrundlage erfolgen. Viele der Targeting-Geschäftsmodelle stehen derzeit im Fokus der Datenschützer. Sie werden selbst kaum beeinflussen können, wie Facebook mit personenbezogenen Daten verfährt bzw. ob dies kompatibel mit deutschem Recht ist. Das ist sicherlich misslich, und es wird noch etwas dauern, bis hier echte Rechtssicherheit besteht. Achten Sie aber in jedem Fall darauf, dass Sie bei dem Einsatz entsprechender Tools, zum Beispiel auf Ihrer Website, in der Datenschutzerklärung eindeutig darüber aufklären, dass Sie dies tun. Je mehr Information und Transparenz, desto besser.

2.23 Die Facebookpflege

Facebook verursacht in der Nutzung keine Gebühren und somit kein Geld, aber natürlich kostet es Zeit. Hier stellen sich für den Arzt sofort zwei Fragen: Worauf ist bei der Pflege zu achten, und wer pflegt die Facebookseite?

2.23.1 Wie pflege ich meine Facebookseite?

Speed

- Zweimal täglich in Facebook reinschauen (morgens und nachmittags)
- Grundsätzlich auf alle Fragen antworten
- 2-mal pro Woche posten (Mittwoch und Freitag)
- Jeder zweite Post besitzt ein Foto

Perfekt

- Jede Stunde einmal Facebook checken
- Jeden Tag einen Post
- Statistik nutzen zur Optimierung
- Anzeigen schalten
- Sofort auf Kommentare oder Fragen reagieren
- Titelbild 1- bis 2-mal im Monat ändern (eigenen Patienteninfotag ankündigen, neuen Mitarbeiter vorstellen oder Geburtstag eines Mitarbeiters mitteilen mit Glückwunsch, auf Praxisjahrestag hinweisen, Tag der Gesundheit/Krebsvorsorge/des Kindes … thematisieren, Sommeranfang, »Meilensteine« somit hervorheben …)
- Einmal täglich Posts auf anderen Seiten oder Profilen liken oder kommentieren oder gegebenenfalls teilen.

2.24 Statistik

Die Statistik von Facebook ist sehr aussagefähig, und mit etwas Know-how ist es möglich, sehr genau zu erkennen, welche Themen bei welchen Zielgruppen mit welchem Alter aus welchen Orten zu welchen Zeiten gut ankamen, oder eben nicht gut ankamen. Es wäre möglich, ein kleines Buch darüber zu schreiben, was alles aus diesen Statistikdaten zu lesen, zu interpretieren und zu empfehlen ist. In diesem Buch konzentrieren wir uns auf die gut handhabbaren Aspekte.

Falls Sie nun »verzweifelt« nach der Statistik suchen: Die stellt Ihnen Facebook erst zur Verfügung, wen Sie mindestens 30 Fans, also »Gefällt-mir«-Angaben, haben.

Nun rufen Sie Ihre Facebookseite (nicht Profil!) bitte auf, dann sehen Sie oben den Administrationsbereich und den Button »Statistiken anzeigen«.

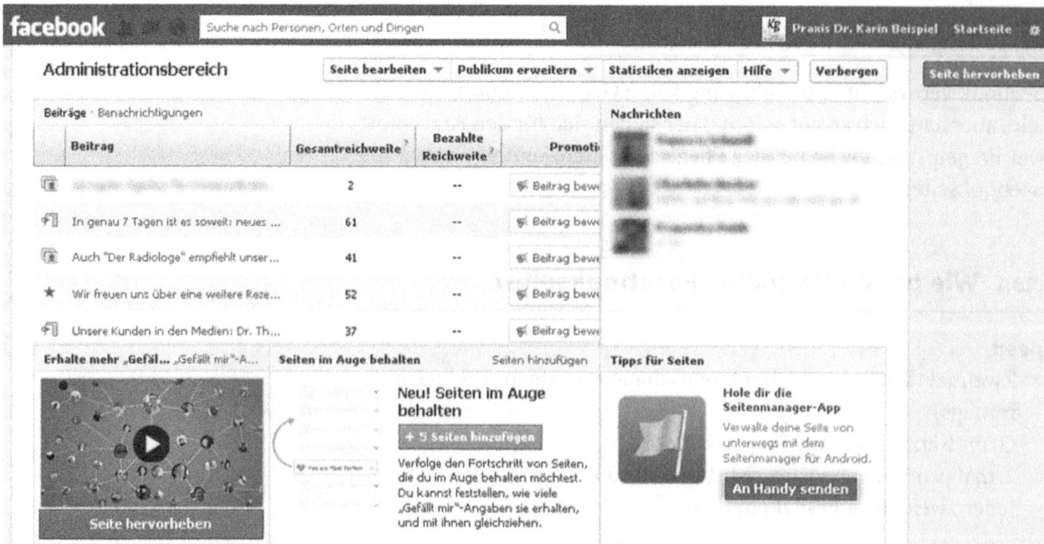

Klicken Sie auf den Button, und es öffnet sich das Statistikfenster:

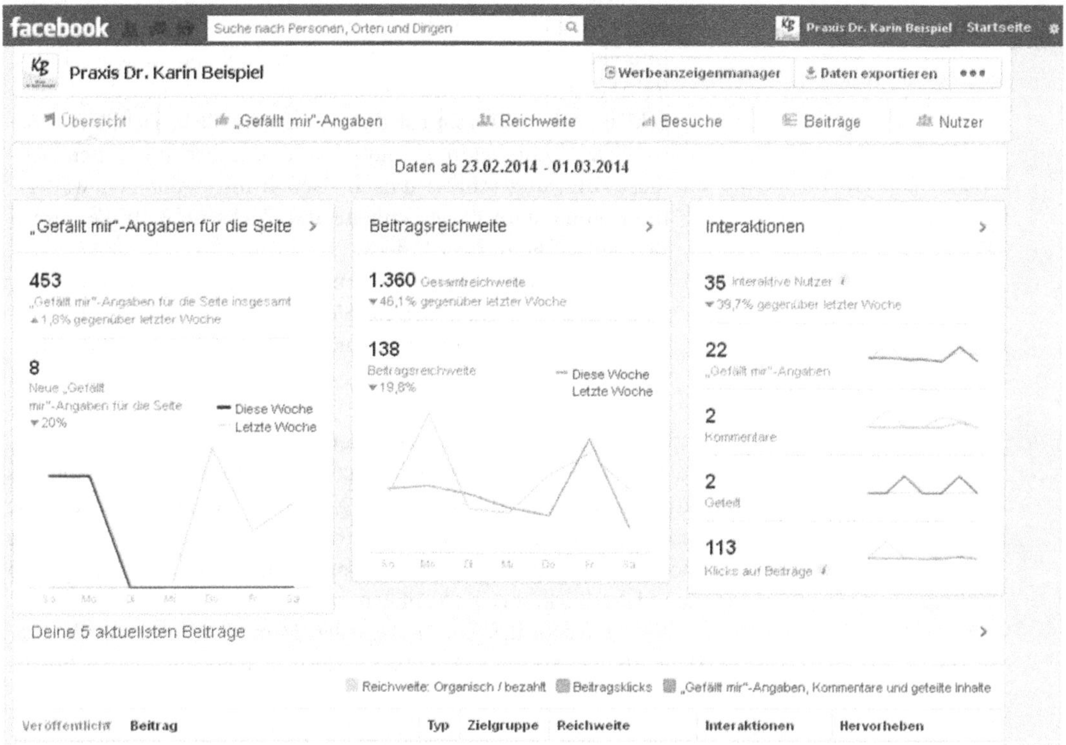

In dieser Übersicht sehen Sie:

- **»Gefällt-mir«-Angaben für die Seite**

Hier sehen Sie die Anzahl der gesamten Fanzahl auf der Seite sowie die hinzugewonnen Fans in der aktuellen und der vorherigen Woche.

- **Beitragsreichweite**

Hier finden Sie zwei Angaben:

- Gesamtreichweite: Dies ist die Anzahl an Personen, die die Aktivitäten auf Ihrer Seite gesehen haben, also Ihre Beiträge, Beiträge anderer Nutzer, Werbeanzeigen für »Gefällt-mir«-Angaben oder Erwähnungen. Da es Personen gibt, die zwar mal »reinschauen« bei Ihnen, aber nicht gleich irgendwo »Gefällt mir« klicken, ist diese Zahl meistens deutlich höher als Ihre Fanzahl.
- Beitragsreichweite: Diese Zahl ist schon interessanter, denn dies ist die Anzahl der Personen, die Ihre Beiträge gesehen haben, also Ihre Posts, Kommentare, Fotos. Angezeigt werden die aktuelle und die vorherige Woche.

- **Interaktionen**

Hier haben Sie einen guten Überblick über die Woche. Mit einem Blick sehen Sie hier folgende relevanten Daten:

- Interaktive Nutzer: Die Anzahl der Einzelpersonen, denen Ihre Beiträge gefallen und diese kommentiert, geteilt oder draufgeklickt haben. Das sind also Personen, die Sie tatsächlich auch zu einer Aktion bei Ihnen motiviert haben. Darunter sehen Sie diese Zahl, aufgeschlüsselt nach »Gefällt-mir«-Angaben, weiterhin Kommentare, geteilte Inhalte und Klicks auf Beiträge, zum Beispiel auf Fotos oder Videos.
- Statistik zu Ihren fünf aktuellsten Beiträgen: Dies ist eine der wichtigsten Informationen für Sie, denn hier wissen Sie nun genau, welche Beiträge gut ankamen. Eine komplette Übersicht erhalten Sie mit einem Klick auf »Alle Beiträge anzeigen«.

- **Andere Seiten im Auge behalten**

Sie haben ein Vorbild, also eine Praxis, die in Ihren Augen besonders aktiv bei Facebook agiert? Oder es gibt einen Konkurrenten, den Sie »im Auge behalten wollen«? Dann wählen Sie hier die entsprechende Facebookseite aus, und Sie haben somit schnell ein Monitoring, also einen Überblick, was die Konkurrenz macht.

Eine Einsicht des ganzen aktuellen Monats in die Statistik Ihrer Seite erhalten Sie, wenn Sie oben in der Leiste neben »Übersicht« die weiteren Reiter anklicken:

- **»Gefällt-mir«-Angaben**

Hier sehen Sie die hinzugekommenen und weggefallenen »Gefällt-mir«-Angaben für Ihre Seite im aktuellen Monat und können sich jeden einzelnen Tag anschauen. Wenn also in kurzer Zeit besonders viele Fans hinzukamen oder wegfielen, dann lohnt es sich hier zu schauen, ob sich das auf einen Tag konzentriert – und an dem Tag muss etwas geschehen sein, vielleicht ein Medienbeitrag über Sie, und Sie haben es nicht gewusst?

Facebook unterscheidet hier zwischen »organisch« und »bezahlt«. Das bedeutet: Gelangen Fans durch eine Werbeanzeige auf Ihre Seite und liken diese, oder geschieht dies auf anderem Weg, also zufällig oder durch die Suchfunktion (organisch)?

- **Reichweite**

Hier können Sie sehen, an welchem Tag es die meisten Likes und Kommentare gab und Inhalte geteilt wurden, sprich: wie erfolgreich Ihre Post waren. Außerdem sehen Sie verborgene oder als Spam gemeldete Beiträge.

- **Besuche**

Die Funktion zeigt Ihnen unter anderem, an welchem Tag die meisten und wenigsten Besucher auf Ihrer Seite waren und was genau Ihre Fans und Besucher sich auf der Seite angeschaut haben, sprich: welche

Reiter angeklickt wurden. Außerdem sehen Sie, »woher« Ihre User kamen, zum Beispiel durch Treffer in Google oder durch Weiterleitung von Ihrer Website.

- **Beiträge**
  Hier können Sie sehen, an welchen Tag und zu welcher Uhrzeit Ihre Fans online sind und wann Sie diese am besten erreichen können. Unten sehen Sie erneut die Auswertung Ihrer einzelnen Beiträge. Dies ist eine hochinteressante Auswertung, denn hier zeigt sich, wann Ihre Fans eigentlich Ihre Beiträge lesen. Sie sollten dieses Userverhalten einfließen lassen in Ihre Strategie, denn wenn Ihre Fans morgens um 8 Uhr am häufigsten bei Ihnen Beiträge lesen, dann sollte auch um diese Uhrzeit von Ihnen regelmäßig gepostet werden. Sehen Sie, dass am Dienstag und Freitag am meisten gelesen wird, dann ist klar, das dies »Ihre« Favoritentage sind.

- **Nutzer**
  Facebook zeigt Ihnen hier, wer Ihre »Fans« und Besucher eigentlich sind, woher diese kommen, wie alt sie sind und in welcher Sprache sie Facebook benutzen. Zunächst werden die Top 10 angezeigt. Mit Klick auf »Mehr anzeigen« können sie die Angaben Ihrer kompletten Fans und Nutzer sehen. Auch diese Statistik ist sehr spannend und meist auch sehr überraschend. Überraschend ist es, wenn Sie sehen, aus welchen Ländern Ihre Fans stammen.

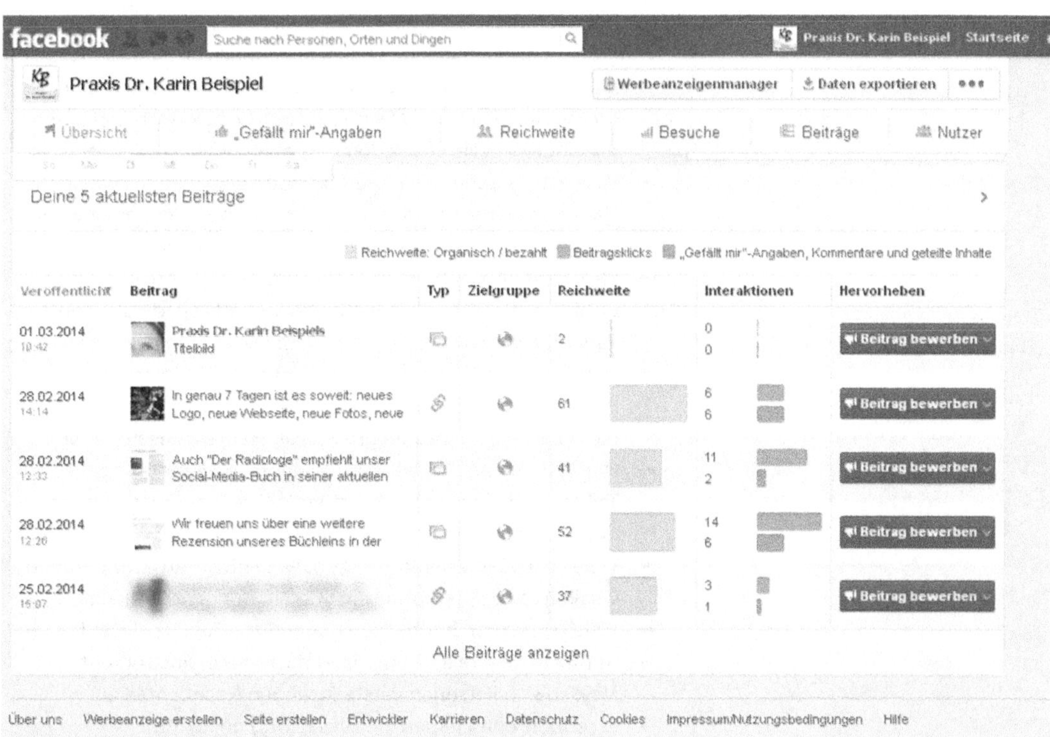

- **Deine Fans**
  Hier wird angezeigt, ob Ihre Fans eher weiblich und männlich sind und wie das Verhältnis generell auf Facebook ist. Wenn Sie Gynäkologe sind, dann ist zu erwarten, dass Ihre Fans wohl eher weiblich sind; genau entgegengesetzt wird es sein, wenn Sie Urologe sind. Aber was ist, wenn Sie Dermatologin sind oder ein Ästhetisch-Plastischer Chirurg? Dann ist es sehr interessant, ob Ihre Zielgruppe eher männlich oder eher weiblich ist, da Sie entsprechend Ihrer gewünschten Zielgruppe auch die Themen auswählen. Wenn Sie also vornehmlich weibliche Fans haben, müssen Sie entscheiden, ob sie diese Gruppe mit weiteren femininen Themen ausbauen oder ob Sie verstärkt männliche Themen setzen, um die männliche Zielgruppe eher anzusprechen. Ist Ihre Zielgruppe »zu jung«? Dann verändern Sie Ihre Themen! All das können Sie hier einsehen.

- **Erreichte und interaktive Nutzer**
  Die gleiche Angaben sehen Sie auch für »Erreichte Nutzer« (beispielsweise durch eine Werbeanzeige) und »Interaktive Nutzer« (die geliked, kommentiert oder geteilt haben).

Checkliste: Wann ist eine Facebookseite eigentlich erfolgreich?

Diese Frage wird permanent von Experten diskutiert, denn es gibt mehrere Indikatoren:

- Hohe Fanzahl (»Gefällt-mir«-Angaben«): Alle schauen zuerst auf diese Zahl, dabei sagt diese Zahl nicht wirklich etwas aus. Was nützt Ihnen eine Facebookseite mit vielen Fans, wenn keiner dieser Fans Ihre Posts liest? Diese Zahl ist psychologisch und unter »Anfängern« wohl von Bedeutung, aber sagt nicht viel aus.
- Viele »organische« Likes: Perfekt ist es, wenn Sie sämtliche Likes ohne eine einzige Anzeige bekommen, aber es ist wahrlich keine Schande, mit Werbung etwas nachzuhelfen.
- Viele Fans im Ausland: Das ist bestimmt gut für das Ego einer Praxis im Ländlichen, aber meinen Sie wirklich, dass Sie dort Patienten bekommen? Es sagt nichts Relevantes für Sie aus.
- Hohe Reichweite: An dieser Zahl können Sie tatsächlich ablesen, ob Ihr Facebookauftritt »ankommt« oder nicht. Je höher diese Zahl ist, am besten grob stetig steigend, desto besser.
- Hohe Anzahl an »Gefällt-mir«-Angaben, Kommentaren, Teilungen: Keine Frage, das ist Ihr Ziel, je mehr hier passiert, desto besser.
- Viele Posts: Die Quantität sagt nahezu nichts aus, sondern die Qualität zählt. Posts ohne ein »Gefällt mir« sind schlecht!
- Viele »sprechen darüber«: Je höher diese Zahl ist, desto besser.
- Anrufe in der Praxis: Es ist ein einfaches Messinstrument. Melden sich Personen verstärkt wegen Nachrichten auf Facebook, dann haben Sie alles richtig gemacht.

2.25 Redaktionsplan

Agenturen und Pressestellen arbeiten mit einem Redaktionsplan, das zieht zahlreiche Vorteile mit sich. Perfekt wäre es, wenn Sie sich nicht mehrfach die Woche darüber Gedanken machen müssen, welches Thema Sie nun posten, sondern einfach in eine kalendarische Tabelle schauen, und dort stehen Sie die nächsten Themen zum Posten. Das geht, denn es gibt Themen, die Sie schon Monate oder Jahre im Voraus festlegen können. Geburtstage sind genauso vorhersehbar, wie der Frühlingsanfang oder der Tag der Krebsvorsorge.

Checkliste: Themen für den Redaktionsplan

- Geburtstag der Mitarbeiter
- Jubiläen der Mitarbeiter oder Praxis
- Tage der Gesundheit (Tag der Krebsvorsorge, Tag der Frau, Welt-Diabetestag usw.)
- Silvester, Weihnachten, Neujahr
- Ideale Zeiten (für das Impfen oder bestimmte ästhetische Eingriffe usw.)
- Große medizinische Kongresse, an denen Sie teilnehmen
- Eigene, regelmäßige Patientenveranstaltungen
- Olympia, Fußball-WM, Formel-1-Start, Oscar-Verleihung

2.26 Facebookpflege delegieren

Genauso wie die Abrechnungen, Terminvergaben oder das Ausstellen von Überweisungen delegiert werden, vermutlich auch die Pflege der Internetseite, kann der Arzt auch die Pflege der Facebookseite delegieren.

Checkliste: Facebook delegieren

- Benennen Sie offiziell, vor dem ganzen Team und am besten noch schriftlich, diese ausgewählte Person zum Facebookmanager oder zur Facebookverantwortlichen (das hebt die Motivation und unterstreicht die Bedeutung)
- Wählen Sie nur eine Person aus
- Legen Sie Themen und Wording fest (Duzen? Locker oder seriös?)
- Bestimmen Sie, welche Aufgaben (zum Beispiel Anzeigenschaltung) selbstständig oder nur nach Rücksprache mit Ihnen durchgeführt werden dürfen
- Gehen Sie auf »Seite bearbeiten – Seiteninfo – Administrationsaufgaben«

2

- Wichtig: Die Person, die als Admin eingesetzt wird, benötigt bei Facebook ein Profil
- Hinzufügen: E-Mail-Adresse (mit der man bei Facebook angemeldet ist) eintragen
- Position zuteilen: Manager (alle Rechte), Inhaltsersteller, Moderator, Werbetreibender, Statistikanalyst (kann lediglich Statistiken aufrufen)
- Führen Sie einmal im Monat ein Facebookmeeting ein, eine Dauer von 20 Minuten reicht, mit allen Mitarbeitern, um die möglichen Themen zu finden und Identifikation zu steigern.
- Legen Sie einen Facebook-Redaktionsplan an
- Lassen Sie sich regelmäßig (einmal die Woche) einen kurzen Status quo geben, damit Sie im Bilde sind.
- Lassen Sie sich die Posts vor dem Veröffentlichen kurz ausgedruckt zeigen, das sorgt für Kontrolle und Qualität, und zunehmend können Sie darauf verzichten

Sie wundern sich und meinen, es sei unseriös, den Facebookauftritt als Arzt in der eigenen Praxis nicht selbst zu pflegen? Meinen Sie denn, dass Angela Merkel genug Zeit hat, ihre Facebookseite selbst zu pflegen, inkl. Posts und Kommentaren? Oder delegiert sie das zum Beispiel an ihren Facebookverantwortlichen, wahrscheinlich an ihren Regierungssprecher? Wichtig ist, dass Sie wissen, was dort bei Facebook geschieht.

Checkliste: Wer ist als Praxis-Facebookmanager geeignet?
Nicht jede Person Ihres Teams, so loyal und hervorragend die Arbeit ist, ist auch geeignet für diese Aufgabe, denn hier sind besondere Eigenschaften gefordert.

- Muss Facebookaffinität besitzen (um mit Kreativität und stets up to date agieren zu können)
- Muss für die rechtlichen Rahmenbedingungen der Arzt- und Heilmittelwerbung sensibilisiert sein
- Muss die Praxis (zum Beispiel Philosophie) kennen
- Muss im Team anerkannt und »beliebt« sein, sonst erhält diese Person keine thematische Unterstützung
- Muss das Vertrauen des Arztes genießen (Loyalität)
- Muss über eine gute Rechtschreibung verfügen
- Muss auch die notwendige Zeit vom Arzt dafür erhalten
- Muss ein eigenes Facebookprofil haben

Was tun, wenn kein Praxisteammitglied diese Aufgabe übernehmen kann? Dann investieren Sie einfach in ein Mitarbeiterseminar, das kostet zwischen 300 und 1.000 €, oder Sie delegieren diese Aufgabe an jemanden extern; hier gibt es zahlreiche Agenturen. In dem Fall gelten auch die gleichen Voraussetzungen. Die Kosten dafür bewegen sich etwa zwischen 200 und 2.000 € im Monat, je nachdem, wie aufwändig diese Aufgabe ist.

2.27 »sprechen darüber«

Sie finden »sprechen darüber« auf der Startseite, unter dem Titelbild, zusammen mit einer sich verändernden Zahl. Ihnen ist nicht ganz klar, was das bedeutet? Dann Willkommen im Club, denn kaum jemand versteht, was das bedeutet. Gemeint ist die »Interaktionsrate der Menschen, die mit der Seite verbunden sind«. Das größte Problem an dieser Kennzahl ist ihr Name: »sprechen darüber« suggeriert, dass eine gewisse Anzahl von Menschen über diese Facebookseite sprechen. »sprechen darüber« sind alle Facebook-User, die in den letzten sieben Tagen mindestens zwei der folgenden Aktionen tätigten:

- »Gefällt mir« einer Facebookseite,
- Post an einer Facebookseite,
- »Gefällt mir« eines Posts,
- Kommentar eines Posts,
- Teilen eines Posts,
- Beantworten einer Frage,
- Beantworten einer Event-Einladung,
- Erwähnen einer Facebookseite in einem Post (mittels @-Zeichen),
- Markieren einer Facebookseite auf einem Foto,
- Einchecken an einem Ort,
- Schreiben einer Empfehlung.

2.28 »Personen waren hier«

Direkt neben »sprechen darüber« finden Sie »Personen waren hier«. Dieser Begriff fällt einem Betrachter positiv auf, aber sorgt noch immer für Verunsicherung, denn er ist tatsächlich irreführend. Gemeint ist, dass Personen in einem Post bekanntgeben, dass sie bei Ihnen waren. Das klingt erst einmal einfach. Je mehr Personen dort in einer Zahl zusammengefasst stehen, zum Beispiel 1.000, desto größer ist die Botschaft, dass Sie wohl ein guter Arzt sind, denn sonst wären ja nicht so viele Personen bei Ihnen.

Wenn Sie etwas bei Facebook suchen, dann bietet Facebook Ihnen im Ergebnis u.a. Seiten und Orte an:

Seiten Dies sind alle offiziellen Seiten (wie Unternehmensseiten, Seiten von Paxen) und Gemeinschaftsseiten.

Orte Dies sind Seiten, die einer bestimmten Adresse zugeordnet sind, sodass man bei ihnen einchecken kann (zum Beispiel ein Lokal oder ein Supermarkt oder eine Arztpraxis).

Es ist also von Vorteil, dass diese Funktion aktiviert ist; dies erreichen Sie durch den Eintrag Ihrer Postadresse in die entsprechenden Felder unter »Seiteninfo« und »Adresse«. Sobald hier Straße, Hausnummer, Postleitzahl und Stadt eingetragen und abgespeichert sind, verarbeitet Facebook dies und ordnet nach einer Weile (das kann bis zu ein paar Tagen dauern) die Seite in der Suche nicht mehr nur unter »*Seiten*«, sondern auch unter »*Orte*« ein. Wichtig ist es, unter der Karte das kleine Häkchen setzen (»Show map, check-ins and star ratings on the page«.

Facebooknutzer, die einen Post schreiben und in diesem Post Ihre Praxis-Facebookadresse schreiben und (geht automatisch) den als Link aktivieren, werden als »waren hier« gezählt.

Tipp des PR-Beraters

Ein dickes »0 waren hier« auf der Startseite sieht nun wirklich nicht gut aus, deshalb bitten Sie doch Ihre (Facebook-)Freunde, hier mit einem Post entsprechend aktiv zu werden.

Wie mache ich die Ortsintegration rückgängig? Entfernen Sie wieder das Häkchen unter der Karte!

2.29 Facebookbewertung – Blaue Sterne

Seit November 2013 werden Bewertungen, symbolisiert durch blaue Sterne, prominent auf Facebookseiten angezeigt, direkt unterhalb des Seitennamens. Gezeigt werden die Gesamtanzahl der Bewertungen und der Bewertungsdurchschnitt in Punkten. Facebook geht damit einen weiteren Schritt in Richtung Bewertungsportal. Gleich beim ersten Besuch einer Seite verrät eine gute Rezension, was einen erwartet (von der Facebookseite und von der Praxis!).

2.29.1 Wie wird eine Praxis bewertet auf Facebook?

In der Chronik rechts – ein wenig unterhalb des Kopfbildes – können Besucher bis zu fünf Sterne vergeben und zusätzlich einen Kommentar hinterlassen, wie sie die Seite beurteilen.

Vergibt jemand allein Sterne, wird die Bewertung in die Gesamtzahl der Sterne anonym einbezogen, der eigene Name taucht nicht in den Rezensionen auf. Bei Eintrag eines Bewertungskommentars kann man in den Einstellungen festlegen, welchen Grad an Öffentlichkeit dieser haben soll. Unter Umständen möchte man die Rezension nur im Freundeskreis sichtbar machen.

Vorteile der Bewertung

Was zählt mehr als eine offene, ehrliche Empfehlung? Viele blaue Sterne, viele Bewertungen und noch gute Rezensionen sind als »Verkaufsargument« unschlagbar. Jeder, der bewertet, also aktiv wird, erscheint in der Newsleiste, und dessen »Freunde« sehen es ebenso.

Nachteile der Bewertung

Da Bewertungen nicht obligatorisch öffentlich abgegeben werden müssen, kann die Rezensionsmöglichkeit leicht missbraucht werden. So könnte (und kann) eine konkurrierende Praxis bei Ihnen eine schlechte Bewertung abgeben, und »verrückte« Patienten gibt es auch in jeder Stadt. Zudem können Facebookseitenadmins weder auf positive noch auf negative Rezensionen antworten oder einzelne Bewertung löschen.

2.29.2 Rezensionen/Sterne deaktivieren

Rezensionen ein-/ausschalten: Rezensionen können für eine Facebook Seite aus- bzw. eingeschaltet werden. Dabei handelt es sich nicht um eine klassische Aktivierung oder Deaktivierung der Funktion, sondern vielmehr um die Umschaltung zwischen Facebookseite (Rezensionen sind ausgeschaltet) oder Facebookort (Rezensionen sind aktiv), das heißt, die Entscheidung heißt vielmehr, einen Facebookort anstelle einer Facebookseite zu verwenden. Entscheidet sich der Administrator gegen Rezensionen, entscheidet er sich auch gegen die Orte-Funktion von Facebook (Hutter 2013).

Sind Sie ein guter Arzt? Ja? Dann gibt es keinen Grund, sich den Bewertungen zu entziehen. Und wenn doch jemand seinem Unmut Luft macht in der Bewertung oder Rezension, so bedenken Sie, dass er das genauso auf Bewertungsportalen tun kann, und dort bekommen Sie es womöglich gar nicht mit. Und bitten Sie doch Ihre Patienten direkt, zumindest die, die offensichtlich sehr zufrieden sind, dort eine Bewertung abzugeben! Es spricht auch nichts dagegen, dass Ihre Mitarbeiter dort eine Bewertung abgeben – es sollte nur freiwillig sein, und Ihr Praxis-Facebookmanager sollte selbst auf die Idee kommen, dort selbst präsent zu sein mit dem Profil. Sie hingegen sollten natürlich nicht selbst Ihre eigene Praxis loben.

§ Juristische Anmerkungen zu schlechten Bewertungen und unwahren Behauptungen

Der Anwalt rät: Schlechte Bewertungen von Nutzern können, sofern diese gegen die Nutzungsbedingungen von Facebook oder gegen allgemeine Gesetze verstoßen, bei Facebook gemeldet werden. Enthalten die Bewertungen Rechtsverletzungen, also etwa Formalbeleidigungen und Schmähkritiken oder auch unwahre oder kreditgefährdende Tatsachenbehauptungen (also solche tatsächlichen Behauptungen, die einem Beweis zugänglich und nicht überwiegend durch Elemente einer Wertung geprägt sind), so können diese zivilrechtlich verfolgt werden. Für den Fall, dass Sie den Äußernden identifizieren können, können Sie diesen abmahnen und zur Abgabe einer sog. Unterlassungserklärung auffordern lassen. Dies sollte man immer dann tun, wenn eine Rechtsverletzung festgestellt wurde und hierdurch Interessen des Arztes und seiner Praxis widerrechtlich verletzt werden. Dies gilt ganz unabhängig von dem Versuch der Beseitigung rechtswidriger Bewertungen durch Löschen seitens Facebook.

2.30 Was kommt als Nächstes?

2.30.1 Graph Search

Eine neue Suchfunktion ist das »Graph search« bei Facebook, welche aber derzeit nur auf der US-englischen Facebookversion geschaltet ist und dort getestet wird.

Die neuesten Tools und Funktionen bei Facebook kommen meist »verspätet« nach Deutschland, also auf das deutsche Facebook.

Was bietet Graph Search? Es durchsucht die ganze Facebook-Datenbank nach gewünschten Inhalten, und das Besondere ist: Es wird in ganzen Sätzen gesucht. Bietet Facebook kein Suchergebnis, so steht darunter automatisch ein Suchergebnis der »bing«, mit Treffern aus dem ganzen Internet. Je detaillierter die Frage dabei formuliert ist, desto gezielter ist das Suchergebnis. Beispiel: »Welche Frauen von 28–50 in Berlin interessieren sich für eine Hautkrebsvorsorge?« Im Ergebnis können dann sehr genau die potentiellen Patienten gefunden werden, und diese können dann gezielt für eine Werbeanzeige genutzt werden.

Nun können darüber nicht nur Personen, Orte, Seiten, Fotos und Apps gefunden werden, sondern auch Kommentare und sogar Statusmeldungen oder Bildunterzeilen. Wer also als Arzt Faltenbehandlungen anbietet, braucht nun nur gezielt nach Begriffen wie »Falten« oder »Faltenbehandlung« zu suchen und findet Posts, die dieses Thema namentlich behandeln – und damit auch die Personen, die diesen Post geschrieben haben.

Literatur

Hutter T (2013) Facebook: Alles Wichtige zu Rezensionen auf einen Blick. ► http://www.thomashutter.com/index.php/2013/10/facebook-alles-wichtige-zu-rezensionen-auf-einen-blick. Zugegriffen: 2014

Redaktion deutsche-startups.de (2014) Bei schlechtem Wetter steigt die Interaktion auf Facebook immer. ► http://www.deutsche-startups.de/2013/12/23/wetter-facebook-interaktion. Zugegriffen: 02.09.2014

Redaktion t3n Online (2013) Die besten Posting-Zeiten auf Facebook [Infografik]. ► http://t3n.de/news/posten-zeiten-455989. Zugegriffen: 02.09.2014

Redaktion unternehmer.de (2013) Mehr Likes: Was und wann Sie auf Facebook posten sollten [Infografik]. ► http://www.unternehmer.de/marketing-vertrieb/152048-mehr-likes-und-wann-sie-auf-facebook-posten-sollten-infografik. Zugegriffen: 02.09.2014

Zigahn B (2013) Wann ist der beste Zeitpunkt um in Sozialen Netzwerken zu posten? ► http://www.soschl.de/2013/06/11/wann-ist-der-beste-zeitpunkt-um-in-sozialen-netzwerken-zu-posten. Zugegriffen: 02.09.2014

Twitter

Marc Däumler, Marcus M. Hotze

M. Däumler, M. M. Hotze, *Social Media für die erfolgreiche Arztpraxis*, Erfolgskonzepte Praxis- & Krankenhaus-Management, DOI 10.1007/978-3-642-37073-1_3, © Springer-Verlag Berlin Heidelberg 2015

Es ist mit Twitter schon kurios, denn wohl jeder hat diesen Begriff schon einmal gehört und weiß, dass man damit kurze Nachrichten versenden kann und dass viele Prominente, Stars und Sternchen twittern. Doch wie Twitter eigentlich funktioniert bzw. wo man diese Nachrichten lesen kann, das wissen wenige. Dabei hat Twitter auch deshalb diesen großen Erfolg, weil es so einfach ist. Begriffe wie »Mikroblogging« und »digitale Echtzeit-Kommunikation« beschreiben zwar tatsächlich, was Twitter ist, aber eigentlich verwirren diese Begriffe den Einsteiger nur unnötig.

Der Name stammt, wie zu erwarten, aus dem Englischen und bedeutet »Gezwitscher«, was auch erklärt, warum das Twitterlogo ein Vogel ist. Mit Twitter versenden Sie kurze Nachrichten, quasi wie eine SMS oder wie ein Newsletter per Mail. So eine Nachricht heißt bei Twitter nicht einfach »Nachricht«, sondern »Tweet«. Und dieser Tweet darf auch nicht die Länge einer Doktorarbeit, sondern maximal 140 Zeichen haben. Diese Nachrichten können Sie nicht, wie bei einer Mail oder einer SMS, wahllos durch die weite Welt senden, auch wenn das im Ergebnis sicherlich geht; bei Twitter erhalten die Personen Ihren Tweet, die ihn quasi abonniert haben. Diese Personen, also Empfänger, heißen bei Twitter nicht »Empfänger« oder »Anhänger«, sondern »Follower«, denn sie »folgen« Ihren Tweets. Und wenn Sie gute Tweets schreiben, dann senden Ihre Empfänger (Follower) Ihren Tweet weiter, an deren Follower, das nennt man »Retweeten«. Damit ein Tweet zu einem bestimmten Thema gefunden werden kann, kann man einem Tweet ein Schlagwort geben, so etwas wie einen Suchbegriff. Wer also nach diesem Schlagwort sucht, erhält bei den Treffern dann den Tweet dazu. Das Schlagwort wird mit dem Rautezeichen # kombiniert, welches davor gesetzt wird. Das ist dann ein »Hashtag«. Wer Twitter aktiv nutzt, der »twittert«. Der Verfasser eines Tweets wird »Twitterer«, selten auch »Tweeps« bezeichnet. »Tweeps« wird eher im Englischen verwendet und stammt aus der Wortkombination »twitter« und »people«. Das ist Twitter in Kurzform.

Twitter wurde im März 2006 gegründet, und nach firmeneigenen Angaben nutzten Ende 2011 schon rund 100 Millionen Personen und Unternehmen mindestens einmal im Monat Twitter zum Versenden einer Nachricht. Beim Twitter-Börsengang 2013 schätzten Experten den Wert von Twitter auf über 15 Milliarden Dollar ein. In Deutschland gibt es derzeit etwa 825.000 Twitter-Accounts, von denen aus aktiv in deutscher Sprache getwittert wird. Zwar lag die Steigerung im letzten Jahr bei enormen 50%, aber dennoch wird Twitter im Vergleich zu anderen Social-Media-Tools eher vernachlässigt. Es gibt wenige Twitterer, die aber twittern viel. Im November 2013 hatte Twitter nach eigenen Angaben gut 230 Millionen aktive Nutzer. Wie viele Social-Media-User twittern, ist nicht nur von Staat zu Staat unterschiedlich; Unterschiede gibt es sogar innerhalb Deutschlands. So steht auf Platz 1 bei den Twitter-Bundesländern Berlin mit 37% und auf dem letzten Platz das Saarland mit 21% (Statista 2014).

Jeder kann einen Tweet lesen, jeder, also auch die Personen, die nicht bei Twitter angemeldet sind; vorausgesetzt, es sind »öffentliche« Tweets, aber dazu später mehr.

Twitter bietet, obwohl es nicht so umfangreich ist wie beispielsweise Facebook, dennoch erstaunlich viele Möglichkeiten. Kommentare oder Diskussionen hingegen sind nur möglich, wenn jemand bei Twitter auch mit einem Account angemeldet ist. Da Twitter aber für die Arztpraxis nur eingeschränkt sinnvoll einsetzbar ist, beschränkt sich dieses Kapitel auf die aus Autorensicht relevanten Aspekte.

3.1 Wer nutzt Twitter?

Das Alter des typischen Twitterers sinkt übrigens tendenziell, ist aber mit 41,3 Jahren noch relativ hoch (Redaktion FOCUS Online 2013), und etwa jeder zweite (55%) User nutzt dafür ein mobiles Endgerät. Mittlerweile hat Twitter weltweit etwa 1,5 Milliarden Mitglieder (Stand Juni 2013), und der Nutzer ist eher männlich und gebildet.

Etwa jeder zweite Twitterer stammt übrigens aus der Medien- oder Marketingbranche, und jeder Vierte ist eine Führungskraft oder ein Unternehmer.

Vorteile von Twitter für eine Arztpraxis

- Die Kürze von 140 Zeichen, inkl. Freizeichen, spart Zeit beim Verfassen und Lesen, was in den engen Zeitplan einer Praxis gut passt.
- Das Tempo, mit dem sich aktuelle News verbreiten, ist meist höher als sämtliche offiziellen Nachrichtenkanäle, was bei medizinischen Skandalen genutzt werden kann.
- Die einfache, reduzierte Bedienung ist ein sehr großer Vorteil bei der Nutzung.
- Durch das Twittern ergibt sich ein effektives Aufspringen bei medizinischen Trendthemen.
- Es gibt bisher nur ein relativ geringes Angebot an Arztpraxen, die twittern.
- Durch die Retweet-Funktion können sehr bequem und leicht sehr viele Patienten angesprochen werden, die auf herkömmlichen Wege nicht oder kaum erreicht würden.
- Wer twittert, gilt als modern, sympathisch und gut informiert und unterstützt die allgemeinen Ansprüche an eine Praxis somit hervorragend.
- Twitter kann sogar bequem mit dem Smartphone aktiv genutzt werden, von unterwegs, zum Beispiel von medizinischen Kongressen.

In großen Praxen oder Praxen mit ungewöhnlicher Spezialisierung, kann es sinnvoll sein, einen Presse-Twitteraccont einzurichten und damit gezielt Medien ansprechen. Die erhalten dann ausschließlich medizinische Neuigkeiten, wie neue Studien oder neue Geräte oder Verfahren, zu denen (sonst macht es keinen Sinn) diese Praxis auch weitere Auskunft geben kann, zum Beispiel durch ein Interview.

Nachteile von Twitter für eine Arztpraxis

- Es ist eine anfangs schwierige Aufgabe, Tweets zu verfassen, die auch tatsächlich interessieren.
- Ist man kein Star, kann man erfahrungsgemäß von einer Lesequote von 1% ausgehen – nur jeder 100. Tweet wird also von den Followern gelesen.
- Hashtags bewirken nicht nur das Erhöhen der Erreichbarkeit der eigenen Tweets zu einem bestimmten Thema – sondern das aller Tweets, die diesen Hashtag gesetzt haben. Bei wirklichen Trendthemen ist das Angebot an Nachrichten oft zu groß, und man verschwindet in der Masse.
- Twitter ist männlich dominiert, das schränkt die Praxisthemen leider ein.
- Oft werden sinnlose Tweets gesendet, wie »Mache nun Mittagspause«.

3.2 Anmeldung

Die Anmeldung ist bei Twitter, wie alles bei Twitter an sich, sehr leicht: Gehen Sie auf ► www.twitter.de, tragen Sie bei »Neu bei Twitter? Registriere Dich!« Ihren vollständigen Namen ein, Ihre E-Mail-Adresse und Ihre Passwort. Nehmen Sie die Mail-Adresse, die Sie nutzen, also tatsächlich Ihre eigene Mail-Adresse. In unserem Beispiel ist es karin.beispiel@web.de. Sollten Sie jetzt schon wissen, dass Sie Twitter nicht selbst nutzen werden, sondern delegieren, tragen Sie eine allgemeine Praxisadresse ein. In unserem Beispiel wäre es die Adresse: Praxis.Dr.Beispiel@web.de. Jetzt klicken auf den gelben Button »Registriere Dich bei Twitter!«.

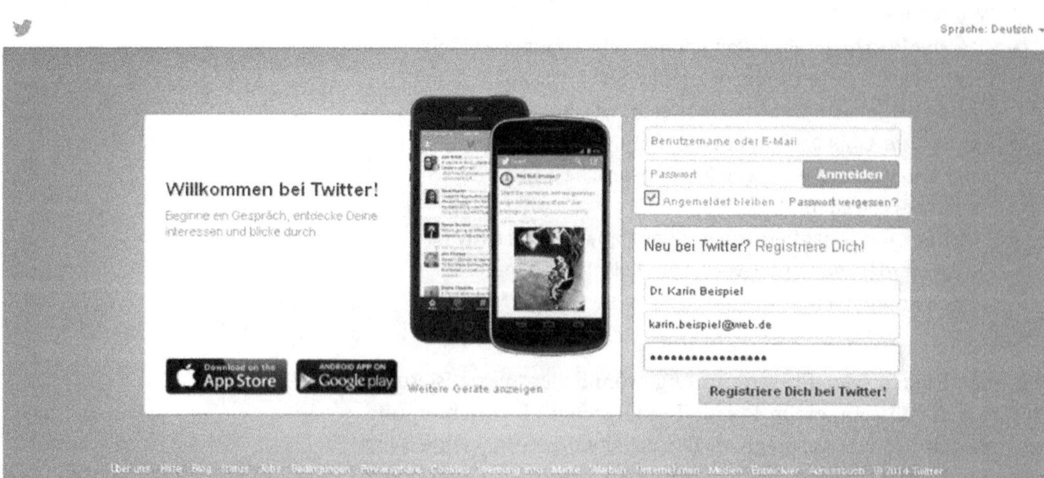

Hier sollte nun überall ein grüner Haken zu sehen sein, sonst ändern Sie an entsprechender Stelle einen Eintrag. Es kann zum Beispiel sein, dass Ihr gewähltes Passwort nicht sicher genug ist.

Bei »Wähle Deinen Nutzernamen« bitte beachten: Sie haben nur 15 Zeichen. Hier tragen Sie den Praxisnamen ein, in unserem Fall »@ Praxis_Beispiel«, oder einen Eigennamen wie zum Beispiel Optiderm (falls Sie einen eigenen Praxisnamen kreiert haben).

Wählen Sie besser nicht den eigenen Arztnamen, denn der steht schon sichtbar auf Ihrem Profil, und ohnehin ist beides sichtbar bei dem Tweet.

3.2.1 Eingeloggt bleiben auf diesem Computer

Wenn Sie an einem Computer twittern, an dem nur Sie arbeiten oder an dem nur ein vertrauensvoller Personenkreis Zugang hat, dann bleiben Sie ruhig eingeloggt. Ansonsten loggen Sie sich besser aus, sonst kann jemand in Ihrem Namen Tweets versenden.

Klicken Sie auf »Meinen Account erstellen«.

Der Anwalt rät: Mit dem Klicken dieses Buttons akzeptieren Sie die Nutzungsbedingungen und die Datenschutzbestimmungen von Twitter. Da diese Ihr Verhältnis zu Twitter (übrigens nach ausländischem Recht) regeln, sollten Sie diese durchlesen. Beachten Sie insbesondere die gesondert abrufbaren »Twitter-Regeln«, die inhaltliche Einschränkungen der Nutzung und Vorgaben an Profilerstellung, geteilte Inhalte und Nutzung der Funktionalitäten enthalten.

§ Wozu rät der Anwalt in Bezug auf einen Twitter-Account?

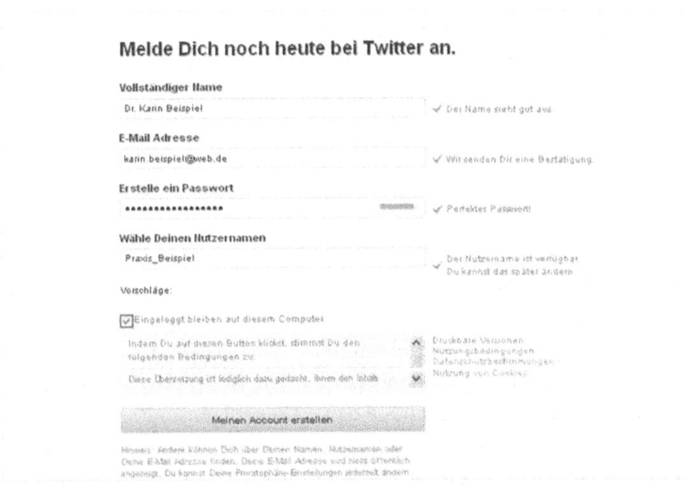
Melde Dich noch heute bei Twitter an.
Vollständiger Name
Dr. Karin Beispiel
Der Name sieht gut aus.
E-Mail Adresse
karin.beispiel@web.de
Wir senden Dir eine Bestätigung.
Erstelle ein Passwort
Perfektes Passwort!
Wähle Deinen Nutzernamen
Praxis_Beispiel
Der Nutzername ist verfügbar
Du kannst das später ändern
Vorschläge:
Eingeloggt bleiben auf diesem Computer
Indem Du auf diesen Button klickst, stimmst Du den folgenden Bedingungen zu:
Nutzungsbedingungen
Nutzung von Cookies
Meinen Account erstellen

Jetzt sehen Sie »Willkommen, (Ihr Name)« sowie »Vorschau«. Klicken Sie auf »Weiter«. Jetzt sehen Sie »Erstelle deine Timeline«.

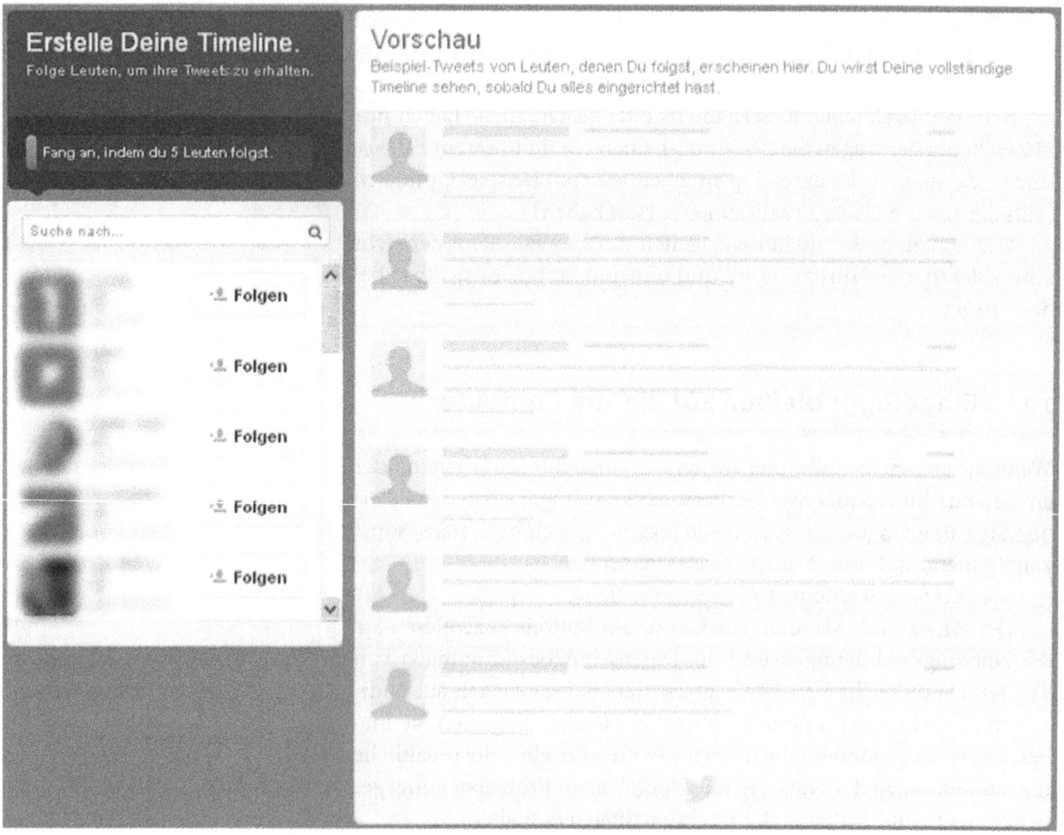

Twitter verlangt, dass Sie bereits anderen Accounts »folgen«, also von anderen Twitterern Tweets erhalten, um alle Funktionen nutzen zu können. Dazu bietet Ihnen Twitter zur Vereinfachung fünf Accounts an.

Speed Wählen Sie einfach die ersten fünf aus, und keine Sorge: Sie können diese später wieder löschen. (10 Sekunden)

Perfekt Suchen Sie schon jetzt Accounts aus, die Sie kennen oder interessieren. Dazu geben Sie in das »Suchfenster« Begriffe oder Namen ein, wie zum Beispiel »Ärztekammer« oder »Medizin« oder »Unterhaltung« oder einen direkten Namen, wie beispielsweise »Spiegel«, und bei den Treffern klicken Sie dann auf »Folgen«. (10 Minuten)

Mit Klick auf das Logo oder den Namen öffnet sich der Account, und Sie haben schon gleich einen Eindruck von dem Account, dem Sie folgen wollen.

Wählen Sie Themen oder Accounts, die nahe an dem liegen, was Sie anbieten, und schauen Sie genau hin, wem Sie dort folgen.

Jetzt sehen Sie oben links im blauen Feld »Großartig!« und klicken auf »Weiter«.

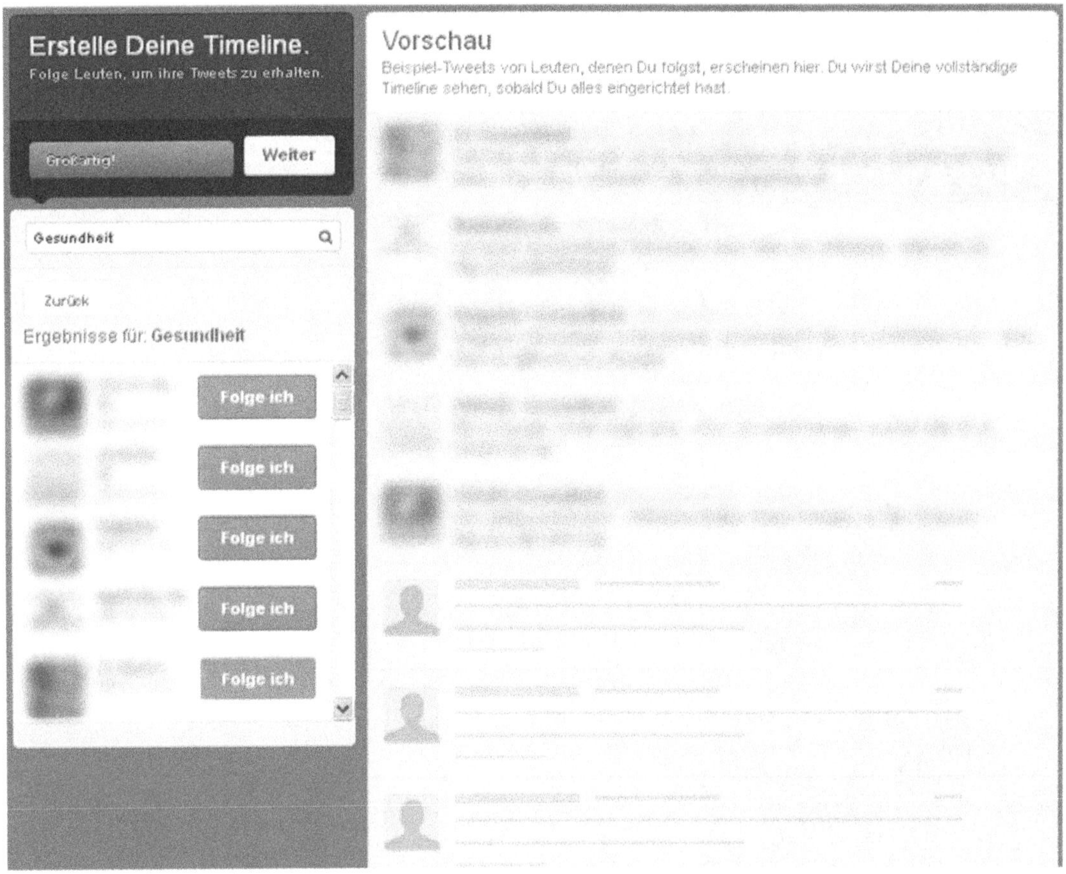

Nun sehen Sie »Anzeigen, wer hier ist«. Hier sehen Sie Kategorien, die Ihnen die Auswahl erleichtern.

Speed Klicken Sie nun einfach auf fünf Accounts, die Ihnen angeboten werden oder Sie interessieren könnten, aber es ist noch nicht so wichtig, welche es sind, klicken Sie einfach fünf an. (20 Sekunden)

Perfekt Suchen Sie wieder im Suchfenster nach Namen oder Begriffen, die Sie interessieren oder etwas mit Ihrer Praxis zu tun haben, wie beispielsweise bei Frau Dr. Karin Beispiel »Berlin« oder »Nachrichten« oder wieder »Medizin«. Mindestens fünf, aber zehn wäre hier zu empfehlen. (10 Minuten)

Nun sehen Sie oben im blauen Feld wieder »Großartig!« und klicken auf »Weiter«.

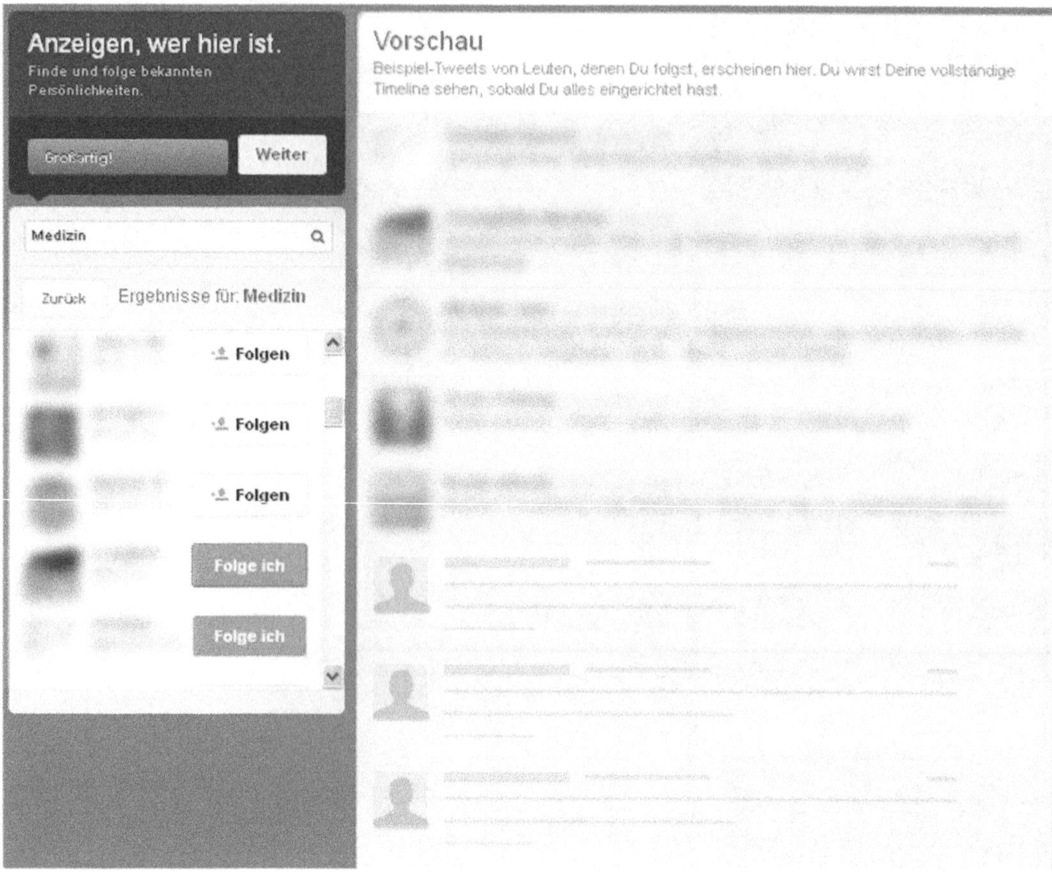

Jetzt sehen Sie »Finde Leute, die Du kennst«.

Speed Klicken Sie nun auf »Überspringen«. (0 Sekunden)

Perfekt Geben Sie die Namen ein von Personen, von denen Sie wissen oder ahnen, dass diese bei Twitter sind, und Twitter wird diese beim Eintippen automatisch finden und Ihnen zum Anklicken »anbieten«. Oder klicken Sie auf einen der angebotenen Maildienste, falls Sie bei einem dortigen angemeldet sind, und dann werden mögliche Kontakte automatisch angezeigt. (15 Minuten)

§ Was sagt der Anwalt bezüglich der Patientendaten?

Der Anwalt rät: Achtung: Nutzen Sie diese Funktion nicht, wenn Sie Patientendaten in Ihrem Adressverzeichnis gespeichert haben, da ansonsten deren Daten ohne Einwilligung an Dritte übermittelt werden.

Nun sehen Sie »Charakter hinzufügen«.

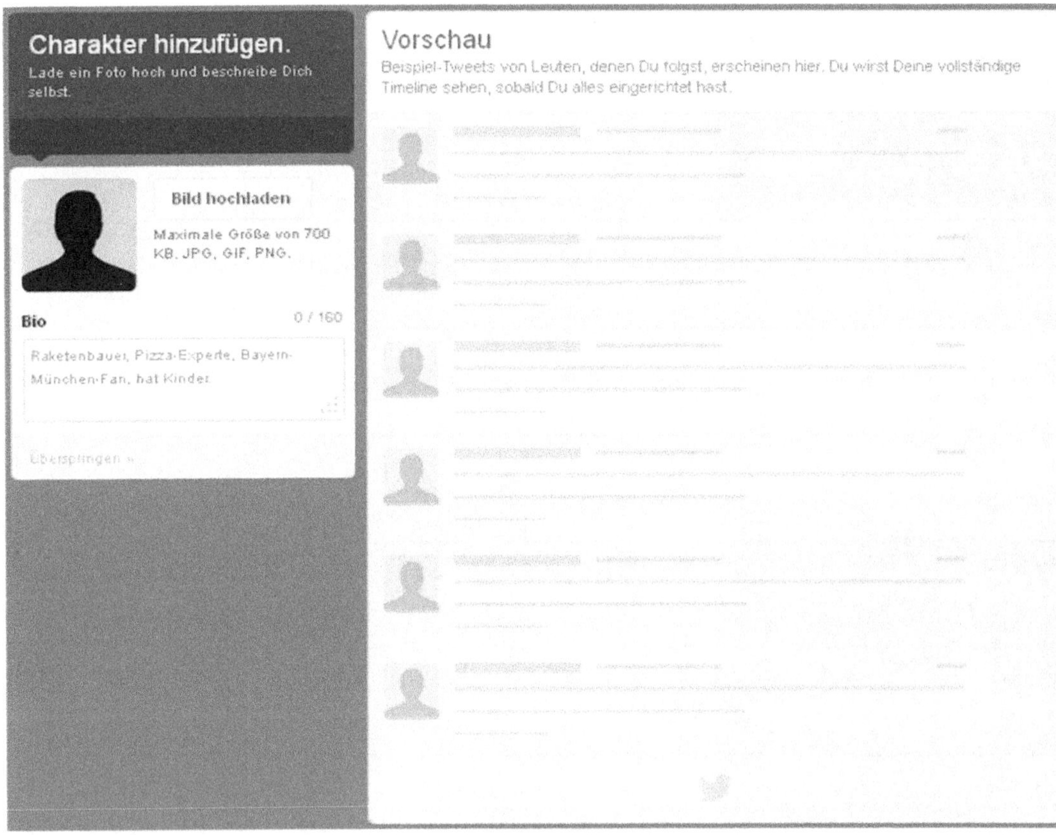

Klicken Sie auf »Bild hochladen«, und es öffnet sich Ihre Festplatte, auf der Sie nun ein Foto auswählen.

Was für ein Foto? Twitter ist anders als Facebook oder Youtube, denn es ist persönlicher. Haben Sie eine eher kleine Praxis, oder sind Sie der einzige Arzt in der Praxis, dann sollte hier ein Foto des Arztes zu sehen sein. Ist es aber eine große Praxis mit angestellten Ärzten, dann empfiehlt sich das Logo der Praxis (stets mit maximal 2 MB).

Darunter sehen Sie nun »Bio«. Was ist das? Dies ist eine kurze Vorstellung von 160 Zeichen, in denen Sie sich (also die Praxis) vorstellen können. Dies ist wichtig, um bei Google gefunden zu werden, es sind also Keywords gefragt. Außerdem steht der Text, den Sie hier einfügen, unter Ihrem Foto in Ihrem Twitter-Account.

Beispiel: Die dermatologische Praxis Dr. Karin Beispiel ist seit 2009 in Berlin ansässig. Wir sind spezialisiert auf Allergien, Hautkrebs- und Faltenbehandlung. Dann klicken Sie auf oben »Fertig«.

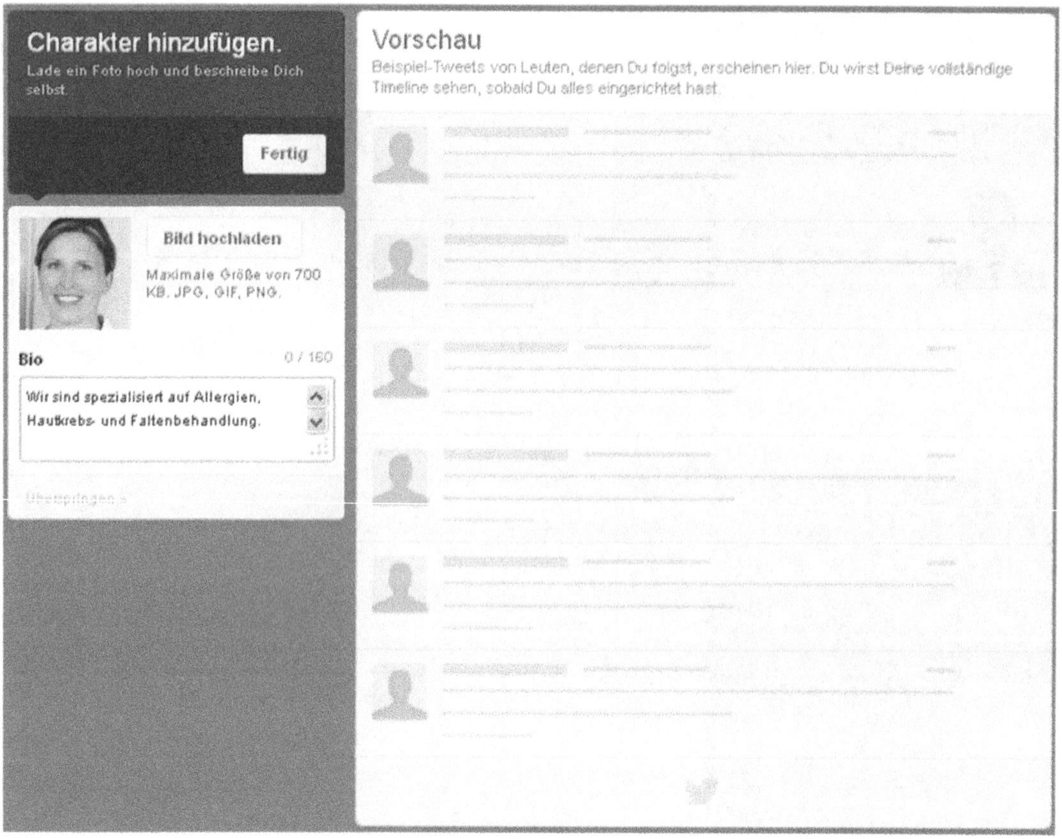

3.2.2 Impressum

Auch bei Twitter benötigen Sie ein Impressum. Die schwierige Frage ist: Wohin gehört das Impressum? Hier bietet Ihnen Twitter eigentlich nur eine Möglichkeit, nämlich das Textfeld »Bio«. Kopieren Sie den Link, der zu Ihrem Impressum auf Ihrer Website führt, und setzen Sie nun diesen Link hinter den verfassten Text in »Bio«. Sie können davor auch noch das Wort »Impressum« setzen.

§ Was sagt der Anwalt zum Impressum bei Twitter?

Der Anwalt rät: Die Impressumspflicht gilt für alle werblichen Auftritte in Telemedien, also auch für solche auf Twitter. Das bedeutet, dass ein den formalen und inhaltlichen Anforderungen des § 5 TMG genügendes Impressum (wie ► Kap. 2 beschrieben) vorgehalten werden muss. Da Twitter für die Pflichtangaben wenig Platz bietet, empfiehlt sich ein Link auf das Impressum Ihrer Website; dieser Link kann auch verkürzt werden, sollte aber hin und wieder auf seine Funktionsfähigkeit überprüft werden.

Haben Sie kein oder nur ein unzureichendes Impressum bei Twitter, drohen kostenpflichtige Abmahnungen. In der Praxis ist dies noch immer ein beliebter »Sport«. Dieses Geld können Sie anders aber sinnvoller einsetzen.

Jetzt sind Sie auf der Startseite.

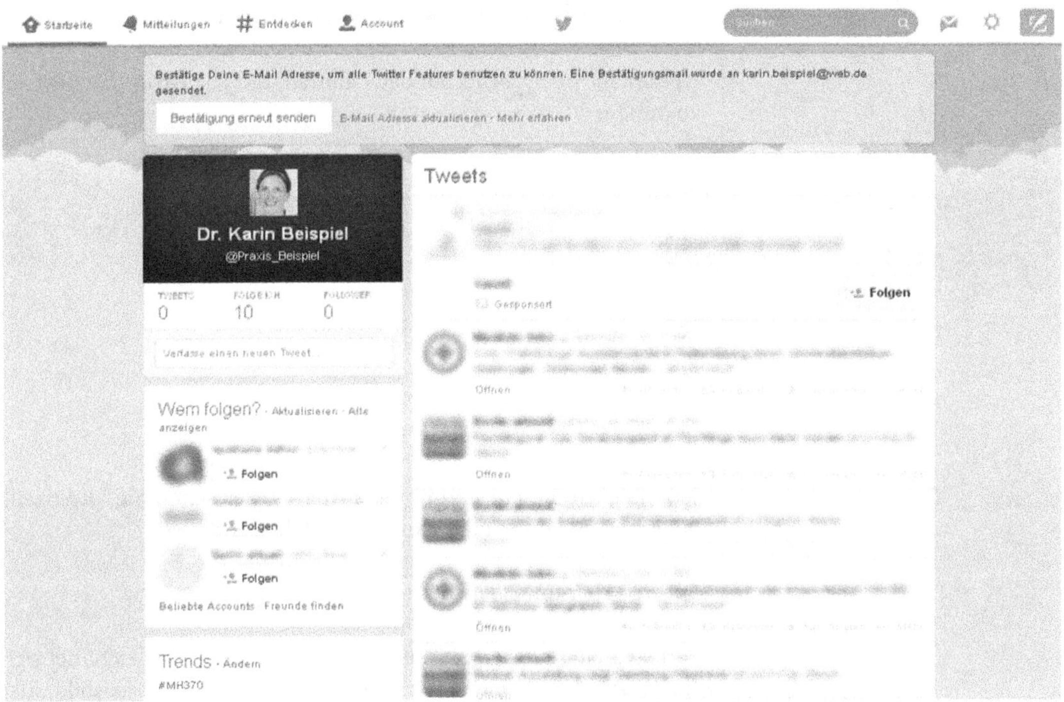

Um alle Funktionen bei Twitter nutzen zu können, müssen Sie Ihre E-Mail-Adresse bestätigen. Eine entsprechende Bestätigungsmail wurde an Ihre E-Mail-Adresse gesandt, mit der Sie sich bei Twitter angemeldet haben. Schauen Sie also jetzt in Ihr Postfach! Öffnen Sie nun diese E-Mail von Twitter und klicken Sie auf »Bestätige nun Deinen Account«. Wenn Sie das getan haben, öffnet sich nun wieder eine Startseite von Twitter. Ganz oben steht, dass Ihre E-Mail-Adresse bestätigt wurde.

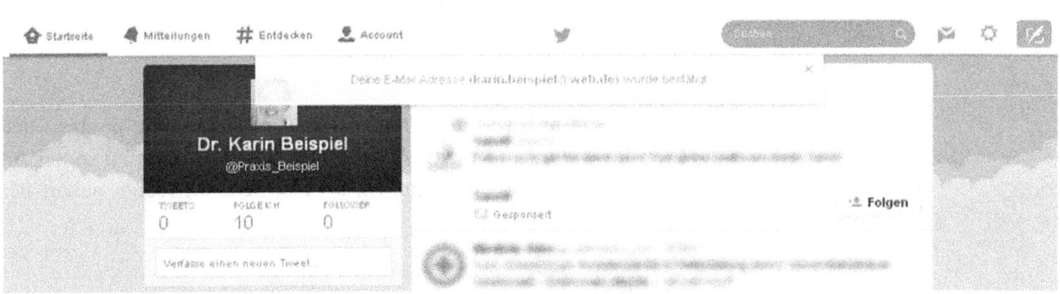

Wenn Sie auf das kleine x klicken, verschwindet der Hinweis und Sie können nun mit dieser Seite weiterarbeiten. Die andere, bisherige Seite können Sie schließen.

Herzlichen Glückwunsch, Sie haben nun einen Twitter-Account!

3.3 Navigation und Menüfunktion

Klicken Sie oben rechts auf das Zahnrad, um das Drop-down-Menü zu öffnen:

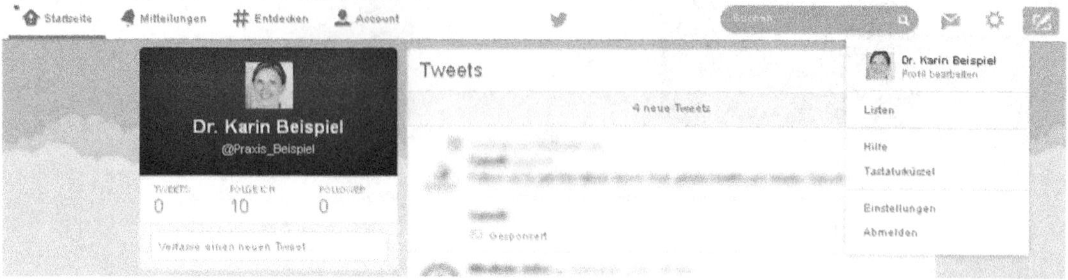

Jetzt klicken Sie auf »Profil bearbeiten«. Hier sehen Sie »Kopfzeile ändern« und können das Hintergrundbild auswählen.

Speed Hier tun Sie nichts. (0 Sekunden)

Perfekt Nun klicken Sie auf »Kopfzeile ändern«, und es öffnet sich Ihre Festplatte. Wählen Sie ein Foto aus. Ideal ist ein Praxisbild oder ein Bild mit Ihnen und Ihrem Team. Achten Sie bei dem Foto darauf, dass es sich um aktuelles Foto handelt, auf dem auch wirklich alle gegenwärtigen Mitarbeiter zu sehen sind. (2 Minuten)

- **»Name«**
  Hier können Sie Ihren Namen ändern, zum Beispiel, wenn durch Heirat oder Scheidung oder Umfirmierung sich der Name ändert.

- **»Standort«**
  Geben Sie hier den Namen der Stadt ein, und wenn es eine große Stadt ist, dann dazu auch den Stadtteil.

- **»Webseite«**
  Hier geben Sie Ihre Internetadresse der Praxis an (die ja eigentlich »Website« heißt und nicht »Webseite«). Diese ist dann zu sehen auf der Startseite Ihres Accounts im großen Fenster, rechts neben der Stadt.

- **»Bio«**
  Das haben Sie schon geschrieben.

- **»Facebook«**
  Hier können Sie festlegen, dass Ihre Tweets immer auch gleichzeitig auf Ihrer Facebookseite erscheinen.

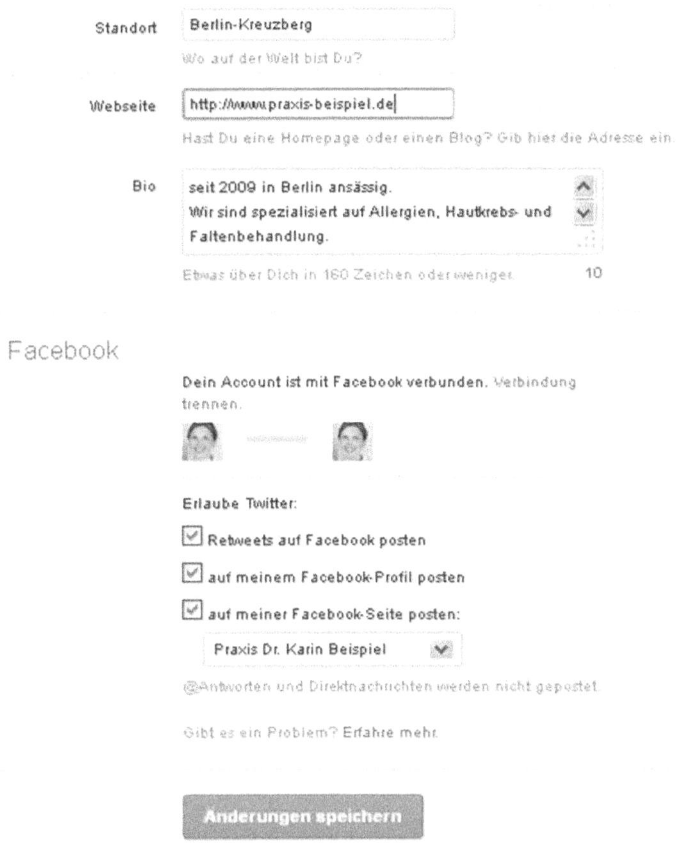
Standort
Berlin-Kreuzberg
Wo auf der Welt bist Du?
Webseite
http://www.praxis-beispiel.de
Hast Du eine Homepage oder einen Blog? Gib hier die Adresse ein.
Bio
seit 2009 in Berlin ansässig.
Wir sind spezialisiert auf Allergien, Hautkrebs- und Faltenbehandlung.
Etwas über Dich in 160 Zeichen oder weniger.
10
Facebook
Dein Account ist mit Facebook verbunden. Verbindung trennen.
Erlaube Twitter:
Retweets auf Facebook posten
auf meinem Facebook-Profil posten
auf meiner Facebook-Seite posten:
Praxis Dr. Karin Beispiel
@Antworten und Direktnachrichten werden nicht gepostet.
Gibt es ein Problem? Erfahre mehr.
Änderungen speichern

Speed Super, das spart Zeit und Arbeit und füllt Ihre Facebookseite. Also bitte anklicken! (5 Sekunden)

Perfekt Nicht aktivieren! Das mag für Sie unlogisch klingen, hier nicht zu aktivieren, aber ein perfekter Tweet ist ein Tweet, der genau abgestimmt ist auf diese typischen Twittereigenschaften (140 Zeichen). Facebook verfolgt andere Ziele und arbeitet anders und benötigt somit andere Nachrichten. Zwar können Facebook (Xing, Flickr usw.) und Twitter die gleichen Informationen mitteilen, aber die Art der Kommunikation (Mitteilung oder Tweet oder Post oder Bild) ist eben doch sehr unterschiedlich, von der Technik bis zum Charakter der Zielgruppe. (0 Sekunden)

Tun Sie es nicht, da es keinen Sinn macht, Facebook und Twitter stets mit identischen Informationen zu bestücken, da es sich um zwei unterschiedliche Kommunikationsformen handelt, und damit auch unterschiedliche Ansprüche und Erwartungen erfüllt werden müssen.

3.3.1 Account

Gehen Sie links auf Account. Hier sind bereits alle Einstellungen korrekt getätigt, bis auf die Zeitzone. Hier wählen Sie »Berlin« als Zeitzone aus, wenn Sie in Deutschland Ihre Praxis haben.

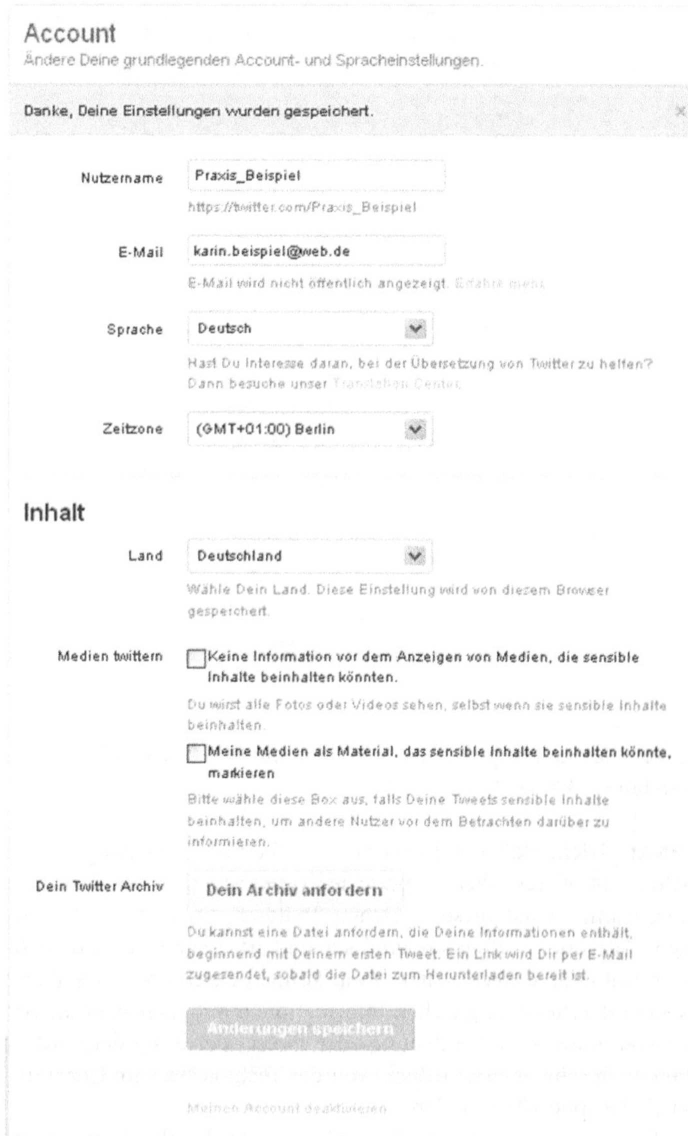

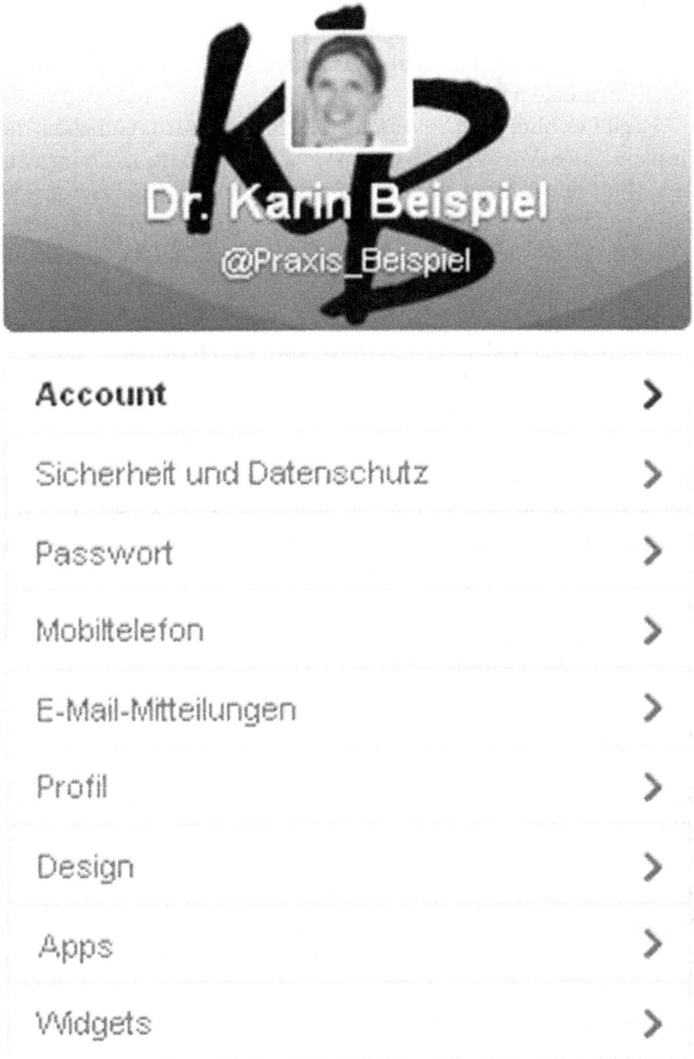
Dr. Karin Beispiel
@Praxis_Beispiel
Account
Sicherheit und Datenschutz
Passwort
Mobiltelefon
E-Mail-Mitteilungen
Profil
Design
Apps
Widgets

- **Inhalt**

Hier können Sie zwei Dinge bestimmen:

»Keine Information vor dem Anzeigen von Medien, die sensible Inhalte beinhalten könnten.«

Es gibt wohlmöglich Tweets, die Bilder oder Videos enthalten, die Sie nicht ohne »Vorwarnung« sehen wollen? Zum Beispiel können Sie kein »Blut sehen«, und der Anblick von nackten Menschen schockt Sie? Dann können Sie hier ein Häkchen setzen und werden bei »sensiblen Themen« wie zum Beispiel Nacktheit oder Medizin vorher auf den Inhalt hingewiesen.

Setzen Sie kein Häkchen.

Sie möchten andere Follower vor Ihren Bildern oder Videos in Ihren Tweets warnen? Dann setzen Sie hier ein Häkchen.

Wann macht das Sinn? Beim Thema Intimchirurgie zum Beispiel, weil schließlich jemand den Tweet retweeten und damit tatsächlich religiöse Empfindungen verletzen oder Jugendliche mit ungeeigneten Inhalten konfrontieren könnte. Sie twittern aber (vornehmlich) für Patienten, nicht für Ärzte, also senden Sie (hoffentlich) keine Bilder oder Videos, die entsetzen könnten. Sollten Sie tatsächlich für Kollegen twittern, dann erstellen Sie einen neuen Twitter-Account, und da können Sie die Bilder und Videos versenden, die »nur Ärzte spannend finden«, also kein Häkchen setzen.

- **Dein Twitter-Archiv**

Speed Dies ist noch nicht notwendig, weil es noch keine Tweets gibt.

Perfekt Klicken Sie es an, und Sie erhalten an Ihre Mail-Adresse eine Mail mit dem Link »Jetzt hingehen«, dort klicken Sie, und es öffnet sich ein neues Fenster mit »Dein Twitter Archiv«, in dem aber nun noch nichts zu sehen ist. Später, wenn dort einige Tweets zu sehen sind, bitte auf »Herunterladen« klicken. Nun öffnet sich eine externe Datei, und diese sofort speichern. Fertig. (30 Sekunden)

- **»Meinen Account deaktivieren«**

Hier können Sie Ihren Account löschen.

3.3.2 Sicherheit und Datenschutz

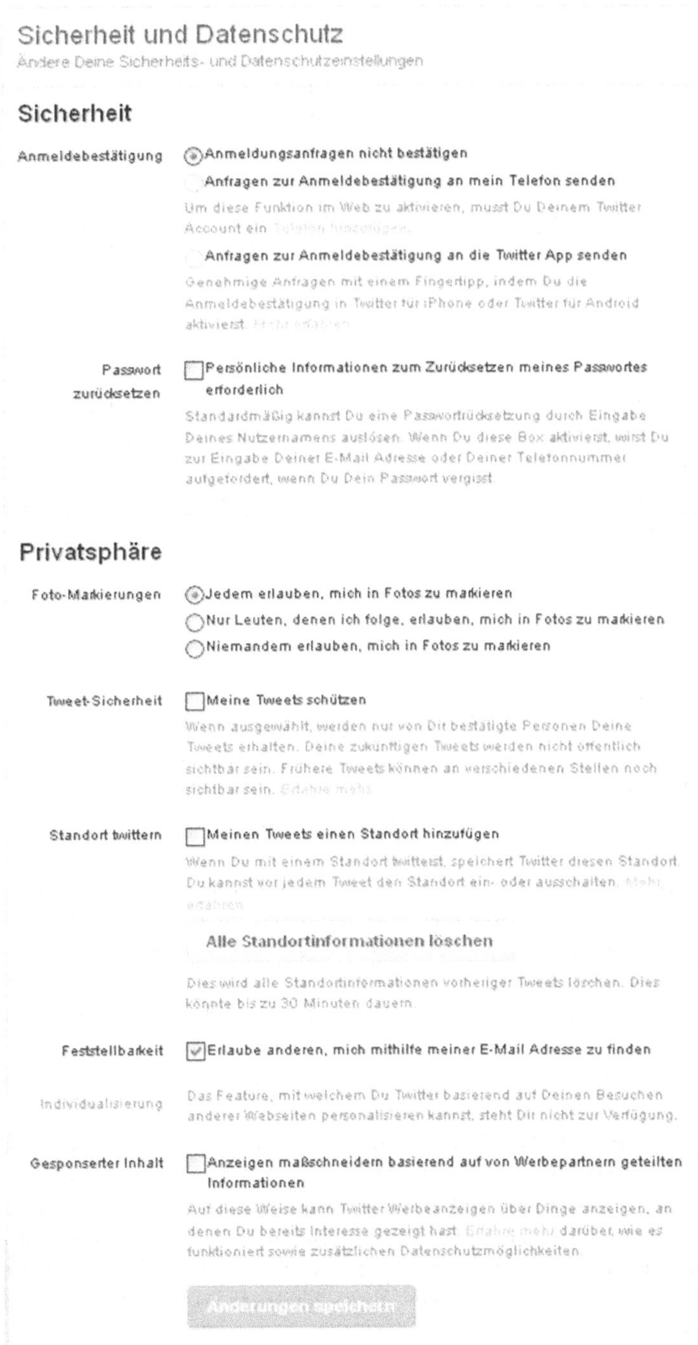

3

Sicherheit

▪ Anmeldebestätigung

Setzen Sie das Häkchen an »Anmeldungsanfragen nicht bestätigen«. Die Anmeldebestätigung verfolgt das Ziel, für mehr Sicherheit zu sorgen, also in diesem Fall mit einer weiteren Kontrolle sicherzustellen, wer sich dort anmeldet. Die Anmeldebestätigung verlangt zusätzlich zu einem Passwort noch eine Mobiltelefonnummer zum Einloggen.

In einem global tätigen Aktienunternehmen oder bei Regierungsinstitutionen kann es sicher nicht genug Sicherheitskontrollen geben, aber mal im Ernst: Bei einer Arztpraxis reicht eine Sicherheitsinstanz, nämlich das Passwort, aber das sollten Sie auch sicher verwalten.

§ Was sagt der Anwalt zum Thema Sicherheit bei Twitter?

Der Anwalt rät: Wie immer hat das Angebot derartiger Sicherheitstools durch Anbieter zwei Seiten: Zum einen ist es natürlich vorteilhaft, ein zusätzliches Sicherheitstool zu erhalten und selbst entscheiden zu können, mit welcher Lösung man durch den Twitter-Alltag geht. Zum anderen droht aber rechtlich Folgendes: Haben Sie das Häkchen aktiviert und kommt es dann zu einem von Ihnen nicht veranlassten Tweet in Ihrem Namen, der Ihnen zugerechnet wird, könnte in der unterbliebenen Nutzung des kostenlos angebotenen Sicherheitstools eine vermeidbare Pflichtverletzung gesehen werden. Bewerten Sie das individuelle Risiko und entscheiden Sie, welche Absicherung Sie benötigen.

▪ Passwort zurücksetzen

Hier kann nur dann ein Passwort geändert werden, wenn neben dem korrekten Einloggen auch eine korrekte Telefonnummer oder E-Mail-Adresse angegeben wird. Bitte Häkchen setzen bei »Persönliche Informationen zum Zurücksetzen meines Passwortes erforderlich«.

Das ist schon wichtig, denn somit stellen Sie sicher, dass nicht jeder, der Zugang besitzt, plötzlich das Passwort ändert, und Sie die Twitter-Account-Hoheit komplett verlieren. Stellen Sie sich vor, Ihre Mitarbeiterin wird in Kenntnis des Passwortes gekündigt, will sich mal richtig bei Ihnen »revanchieren« und twittert übelste Beleidigungen – und Sie können nichts löschen. Klar, die Dame kann man wohl juristisch heranziehen, aber die Tweets sind dennoch gesendet.

§ Zu welchen Maßnahmen rät der Anwalt, um Missbrauch eines Twitter-Accounts vorzubeugen?

Der Anwalt rät: Achten Sie immer darauf, dass es klare Vorgaben an Mitarbeiter und Dienstleister gibt, wie der Twitter-Account genutzt werden darf. Vereinbaren Sie schriftlich, dass Weisungen und Vetos zu beachten und Herausgabeverlangen unverzüglich und ohne jedes Zurückbehaltungsrecht zu erfüllen sind. Ändern Sie bei Mitarbeitern, die aus Ihrer Praxis ausscheiden, so schnell wie möglich das Passwort – nur so vermeiden Sie faktisch, dass der Twitter-Account missbraucht oder von dem ausgeschiedenen Mitarbeiter blockiert werden kann. Handeln Sie schnell!

- **Privatsphäre**

Tweet-Sicherheit Hier können Sie festlegen, ob Ihre Tweets öffentlich sind, also jeder diese lesen kann, auch die Personen, die gar nicht bei Twitter sind. Setzen Sie hier kein Häkchen, denn Sie wollen schließlich, dass möglichst viele, also möglichst »alle«, Ihre Tweets lesen können, ganz gleich, ob Sie bei Twitter sind oder etwas über eine Suchmaschine wie Google suchen.

Standort Twitter Wenn Sie hier aktivieren, dann setzt Twitter gleich den Standort dazu, von wo Sie gerade twittern. Da Twitter oft von Mobiltelefonen aus genutzt wird, ist dies prinzipiell zwar ein wichtiger Aspekt, vermutlich aber wird eine Arztpraxis lediglich von Kongressen twittern. Bei jedem Tweet, den Sie senden, zum Beispiel von ihrem Mobiltelefon von einem Kongress, wird jedes Mal der Ort mitgeteilt, wo Sie gerade sind bzw. wo sich dieses Handy gerade befindet. Da aber vermutlich die meisten Tweets direkt aus der Praxis kommen, brauchen Sie das nicht; keinen Haken setzen.

Bei einem Außenminister oder Popstar ist es sicherlich spannend, wo er gerade ist. Sollten Sie als Arzt auf vielen ausländischen medizinischen Kongressen sein, in manchen medizinischen Fachrichtungen kommt das vor, kann das tatsächlich Eindruck auf die Follower ausüben.

Der Anwalt rät: Bedenken Sie, dass Sie durch diese Form der selbst gewählten Offenlegung Ihres Aufenthaltsortes ein transparentes Bewegungsprofil hinterlassen. Jeder kann sehen, dass Sie sich nicht in der Praxis und auch nicht zu Hause befinden. Das kann sowohl die Finanzverwaltung als auch potentielle Einbrecher durchaus interessieren. Hier gilt es – weniger aus rechtlichen, eher aus tatsächlichen Überlegungen –, sehr bewusst mit dieser Möglichkeit der Kommunikation umzugehen.

§ Was meint der Anwalt zur Standortfrage bei Twitter?

Feststellbarkeit Wenn Personen Ihre Mail-Adresse in der Suchfunktion bei Twitter eingeben, dann finden diese auch automatisch Ihren Twitter-Account, auch dann, wenn der Twitter-Account nicht bekannt ist.

Wer Ihre Mailadresse kennt, der kann Sie ruhig darüber finden können, denn schließlich wollen Sie, dass Ihr Twitter-Account aufgerufen wird.

Gesponserter Inhalt: Hier kein Häkchen setzen, es sei denn, Sie interessiert Werbung.

Passwort

Sie haben ein Passwort – und wollen es ändern: Hier können Sie Ihr Passwort ändern.

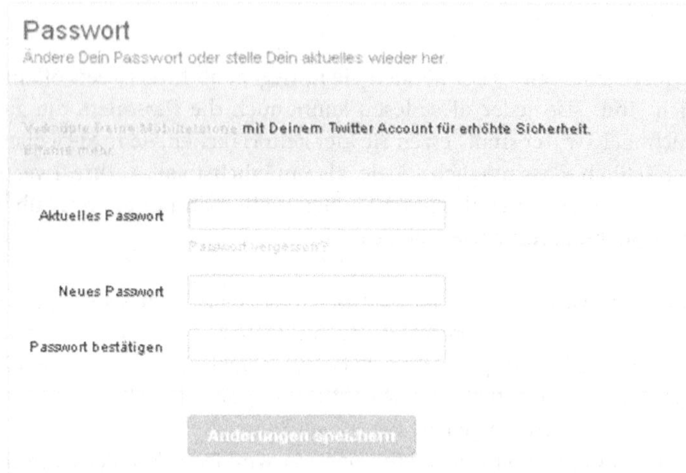

Mobiltelefon

Sicherlich ein guter Service, per SMS stets über neue Funktionen bei Twitter informiert zu werden, aber diese Funktion ist nur interessant, wenn Sie tatsächlich intensiv twittern. Ansonsten aktivieren Sie diesen Dienst besser nicht.

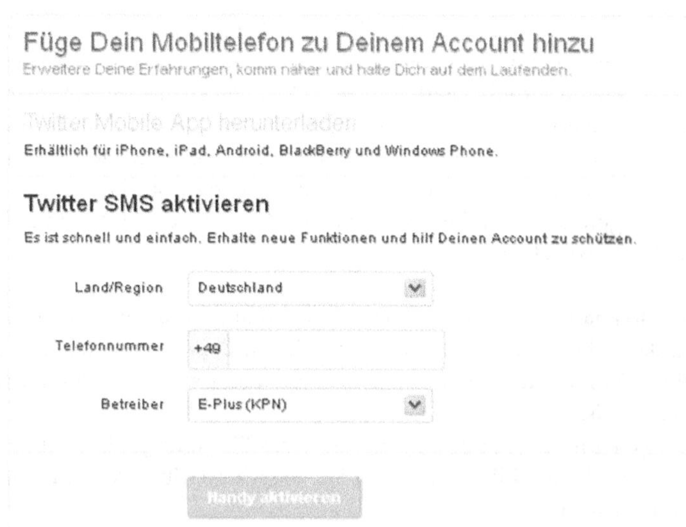

E-Mail-Mitteilungen

Bild: Twitter_16

Dies ist ein kostenloser E-Mail-Service, der Sie jederzeit informiert, wenn es Neuigkeiten auf Ihrem Twitter-Account gibt, zum Beispiel, ob ein Tweet von Ihnen retweetet – also geteilt – wurde oder ob Sie eine Antwort auf einen Tweet erhalten haben. Hier bitte zunächst nichts verändern und alle Häkchen aktiviert lassen.

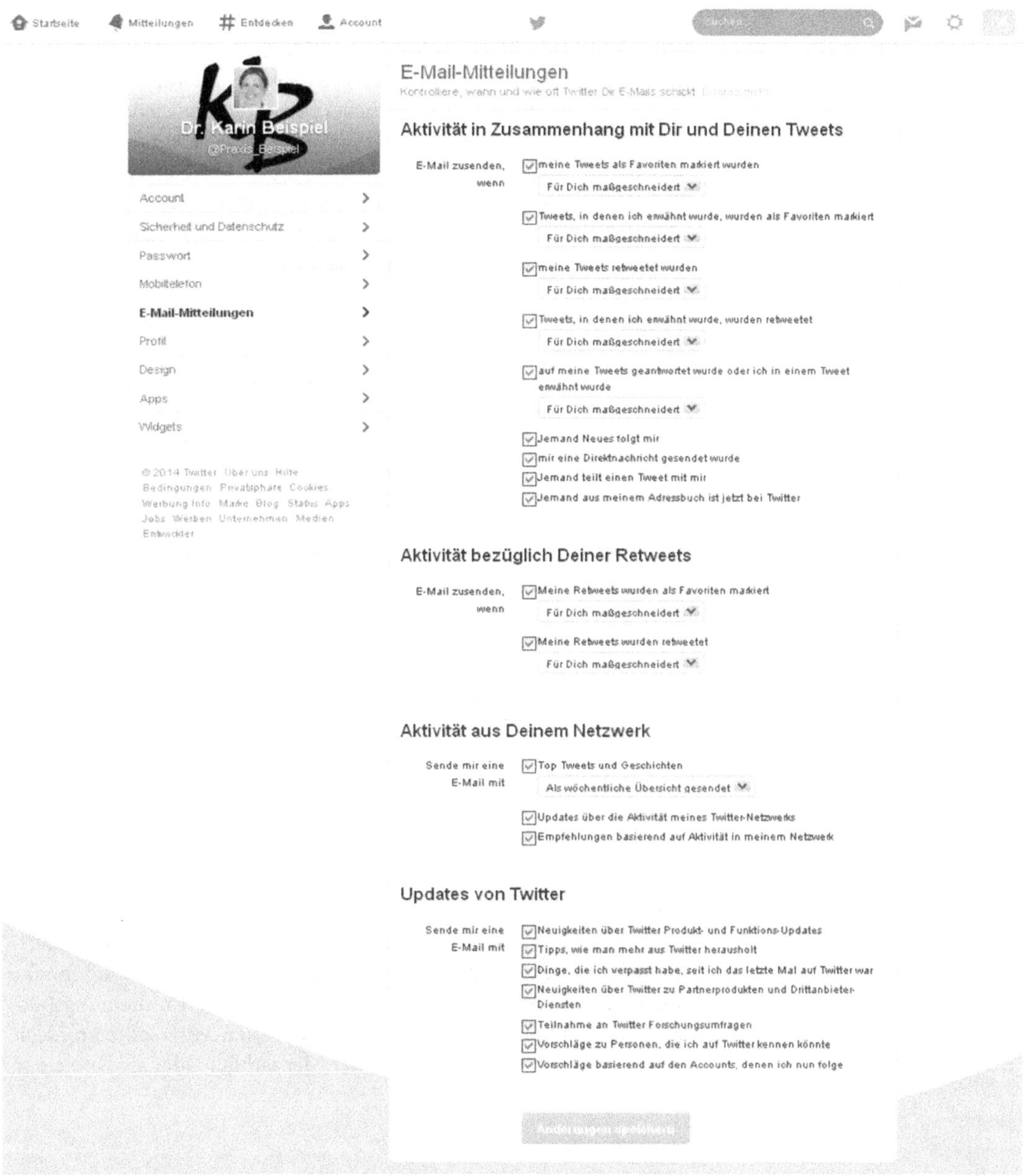

Am Anfang ist es spannend und hilfreich, über jede Aktion und Reaktion bequem per Mail informiert zu werden. Je mehr Tweets Sie gesendet haben und je mehr Nutzer Ihnen folgen, desto mehr E-Mails werden Sie entsprechend erhalten. Entscheiden Sie selbst, wann es Ihnen zu viel wird. Gegebenenfalls können Sie dann das Häkchen entfernen.

Wenn Sie alle Häkchen aktiviert haben, können Sie nun bei einigen Aktivitäten entscheiden, ob Twitter Ihnen nur »maßgeschneiderte« Infos über die Neuigkeiten auf Ihrem Account liefert oder ob

Sie grundsätzlich immer informiert werden wollen, also auch ganz allgemeine Mitteilungen erhalten möchten.

»Maßgeschneidert« bedeutet, dass Sie nur relevante E-Mails erhalten. Sie erhalten dann möglicherweise nicht bei jeder Aktivität, die mit Ihnen und Ihren Tweets in Verbindung stehen, eine E-Mail. Twitter probiert dabei ständig Neues in diesem Bereich aus, damit Sie im richtigen Maße auf dem Laufenden gehalten werden. Am besten stellen Sie auf »Für Dich maßgeschneidert«, denn so laufen Sie nicht Gefahr, von E-Mails überflutet zu werden.

Profil

Dieser Punkt wurde bereits bearbeitet unter »Anmeldung«, jedoch können und sollten Sie hier jederzeit die Daten aktualisieren.

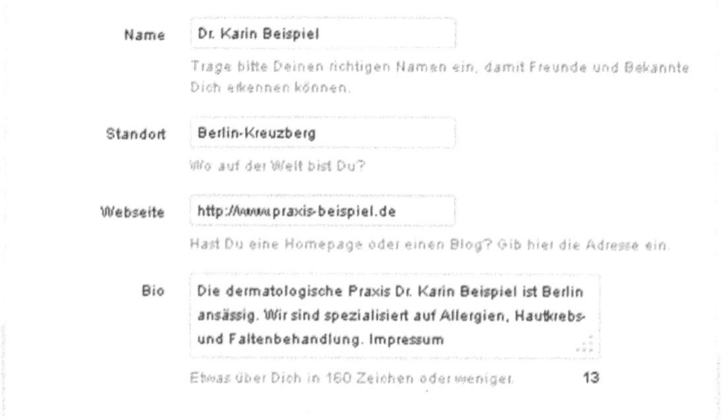

Design

Wie sieht Ihr Hintergrund aus auf Ihrem Twitter-Account? Professionelle Twitteracounts präsentieren sich nicht nur durch die Inhalte individuell, sondern auch durch das individuelle Erscheinungsbild, also orientiert am Logo oder Corporate Design. Also sollte im Idealfall ein Hintergrund gewählt werden, der farblich oder als Foto einen Bezug zur Praxis darstellt.

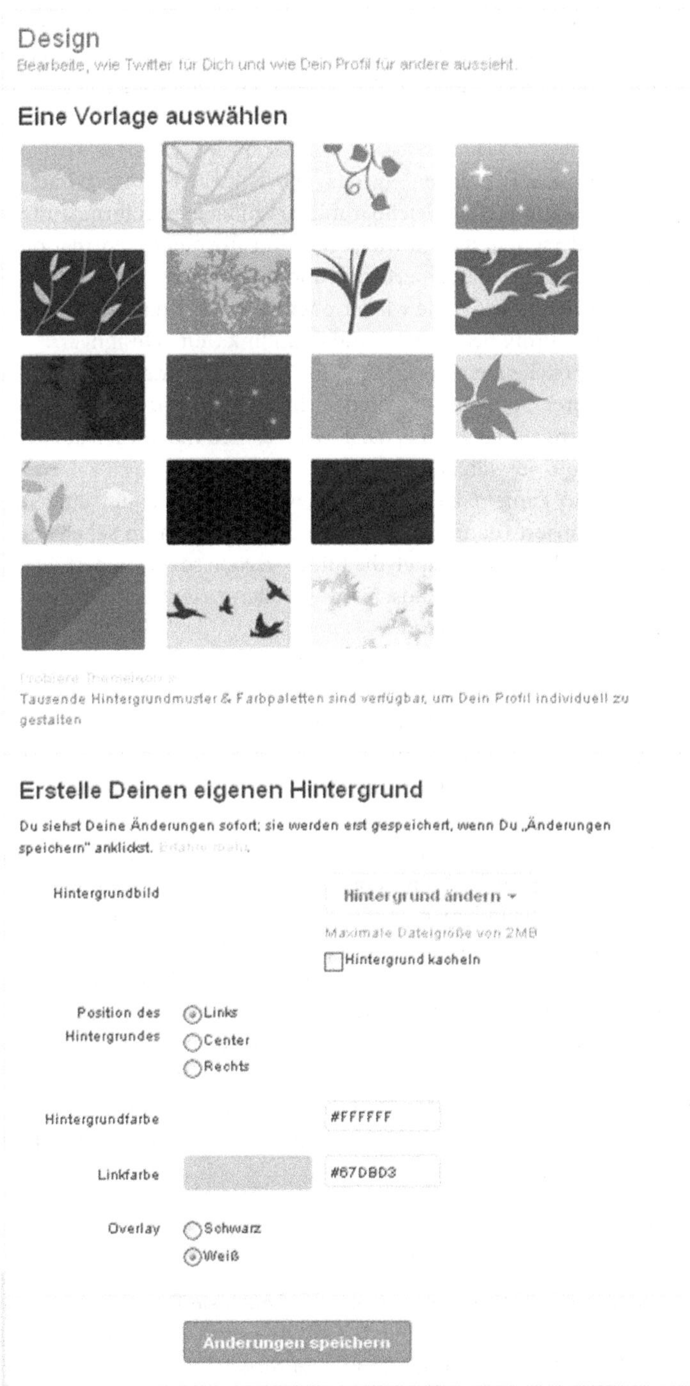
Design
Bearbeite, wie Twitter für Dich und wie Dein Profil für andere aussieht.
Eine Vorlage auswählen
Tausende Hintergrundmuster & Farbpaletten sind verfügbar, um Dein Profil individuell zu gestalten
Erstelle Deinen eigenen Hintergrund
Du siehst Deine Änderungen sofort; sie werden erst gespeichert, wenn Du „Änderungen speichern" anklickst.
Hintergrundbild
Hintergrund ändern
Maximale Dateigröße von 2MB
Hintergrund kacheln
Position des Hintergrundes
Links
Center
Rechts
Hintergrundfarbe
#FFFFFF
Linkfarbe
#67DBD3
Overlay
Schwarz
Weiß
Änderungen speichern

Speed Überspringen, tun Sie hier nichts, Sie können auch ohne einen guten Auftritt twittern. Erfahrungsgemäß besuchen wenige Follower auch tatsächlich den Auftritt der Twitterers, aber perfekt ist es natürlich nicht. (2 Minuten)

Perfekt Sie kreieren Ihren eigenen, individuellen Hintergrund für Ihren Account, quasi vergleichbar mit einem kleinen Internetauftritt, damit alle Personen, die auf Ihren Account für mehr Informationen klicken, auch gleich einen perfekten und informativen Auftritt sehen.

Dazu gehen klicken Sie wieder oben rechts auf das kleine Zahnrad, wählen »Profil bearbeiten« und dann links auf »Design«.

Über »Erstelle Deinen eigenen Hintergrund« können Sie nun ein Bild von Ihrer Festplatte hochladen; klicken Sie dazu auf »Hintergrund ändern« und in dem Fenster, welches sich nun öffnet, auf »vorhandenes Foto auswählen«.

Das Foto kann rechts oder links auf ihrem Account eingefügt werden, zentriert (dann würde man es allerdings kaum sehen) oder gekachelt. Gekachelt bedeutet, die Bilder werden so oft wiederholt, bis sie praktisch den ganzen Bildschirm ausfüllen, was aber nicht harmonisch und professionell wirkt.

Setzen Sie das Bild links ein, dort wirkt es am besten.

Damit das Bild gut platziert ist, sollte es eine Größe von 2 MB nicht überschreiten, bzw. bis 1800 × 1000 Pixel groß sein. Wie das Foto auf ihrem Account von Twitter platziert wird, also weiter oben oder unten, und was am besten aussieht, hängt auch damit zusammen, wie ihr Logo gestaltet ist. (1–2 Stunden)

Wenn Sie entsprechende Dateien haben oder das Know-how dazu, dann können Sie ein Teil Ihres Logos herauslösen, so wie wir es in unserem Beispiel getan haben, und nur die »Welle« als Hintergrundbild auswählen. Wenden Sie sich an die Agentur, die Ihr Logo erstellt hat, und bitten um eine entsprechende und geeignete Bild-Datei für Ihren Twitter Account, das wird wahrscheinlich kostenlos geschehen.

Neben dem Hintergrundbild sollten Sie auch die Farben auf Ihrem Account ändern und anpassen, genauer gesagt: die Hintergrundfarbe und die Linkfarbe (damit ist die Beschriftung gemeint).

Klicken Sie dazu einfach in das entsprechende Feld und wählen Sie den Farbton, der Ihnen zusagt.

Tipp des PR-Beraters

Wählen Sie die Farben Ihrer Praxis! Und noch ein Tipp: Wenn Sie den Coursor in dem Feld mit den Farben nach ganz oben, ganz rechts, ziehen, kehren Sie zu »weiß« zurück.

■ Themeleon

Unter den Vorlagen, die Twitter Ihnen anbietet, finden Sie »Probiere Themeleon«. Dort gelangen Sie zu einem umfangreichen externen

Bildbearbeitungsprogramm. Diese Funktion zu nutzen nimmt etwas Zeit in Anspruch, aber sie bietet Ihnen auch erstaunliche Möglichkeiten der individuellen Gestaltung Ihres Accounts. Doch übertreiben Sie es nicht, denn zu bunt und verspielt sollte Ihr Account nicht werden. Denken Sie immer daran, dass Sie eine seriöse und professionelle Arztpraxis präsentieren wollen.

Vergessen Sie nicht: Es kommt eher auf den Inhalt Ihrer Tweets an, weniger auf den Hintergrund Ihres Accounts. Die leichteste Form, also der erste Schritt, eine erste optische Individualität zu erreichen, ist, wenn Sie unter »Eine Vorlage auswählen« einen Hintergrund auswählen. Das geschieht mit einem Klick auf das Motiv. Fertig. Wählen Sie hier in dem Fall entweder ein hellblaues Motiv, da es prinzipiell für Twitter steht, oder ein Motiv/eine Farbe, was zu Ihrer Praxis passt, zumindest farblich. Sie können das später steigern, indem Sie dazu eine App laden – oder mit einem Klick auf Themeleon (direkt unter den Vorlagen). In dem Fall bestätigen Sie die App, meist mit einem »Sign up« oder Ähnlichem, und sie können diese App nutzen. Hier haben Sie Millionen von Möglichkeiten (nicht übertrieben), Ihren individuellen Hintergrund zu kreieren.

Apps

Das Angebot ist riesig, aber sicherlich nicht immer sinnvoll, und letztlich für eine Arztpraxis auch überschaubar, zumindest am Anfang. Eine App ist ein Zusatzprogramm, das Sie nutzen können. Klingt kompliziert, ist ganz einfach. Sie möchten ein besonderes Hintergrundbild für Ihren Twitter-Account erstellen? Dann gehen Sie einfach bei Design auf den Link »Themeleon«, und schon, nach dem »Sign up«, stehen Ihnen diese Zusatzfunktionen zur Verfügung, die es so direkt bei Twitter nicht gibt, aber die durchaus sinnvoll als Ergänzung sind. Sie wollen wissen, welche Themen gerade bei Twitter besonders angesagt sind oder wer gerade weltweit die meisten Follower hat oder aus welchem Land die meisten Tweets gerade kommen? Die verschiedenen Apps geben hier Aufschluss, auch wenn sich tatsächlich die Frage stellt, ob einen das weiterbringt. Sicherlich ist die Auswahl von Arzt zu Arzt individuell, aber ein paar Apps sind durchaus für alle zu empfehlen. Dazu rufen Sie einfach die Internnetseite der App auf und stimmen mit einem Klick zu, meistens ein »Sign up«, fertig.

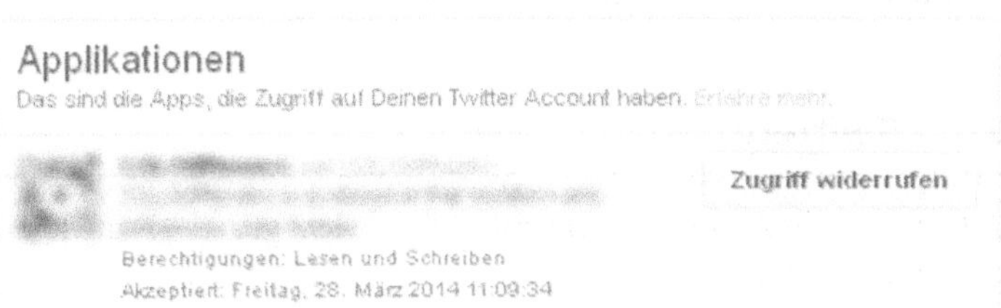
Applikationen
Das sind die Apps, die Zugriff auf Deinen Twitter Account haben.
Zugriff widerrufen
Berechtigungen: Lesen und Schreiben
Akzeptiert: Freitag, 28. März 2014 11:09:34

Checkliste: Sinnvolle Apps
- Twittercounter.com
- Twitterholic.com
- Twitpic.com
- tinyurl.com

Einen guten Twitter-App-Überblick erhalten Sie unter ► www.squidoo.com.

Widgets

Widgets sind Zusatzprogramme, die Sie auf Ihrer Website integrieren können. Diese Widgets gibt es von verschiedenen Anbietern mit verschiedenen Funktionen, zum Beispiel auch von Twitter. Ihre Patienten sehen dann auf Ihrer Website ein kleines Twitter-Fenster mit den neusten Tweets.

Es ist also ein Newsfenster auf Ihrer Internetseite, in dem Ihre neuesten Tweets erscheinen, bzw., Tweets, die Sie als Favorit oder mit einem Hashtag markiert haben, zum Beispiel #Sonnenbrandgefahr.

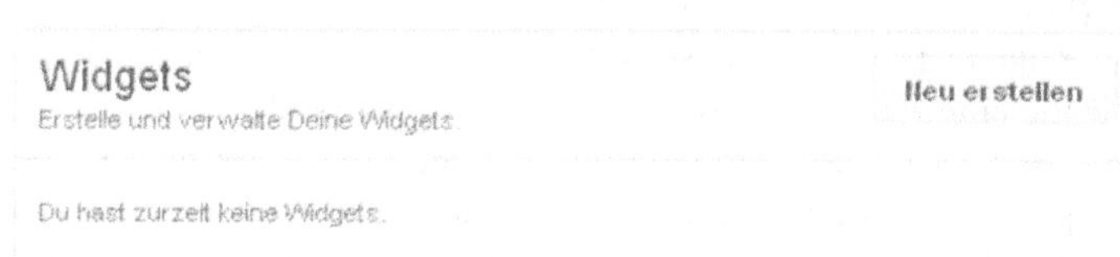
Widgets
Erstelle und verwalte Deine Widgets
Neu erstellen
Du hast zurzeit keine Widgets.

Klicken Sie rechts auf Widget und dann auf den Button »Neu erstellen«.

Nun wählen Sie die Quelle Ihres Widgets aus:
- »Benutzer Timeline«: Das ist Ihr eigener Account
- »Favoriten«: Die Accounts, die Sie als Favorit markiert haben
- »Liste«: Twitter-Nutzer, denen Sie bereits folgen, können Sie in bestimmte Themen/Rubriken zusammenfassen
- »Suchen«: Nach Begriffen/Namen suchen: zum Beispiel #Sonnenbrandgefahr

Dann unten auf Widget erstellen klicken. Allerdings gehört dies doch eher in die Obhut eines Entwicklers.

3.4 Twittern

Alles fertig? Ihr Account ist eingerichtet und sieht gut aus? Dann kann es jetzt losgehen!

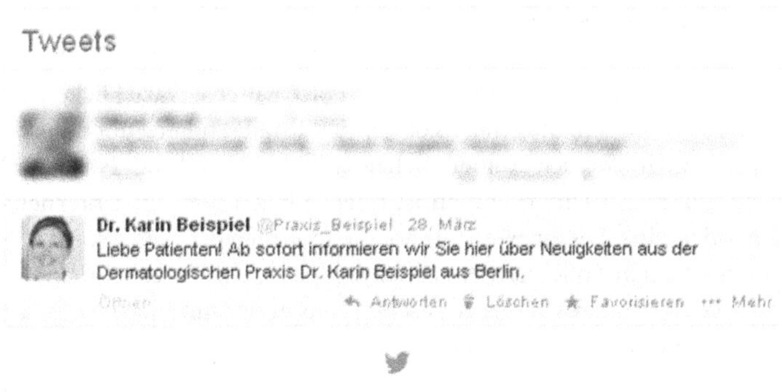

Oben, ganz rechts befindet sich ein Symbol mit einer Feder. Wenn Sie mit Ihrem Coursor darüber fahren, steht dort: »neuen Tweet verfassen«. Wenn Sie darauf klicken, öffnet sich ein Fenster. In dieses können Sie jetzt Ihre erste Nachricht, also Ihren ersten Tweet schreiben.

Die Länge eines Tweet ist beschränkt auf 140 Zeichen, das ist nicht viel und entspricht etwa einem Satz. Und jetzt stellt sich die große Frage: »Was soll man tweeten?«

Beim Thema des ersten Tweets gehen die Meinungen auseinander. Die einen meinen, man stellt sich mit einer Begrüßung vor, schließlich tritt nun ein neuer Teilnehmer der Community bei. Die anderen meinen, es geht bei Twitter nur um Fakten, und Begrüßungen sind keine Fakten.

»Wer sind Sie eigentlich?« Wer einen Raum betritt, stellt sich vor, ganz gleich, ob es ein echter oder ein virtueller Raum ist. Am besten ist es, Sie machen erst einmal auf sich und Ihre Praxis aufmerksam. In etwa so: »Ab sofort informieren wir hier über Neuigkeiten aus der dermatologischen Praxis Dr. Karin Beispiel aus Berlin«.

Dieser Satz besitzt übrigens 109 Zeichen – Sie sehen, wie kurz ein Tweet gefasst sein muss. Fertig?

Speed Dann klicken Sie unten auf den Button »Twittern«. Und schon ist Ihr erster Tweet gesendet! Gratulation! Sie sehen, twittern dauert wenige Sekunden. (3 Minuten)

Ihren Tweet sehen Sie nun auf Ihrer Profilseite und in der Timeline Ihrer Startseite. Dort sehen Sie auch die neusten Tweets der Acounts, denen Sie folgen.

Perfekt Sie wollen bei Ihrem ersten Tweet gleich ein Foto mitsenden? Dann nehmen Sie doch zum Beispiel ein Foto von Ihrem Team, mit Ihnen zusammen. (5 Minuten)

3

3.4.1 Foto tweeten

Wenn Sie möchten, können Sie auch ein Foto twittern. Dazu klicken Sie unten auf »Foto hinzufügen«. Es öffnet sich Ihre Festplatte, über die Sie nun ein Bild hochladen können, welches inhaltlich zu Ihrem Post passt.

Je größer ein Unternehmen ist oder je bekannter ein Unternehmen oder eine Person sind, desto mehr »Interna« werden in den Tweets von den Followern erwartet. Je kleiner ein Unternehmen ist, desto weniger interessiert es Menschen, was es dort an Interna gibt. In dem Fall müssen weitere externe Themen genutzt werden.

Checkliste: Twitterthemen

- Positive und/oder allgemeine News aus der Medizin, die bei Patienten ein Informationsbedürfnis wecken oder eine Faszination ausüben (zum Beispiel: »Aktuelle Studie: Neues Medikament bei Krebsbehandlung erfolgreich getestet« [mit Link])
- Positive, spannende News aus Ihrem medizinischen Fachbereich
- Positive News zu einem aktuellen medizinischen Trendthema (zum Beispiel: »Grübchen-OP in Asien voll im Trend« [mit Link auf Ihre oder eine andere Seite])
- Positive News aus der Praxis (zum Beispiel: »Dr. Karin Beispiel heute auf der ONKOLOGO-Messe in Sydney«)
- Informative News zu einer »Grippewelle«
- Neujahrswünsche
- Neue Verfahren, die nun in der Praxis eingesetzt werden (zum Beispiel: »CT-gestützte Eigenfetttransplantation ab sofort auch in der Praxis Dr. Karin Beispiel«)
- News, auch schlechte, zu einem aktuellen Skandal in den Medien (zum Beispiel: »OHIO-Bluttransferskandal: Auch Europa betroffen« [mit Link]
- Gravierende Änderungen in der Praxis (zum Beispiel: »Umzug«)
- Außergewöhnliche Anlässe der Praxis (zum Beispiel: »Patientenveranstaltung am 3. Juni zum Thema Hautkrebsvorsorge in der Praxis Dr. Karin Beispiel«)

§ Juristische Anmerkungen zur rechtlichen Lage bei sämtlichen Twitter-Aktivitäten

Der Anwalt rät: Beachten Sie auch bei allen Twitter-Aktivitäten das Berufsrecht und das HWG. Hierzu hatten wir bereits in ► Kap. 2 einige Ausführungen vorgenommen. Zusammengefasst: Im Mittelpunkt der Tweets muss die sachliche, berufsbezogene Information stehen. Verzichten Sie bei aller Kürze auf anpreisende, irreführende oder vergleichende Werbeaussagen.

Bei Skandalen oder Trendthemen empfiehlt sich immer ein Hashtag. Überlegen Sie sich, zu welchen aktuellen Themen Menschen gerne möglichst aktuell informiert werden möchten, und überprüfen Sie, ob Sie hier Informationen liefern können.

3.4.2 Hashtag

Hashtags, also Schlagworte, die mittels des Rautenzeichens (#) als potentielle Suchbegriffe markiert werden, dürften Ihnen schon aus dem Kapitel über Facebook bekannt sein. Bei Twitter gibt es diese schon länger.

Bei Twitter fungieren Hashtags auch als Themenfilter. So kann sehr einfach festgestellt werden, welche Twitter-Themen gerade besonders beliebt sind, indem man analysiert, welche Begriffe häufig gehashtagt werden. Diese Begriffe werden dann als so genannte Trending-Topics auf der Twitter-Startseite angezeigt. Diese Analyse kann über externe Dienste, also Apps angewandt werden.

Twitterwall

Eine Twitterwall ist ein Monitor bzw. ein Projektor, auf dem Twitter-Nachrichten zu einem bestimmten Thema live bei einer Veranstaltung auf einer Großbildleinwand eingeblendet werden. Die Tweets beziehen sich auf einen vorher bestimmten einheitlichen Hashtag. Bei einem Ärztekongress mit Namen »Medical 2014«, würde der Hashtag #medical2014 lauten, und jeder wüsste, dass sich der Tweet mit diesem Hashtag auf eben genau diesen Kongress bezieht. Um den gefilterten Nachrichtenstrom automatisch in regelmäßigen Abständen (zum Beispiel jede Minute) erneuert anzeigen zu lassen, gibt es kostenlose Programme auf Websites wie Twitterwall.me. Gibt man die Internetadresse ► www.twitterwall.me/suchbegriff ein, erscheint automatisch eine Twitterwall zu dem gesuchten Begriff. Twitterwalls können dazu genutzt werden, den Teilnehmern einer Podiumsdiskussion ein direktes Feedback zu geben. Auf diese Weise entsteht ein Austausch zwischen den Gesprächsteilnehmern und Publikum auf der Veranstaltung und den am Thema interessierten Twitterern, die nicht live dabei sein können. Eine Twitterwall gibt ein unmittelbares Feedback darauf, ob eine Veranstaltung spannend oder langweilig ist.

3.5 Startseite, Mitteilungen, Entdecken, Account

Nachdem Sie nun Ihren ersten Tweet gesendet haben und Ihre Profilseite nicht mehr ganz so leer ist, können wir uns die Twitter-Menüleiste anschauen.

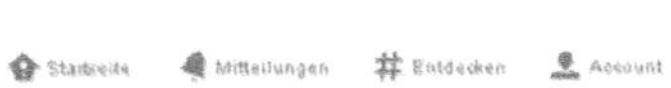

Dort sehen Sie oben links: »Startseite«, »Mitteilungen«, »Entdecken« und »Account«.

3.5.1 Startseite

Hier sehen Sie:

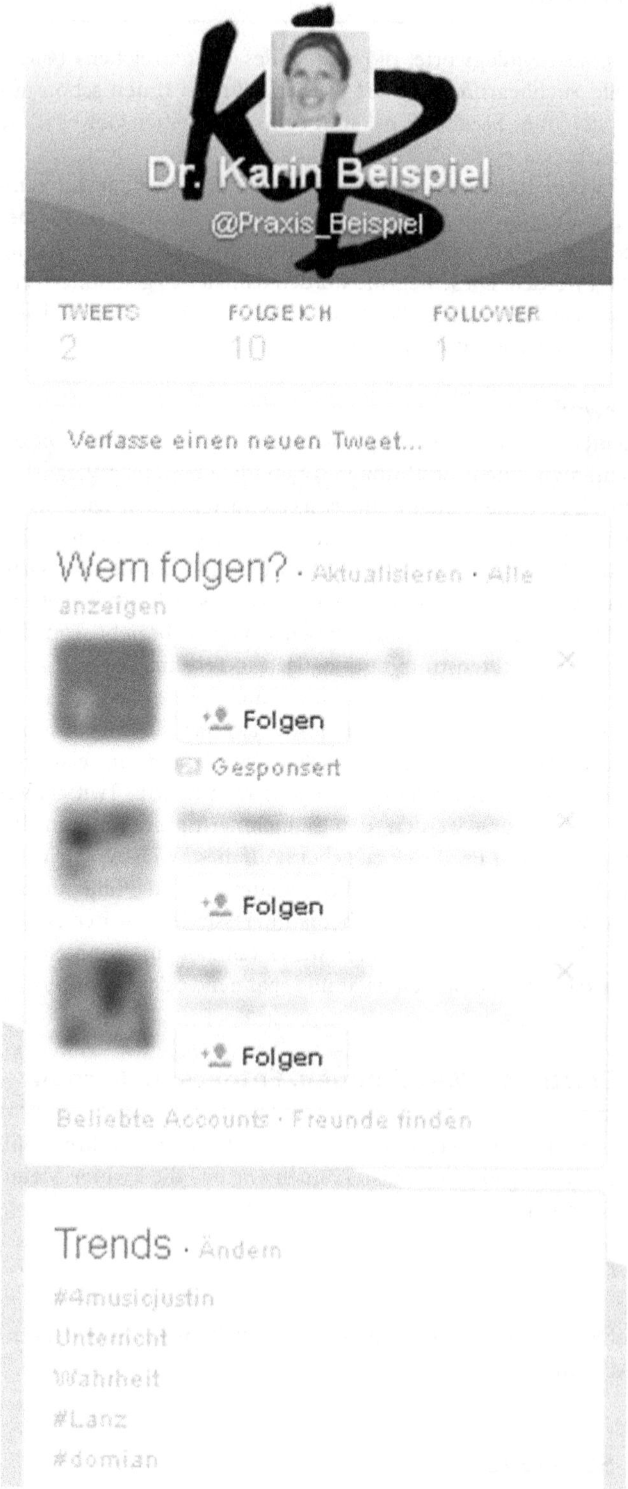
Dr. Karin Beispiel
@Praxis_Beispiel
TWEETS
2
FOLGE ICH
10
FOLLOWER
1
Verfasse einen neuen Tweet...
Wem folgen? · Aktualisieren · Alle anzeigen
Folgen
Gesponsert
Folgen
Folgen
Beliebte Accounts · Freunde finden
Trends · Ändern
#4musicjustin
Unterricht
Wahrheit
#Lanz
#domian

Tweets Die Anzahl Ihrer Tweets, die Sie versendet haben.

Folge ich Die Anzahl, von wie vielen Twitterern Sie Tweets erhalten bzw., von wie vielen Sie Follower sind.

Follower Die Anzahl Ihrer Follower, also wie viele Personen Ihre Nachrichten erhalten und (hoffentlich auch) lesen. Das Ziel ist, dass diese Zahl möglichst hoch ist. Denn Sie erstellen Ihren Account für Ihre Patienten und für Leute, die sich für die Themen Ihrer Praxis interessieren.

Jede dieser Zahlenangaben können Sie anklicken, und es öffnen sich die weiteren Informationen dazu.

Lassen Sie sich nicht von angeblichen Experten verunsichern, wenn Sie hören, es kommt nur auf die Followerzahl an. Tatsächlich schauen die meisten zuerst auf genau diese Zahl, und je höher die ist, desto besser. Aber es ist nur eine Zahl, die nicht viel Auskunft gibt über die Qualität Ihrer Tweets, denn schließlich kann man Follower auch kaufen, oder es gibt Follower, die reinste Karteileichen sind. Es ist wie mit den Fans bei Facebook oder den Kontakten bei Xing oder den Klicks bei Youtube: Die meisten schauen zuerst darauf, aber Profis wissen, dass diese Zahlen nicht wirklich etwas über die Qualität des Auftritts sagen.

Wem folgen

Darunter folgt das Fenster »Wem folgen?«. Hier zeigt Twitter Ihnen Accounts an, denen Sie folgen könnten. Es sind lediglich Vorschläge, die sich aus den Daten Ihres Accounts ergeben, also zum Beispiel Medizinthemen. Wenn Sie in der Liste ein Unternehmen oder eine Person, sprich einen Account, interessant finden und regelmäßig die Tweets erhalten möchten, dann klicken Sie auf den Button »Folgen«.

Zu Beginn ist es sinnvoll, hier einigen zu folgen, aber später können und sollten Sie hier »etwas aufräumen«.

Trends

Im nächsten Fenster darunter sehen Sie »Trends«. Das sind Themen, die Twitter anhand Ihrer Follower, Ihres Standortes und Ihren Interessen bei Twitter ermittelt. Wenn Sie auf einen dieser Begriffe klicken, gelangen Sie zu den neuesten Tweets genau zu diesem Thema.

Es empfiehlt sich, hier die Themen auszuwählen, die tatsächlich etwas mit Ihrer Fachrichtung zu tun haben.

Tweets

In dem großen Fenster daneben sehen Sie auf einen Blick die aktuellsten »Tweets« der Accounts, denen Sie folgen.

Machen Sie hier den Selbsttest, wo Ihr Auge »hängenbleibt«! Es sind Fotos, also tweeten Sie zukünftig auch Fotos, wenn es passt.

3.5.2 Mitteilungen

Unter »Mitteilungen« finden Sie Infos zu Ihren »Interaktionen« und »Erwähnungen«.

Interaktionen Hier sehen Sie einen Überblick über Erwähnungen, Favoriten, Follower und alle anderen Mitteilungen, die im Zusammenhang mit Ihrem Twitter-Account stehen.

Erwähnungen Hier finden Sie Tweets, in denen Sie namentlich auftauchen.

Schauen Sie hier regelmäßig, einmal die Woche, hinein – besser häufiger.

Sie sind ohne Ihr Einverständnis in einem Tweet genannt?

Das kann passieren. Ist es ein guter, positiver Tweet, dann freuen Sie sich darüber! Ist es ein negativer Tweet über Sie? Dann nehmen Sie am besten direkt Kontakt mit diesem Twitterer auf, um zu erfahren, ob er tatsächlich Sie meint, und wenn ja, warum er negativ twittert. Es könnte ein unzufriedener Patient sein, dann müssen Sie schnell erfahren, warum er unzufrieden ist, und lösen Sie das Problem mit ihm! Hilft das nicht, dann melden Sie den Tweet (► Abschn. 6.5).

§ Wozu rät der Anwalt bei negativen Tweets?

Der Anwalt rät: Prüfen Sie, ob der Inhalt des Tweets nur »störend« oder wirklich rechtswidrig ist. Sollte tatsächlich eine Rechtsverletzung vorliegen, also etwa widerrechtlich in Ihr Persönlichkeitsrecht eingegriffen werden oder eine wettbewerbswidrige Handlung gegeben sein, sollten Sie nach Konsultation eines spezialisierten Rechtsanwalts hiergegen zivilrechtlich vorgehen. Schmähkritiken und unwahre Tatsachenbehauptungen müssen Sie nicht dulden; weigert sich Ihr Gegner, nach einer Abmahnung, den negativen Tweet zu löschen oder seine

Äußerung zu unterlassen, können Sie im Eilverfahren Rechtsschutz in Anspruch nehmen.

Vergessen Sie nicht, Twitter über rechtsverletzende Einträge zu informieren und zur Löschung aufzufordern. Verstoßen Tweets gegen die Nutzungsbedingungen von Twitter, geht das bisweilen sehr schnell.

3.5.3 Entdecken

Tweets

Klicken Sie hier, erscheint zuerst »Tweets«. Hier hat Twitter Ihnen, anhand Ihrer aktuellen Einstellungen, Tweets ausgewählt, die Sie interessieren könnten, unabhängig davon, ob Sie Follower sind oder nicht. Das funktioniert in etwa wie ein Newsticker einer Tageszeitung.

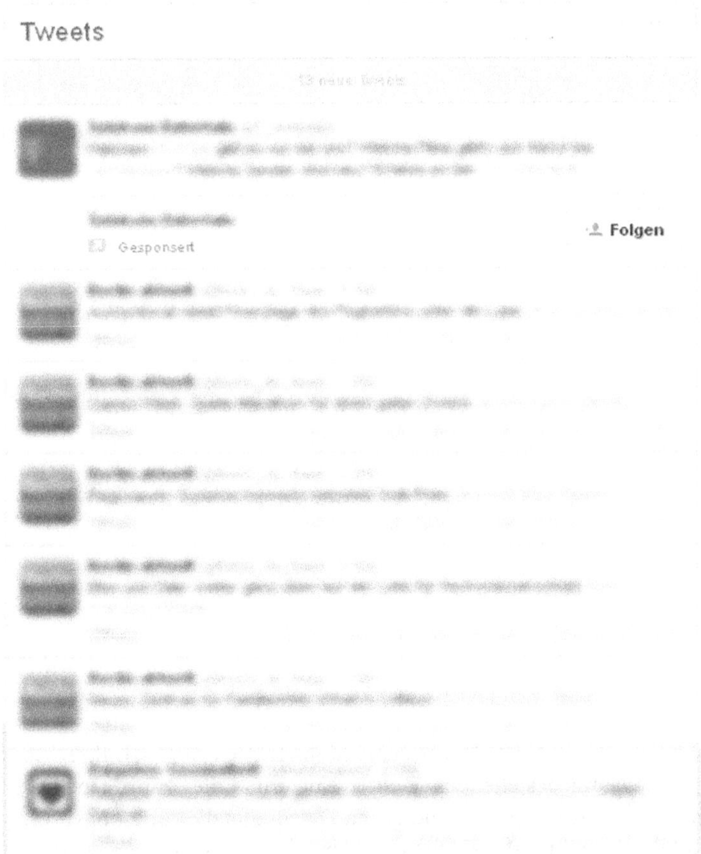

Thread Hinter diesem Begriff steht lediglich die Abfolge von Tweets zu einem Thema. Sie versenden also einen Tweet, einer Ihrer Follower erhält diesen und klickt auf Antworten. Und Sie oder ein anderer Follower klickt auch auf Antworten, es entsteht also eine Reihenfolge von Tweets zu einem Thema, und diese Reihenfolge, also chronologische Übersicht, heißt Thread.

Aktivität Hier sehen Sie, was die Twitterer gerade tun, denen Sie folgen, zum Beispiel wem sie folgen und favorisieren.

Wem folgen? Sie fragen sich vielleicht, wem Sie eigentlich »folgen« sollen und wie Sie interessante Accounts finden. Unter »Wem folgen?« werden Ihnen Twitter Accounts empfohlen, denen Sie folgen können, ausgewählt anhand Ihrer Accountdaten. Twitter wählt diese Accounts automatisch aus, zum Beispiel basierend auf den Accounts, denen Sie bereits folgen. Außerdem sehen Sie hier ein Feld, indem Sie gezielt nach Twitterern suchen können, anhand des Namens oder des Twitter-Benutzernamens.

Freunde finden

Unter »Freunde finden« können Sie anhand Ihres E-Mail-Accounts nach Bekannten, Freunden und Kollegen suchen, die vielleicht bei Twitter sind.

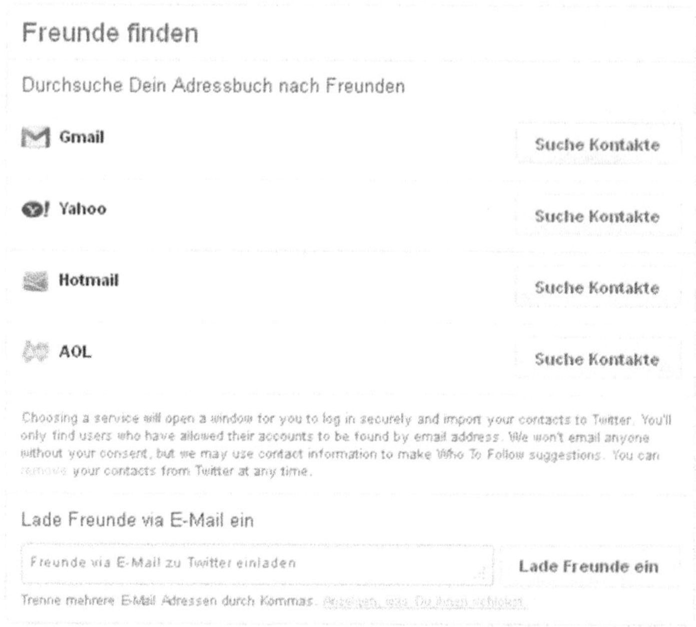

§
Was meint der Anwalt zum automatischen Adressabgleich bei Twitter?

Der Anwalt rät: Vorsicht vor dem automatischen Abgleich Ihrer Adressdaten mit bestehenden Twitter-Nutzern – dies kann gegen die ärztliche Schweigepflicht und gegen Datenschutzbestimmungen verstoßen, da Twitter Patientendaten zum Abgleich überlassen werden.

Klicken Sie dazu einfach auf »Suche Kontakte« des Mail-Anbieter an, bei denen Sie mit einer E-Mail-Adresse angemeldet sind.

Über »Lade Freunde via E-Mail ein« können Sie Ihren Bekannten, Freunden und Kollegen oder auch Patienten eine E-Mail schreiben und sie auf Ihren Twitter-Account leiten. Im Betreff dieser E-Mail steht dann »Begleite mich auf Twitter«.

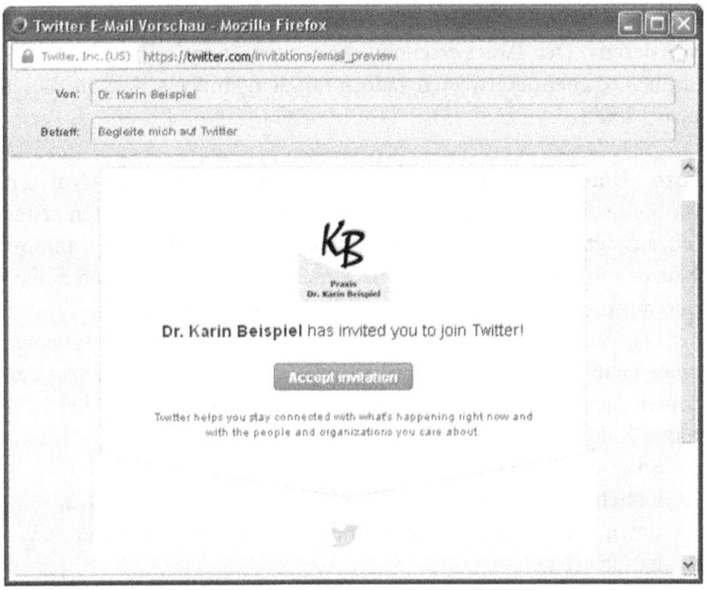

§ Was sagt der Anwalt zur Kontaktaufnahme über Twitter?

Der Anwalt rät: Seien Sie auch hier vorsichtig, wenn es um die Ansprache von tatsächlichen oder potentiellen Patienten geht. Nach § 7 UWG ist die elektronische Kontaktaufnahme mit Dritten zu Werbezwecken über E-Mails und andere elektronische Post ohne deren vorherige Einwilligung unzulässig. Zwar gibt es gewisse Ausnahmeregelungen, die ebenfalls in § 7 UWG genannt sind, doch ist die Praxisrelevanz (bezogen auf Twitter) eher gering. Achten Sie bei der werblichen Erstansprache von Patienten darauf, dass diese ihre Einwilligung in den Erhalt von elektronischer Post erklärt haben.

Beliebte Accounts

Unter »Beliebte Accounts« empfiehlt Ihnen Twitter Accounts, aufgelistet nach bestimmten Themen, wie »Musik«, »Nachrichten«, »Stars«. Diese Auflistung kennen Sie bereits von der Anmeldung, als Sie aufgefordert wurden, mindestens fünf Accounts zu folgen, um alle Twitter-Funktionen nutzen zu können. Wenn Sie ein Thema anklicken, das Sie interessiert, zum Beispiel »Politiker/innen«, erhalten Sie eine empfohlene Auswahl von Twitterern, die sich mit diesem Thema beschäftigen.

3.5.4 »Account«

Wie der Name schon sagt, gelangen Sie hier zu Ihrem Account, und Sie sehen alle wichtigen Daten detailliert, die Ihren Twitter-Account betreffen: Ihre gesendeten Tweets, Ihre Follower und Favoriten (favorisierte Tweets, die Sie hier gesondert aufheben wollen) und Listen.

Favorit Gefällt Ihnen ein Tweet besonders gut, dann können Sie diesen Tweet »favorisieren«. Das entspricht etwa dem »Liken« bei

Facebook. Klicken Sie dazu unter dem entsprechenden Tweet auf »Favorisieren«. Der Tweet erscheint dann zum einen in Ihrer Timeline, ähnlich wie beim Retweeten, jedoch mit dem Hinweis, dass Sie diesen favorisieren.

Liste Unter »Liste« versteht man eine Gruppe von Twitter-Nutzern, die Sie selbst erstellen können. Sie können dabei eigene Listen erstellen, aus den Accounts, denen Sie folgen, oder auch die Listen anderer Nutzer abonnieren. Wenn Sie die Timeline einer Liste aufrufen, werden nur die Tweets der Nutzer auf dieser Liste angezeigt.

Das Senden von direkten Tweets, die nur von den Mitgliedern einer Liste empfangen werden, also das direkte Auswählen von Personen, die ihre Tweets erhalten, ist nicht möglich, aber vielleicht in naher Zukunft.

So erstellen Sie eine Liste:

1. Gehen Sie auf die Seite Listen. Dies geschieht über das Dropdown-Menü mit dem **Zahnrad-Symbol** rechts oben in der Navigationsleiste.
2. Klicken Sie auf »**Liste erstellen**«.
3. Nun öffnet sich ein Fenster, indem Sie der Liste einen thematisch passenden Namen geben können, zum Beispiel »Medizin-News«, wenn Sie dort Personen bzw. Accounts zusammenstellen, von denen Sie per Tweet die interessanten Neuigkeiten aus der Medizinwelt erhalten.

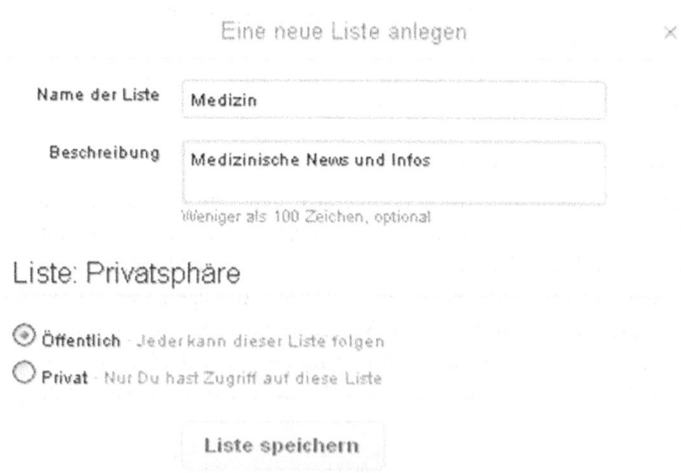
Eine neue Liste anlegen
Name der Liste
Medizin
Beschreibung
Medizinische News und Infos
Weniger als 100 Zeichen, optional
Liste: Privatsphäre
Öffentlich · Jeder kann dieser Liste folgen
Privat · Nur Du hast Zugriff auf diese Liste
Liste speichern

4. Geben Sie den entsprechenden Namen Ihrer Liste ein, zum Beispiel »Sonnenbrand« oder »Krebsvorsorge« oder »Brustvergrößerung«, eine kurze Beschreibung, und legen Sie fest, ob die Liste privat (nur Sie haben Zugriff) oder öffentlich (jeder kann die Liste abonnieren) sein soll.
5. Klicken Sie unten auf den Button auf »**Liste speichern**«.

Stellen Sie Ihre Listen auf »öffentlich«, das erhöht die Chance, dass andere auf Sie aufmerksam werden.

Personen zu Ihren Listen hinzufügen oder entfernen

1. Klicken Sie im Profil eines Nutzers, neben der Funktion »Folgen« auf das Dropdown-Menü mit dem **Zahnrad-Symbol**.
2. Wählen Sie »**Den Listen hinzufügen oder entfernen**« (Sie müssen dem Nutzer nicht folgen, um ihn zu Ihrer Liste hinzuzufügen).
3. Es wird ein Pop-up mit »Deine Listen« angezeigt. Setzen Sie ein Häkchen bei der Liste, zu dieser Sie den Nutzer hinzufügen möchten. Möchten Sie einen Nutzer von der Liste entfernen, dann entfernen Sie ganz einfach das Häkchen.

Um zu überprüfen, ob der von Ihnen hinzugefügte Nutzer sich jetzt tatsächlich auf der gewünschten Liste befindet, gehen zum Tab »Listen« auf Ihrer Profilseite, klicken auf die gewünschte Liste und dann auf **Mitglieder**, dort sehen Sie es sofort.

Stehe ich auf einer Liste bei jemandem? Wenn Sie wissen möchten, ob Sie sich auch auf einer Liste befinden, tun Sie Folgendes: Klicken Sie oben in »Account« und dann auf »Listen«. Unter »Mitglied von« sehen Sie nun auf welchen Listen Sie sich befinden, wer diese erstellt hat und wie viele Mitglieder diese Liste hat.

So sehen Sie die Tweets einer Liste:

1. Klicken Sie auf das Tab »**Listen**« in Ihrem Account.
2. Klicken Sie auf die Liste, die Sie aufrufen möchten.
3. Dort sehen Sie nun eine Tweet-Timeline der Nutzer, die sich in der Liste befinden.

Mit einem Klick auf die entsprechende Liste in der Ansicht »Listen« können Sie diese auch bearbeiten (Name, Beschreibung und Privatsphäre-Einstellung ändern) oder löschen.

Nutzen Sie für sich die Arbeit, die sich andere schon machten, und abonnieren oder folgen Sie einfach den **Listen** anderer Personen. Klicke Sie auf Listen, wenn Sie sich auf dem Profil einer anderen Person befinden, wählen Sie die Liste aus, die Sie abonnieren möchten und klicken Sie drauf. Nun sehen Sie die aktuellsten Tweets der Nutzer aus dieser Liste. Klicken Sie auf der Listenseite auf **Abonnieren**, um der Liste zu folgen. Sie können Listen folgen, ohne dabei den einzelnen Nutzern der Liste zu folgen.

■ Der Vorteil von Listen

Sie müssen Sich nicht durch viele verschiedene Accounts durchklicken, sondern sehen sofort das, was Sie interessiert, indem Sie die entsprechende Liste anklicken. Durch das Abonnieren sparen Sie sich viel Zeit, selbst nach interessanten Accounts suchen zu müssen.

3

3.6 Pflege

Die Pflege besteht bei Twitter in der regelmäßigen kontrollierten Aktion, also dem Tweeten oder Retweeten oder Antworten. Doch was ist bei der Pflege zu beachten, und was ist möglich, damit der Praxisalltag auch noch reibungslos funktioniert?

Speed Schreiben Sie 2-mal die Woche einen Tweet und kontrollieren Sie dabei auch Ihren Account auf Nachrichten oder Followerzahlen.

Perfekt Tweeten Sie alle zwei Tage. Schauen Sie sich regelmäßig die Tweets derer an, denen Sie folgen, und bleiben Sie am Ball in Bezug auf neue Twitter-Funktionen. Twittern Sie hin und wieder auch Fotos und Videos und retweeten Sie interessante Tweets.

3.6.1 Tweeten

Siehe ► Abschn. 3.4.

3.6.2 Retweeten

Das, was bei Facebook »Teilen« ist, heißt bei Twitter »Retweeten«. Angenommen, Sie sehen einen Tweet von einem Twitter-Nutzer, dem Sie folgen, und denken, dass dieser Tweet sicher auch für Ihre Patienten interessant sein könnte. Dann klicken Sie unter dem Tweet auf »Retweeten«. Der Tweet erscheint nun unter Ihren eigenen Tweets, und alle Ihre Follower können diesen lesen, weil sie ihn erhalten. Sie haben den Tweet somit an Ihre Patienten gesandt, also weitergeleitet, mit denen Sie bei Twitter verbunden sind. Genauso können Ihre Follower natürlich auch Ihre Tweets retweeten und damit verbreiten. Je unterhaltsamer, aktueller und informativer Ihr Tweet ist, desto mehr wird er sich verbreiten, weil Ihre Follower den Tweet dann retweeten, also an das eigene »Netzwerk« ebenso versenden. Und genau das ist die Idee hinter Twitter und sozialen Netzwerken!

§ Juristische Anmerkungen zum Thema Retweets

Der Anwalt rät: Passen Sie bei Retweets auf! Nach einer Entscheidung des Landgerichts Frankfurt kann der Versender eines Retweets unter Umständen für den Inhalt eines fremden Tweets als Verbreiter verantwortlich gemacht werden – dann nämlich, wenn er sich diesen zu Eigen gemacht hat. In dem entschiedenen Fall hatte der Betroffene einen Tweet retweetet, der inhaltlich angreifbar war und Dritte in ihren Rechten verletzte. Weil der Betroffene den Tweet nicht nur weitergeleitet hatte, sondern zustimmend kommentierte, ist das Gericht von einem aktiven Zueigenmachen ausgegangen. Teilen Sie und retweeten Sie also nur Inhalte, die für Sie nicht offensichtlich rechtswidrig sind oder sonstige erkennbar problematische Inhalte haben. Sorgen Sie im Übrigen für eine eher distanzierende Kommentierung, die nicht nahelegt, dass Sie den Inhalt des Tweets so wie einen eigenen unterstützen.

3.6.3 Antworten

Sie lesen einen Tweet und meinen, Sie müssen darauf antworten, als Ergänzung oder zur Korrektur oder zum Lob? Klicken Sie dazu unter einem Tweet auf »Antworten«, dann sieht nur der Verfasser des Tweets Ihre Nachricht (Antwort) sowie dessen Follower.

Jeder freut sich über einen positiven Kommentar, also können Sie das auch mal machen. Sie haben eine sinnvolle Ergänzung oder wollen, dass auch Ihre eigenen Follower diese Nachricht sehen? Dann müssen Sie diesen retweeten.

3.6.4 Favorisieren

Siehe ► Abschn. 3.5.

3.6.5 Tweets melden

Enthält ein Tweet Belästigungen oder verstößt er gegen Gesetze oder gar die guten Sitten, können Sie dies melden. Dazu klicken Sie unter dem Tweet auf »Mehr«, wählen »Tweet melden« und eine der unten stehenden Optionen (Spam, Manipuliert, Abusiv oder Account blockieren).Dann klicken Sie auf »Absenden« bzw. auf »Weiter« wenn Sie einen Missbrauch melden.

Der Anwalt rät: Machen Sie von dieser Möglichkeit Gebrauch! Sie haben ebenso wie andere Nutzer von Twitter deren Nutzungsbedingungen akzeptiert und sich neben den allgemeinen gesetzlichen Anforderungen auch den Spielregeln von Twitter unterworfen. Diese sehen bestimmte Kommunikationsformen als nicht zulässig an. Es liegt also im Interesse von Twitter, von entsprechenden Verstößen Dritter gegen die Nutzungsbedingungen (und gesetzliche Bestimmungen) in Kenntnis gesetzt zu werden, um die erforderlichen Schritte vornehmen zu können. Erfahrungsgemäß reagiert Twitter sehr schnell, wenn eine Rechtsverletzung offensichtlich ist – das hilft Ihnen im Konfliktfall häufig mehr als ein anwaltliches Vorgehen mit Abmahnung und nachfolgendem Gerichtsverfahren. Hierzu bleiben Sie aber im Fall von Rechtsverletzungen natürlich ebenfalls berechtigt.

§ Wozu rät der Anwalt bei Rechtsverletzungen über Twitter?

3.6.6 Tweets einbetten

Sie können Tweets auf Ihrer Website einbetten/einbinden, also ein Fenster auf Ihrer Internetseite integrieren, in dem jeder Besucher auch gleich die Tweets sieht. Dies gehört in die Hände eines

Programmierers oder von jemandem mit Kenntnissen. Dazu klicken Sie unter dem Tweet auf »Mehr« und dann auf »Tweet einbetten«, es öffnet sich ein Fenster: »Diesen Code integrieren«. Darunter finden Sie nun einen html-Code, den Twitter für Sie generiert, und unter dem Code sehen Sie eine Vorschau. So sieht der Beitrag auf Ihrer Internetseite aus, zum Beispiel im Newsbereich. Den Code lassen Sie bitte von Ihrem Admin bzw. der Person, die Ihre Website pflegt, auf der Praxis-Seite einpflegen.

3.6.7 Direktnachrichten

Eine Direktnachricht ist eine private Nachricht, die Sie verschicken können. Diese können Sie aber nur an Personen senden, die Ihnen folgen. Und Sie können auch nur Direktnachrichten von Nutzern empfangen, die Ihnen folgen.

So sehr Interaktion auch gewollt ist bei Twitter, es sollte doch das Ziel sein, dass die Twitterer auf Ihren Account gehen, von dort auf Ihre Internetseite wechseln, sich dort informieren und im besten Fall Sie kontaktieren für einen Termin. Also vermeiden Sie das Kommunizieren über die Direktnachrichten.

3.6.8 Konkurrenz ausspionieren

Ihr Konkurrent hat deutlich mehr Follower? Dann schauen Sie doch mal nach, woran das liegt! Schauen Sie in seine Tweets: Wie oft twittert er, wann twittert er, und welche Themen werden getwittert? Allein daran können Sie schon sehr viel sehen und davon ableiten.

Es geht mit dem Ausspionieren der Konkurrenz auch professioneller, und das legal: Versuchen Sie die App Tweepi, um alle Follower-Details auf einer Seite zusammengefasst mit Informationen zu Biographie, Ort, Anzahl der Follower und Updates und letzter Tweet-Zeitpunkt zu sehen. Und versuchen Sie auch SocialBro, um zum Beispiel zu schauen, wer die einflussreichsten Follower sind.

3.6.9 Redaktionsplan

Viele Themen sind vorhersehbar, und damit planbar.

Ziele des Redaktionsplans

- Kontinuität der Tweets
- Qualität der Tweets
- Aktualität der Tweets
- Geringerer Zeitaufwand

- Sicherheit, keine relevanten Themen zu übersehen
- Befindet sich der Angestellte, der den Account pflegt, im Urlaub oder ist erkrankt, dann kann problemlos ein Kollege für einspringen.

Dazu tragen Sie in Ihren Kalender einfach die Themen ein, die vorhersehbar sind.

Checkliste: Themen im Redaktionsplan
- Teilnahme an medizinischen Kongressen (News)
- Große medizinische Kongresse, an denen der Arzt nicht teilnimmt (News)
- Saisonale Themen (Heuschnupfen, Impfen, Desensibilisierungszeiten, Sommerurlaub, Joggingunfall, Winter, Skiurlaub, Skiunfall, Jahreswechsel, feste Tage der Gesundheit [Tag des Kindes, Tag des Rückens usw.])
- Interne Themen (Jubiläen der Praxis, Patientenveranstaltungen, Urlaub)

3.6.10 Wie den Überblick behalten?

Irgendwann werden Sie vermutlich den Überblick verlieren, wem Sie eigentlich folgen und wer Ihnen folgt, und genau dafür bietet ► www.friendorfollow.com eine Lösung. Geben Sie dort einfach den eigenen Twitternamen ein, und es werden drei Gruppen übersichtlich angezeigt:
1. Wer von meinen Followern folgt auch mir?
2. Wer von meinen Followern folgt mir nicht?
3. Welche Follower habe ich, denen ich nicht folge?

3.7 Twitterpflege delegieren

Im Praxisalltag ist es selbstverständlich, dass der Arzt Aufgaben delegiert, unabhängig davon, ob dies aus zeitlichen oder fachlichen Gründen geschieht, also ob es das Öffnen der Post ist oder die Erstellung der Einkommenssteuer. Und Twitter, von der Erstellung bis zur Pflege kann selbstverständlich auch delegiert werden.

3.7.1 An wen delegieren?

Es sollte grundsätzlich eine Person sein, die in der Lage ist, schnell zu reagieren. Wenn Ihr Sohn oder Ihre Tochter oder Ihr Neffe oder Schwiegervater auch noch so engagiert sein mögen bei Twitter, so müssen diese Personen dann, wenn es darauf ankommt, auch schnell »einsatzfähig« sein, und meistens lässt mit der anfänglichen Begeisterung auch die Erreichbarkeit und das Engagement nach.

Checkliste: An wen delegieren?

- Externer Berater (zum Beispiel PR-Agentur) oder
- Angestellte Person, die Ihr volles Vertrauen genießt
  - und die rechtlichen Rahmenbedingungen der Arztwerbung kennt
  - und eine Affinität zum Medium besitzt
  - und über eine gute Rechtschreibung verfügt
  - und die Zeit dafür eingeräumt bekommt
  - und sich der Verantwortung bewusst ist
  - und möglichst eine Vollzeitstelle besitzt
  - und die Praxis gut kennt
  - und ein medizinisches Verständnis besitzt
  - und bei Twitter oder im Social Web seriös auftritt

Diese Person erhält dann das Passwort.

§ Juristische Anmerkungen zum Thema Twitterpflege

Der Anwalt rät: Achten Sie darauf, mit allen Personen, die Sie mit der Pflege Ihres Twitter-Accounts beauftragen, eine (zumindest kurze) schriftliche Vereinbarung zu treffen. Darin sollte festgelegt werden, welche Aufgaben die entsprechende Person übernimmt und dass Weisungen und Vetos Ihrerseits jederzeit zu beachten sind. Auch sollten Sie festlegen, welche Handlungen die Person selbst vorzunehmen berechtigt ist und wie die Kommunikationslinie in strittigen Fällen aussieht. Handelt es sich bei der beauftragten Person um einen externen Dritten, könnten Sie sich zusichern lassen, dass Ihr Auftragnehmer dafür einsteht, dass durch seine Tweets und die von ihm verbreiteten Inhalte Rechte Dritter nicht verletzt werden. Aufzunehmen wäre dann auch Ihre Freistellung von allen etwaigen Ansprüchen Dritter.

Eine solche Vereinbarung macht insbesondere bei Agenturen oder anderen Personen Sinn, die Sie als Dienstleister beschäftigen. Achten Sie auch auf eine Regelung, wie bei Beendigung des Vertragsverhältnisses zu verfahren ist. Hierbei ist insbesondere dafür Sorge zu tragen, dass Sie sämtliche von der Person erstellten Inhalte auch weiterhin nutzen dürfen bzw. die der Person zur Verfügung gestellten Zugangsdaten unverzüglich herausgegeben werden. Im Zweifel sorgen Sie bei Vertragsende schnell und praktisch dafür, das Passwort zu ändern, um der bislang beauftragten Person den Zugriff auf Ihren Twitter-Account abzuschneiden.

Wenn diese Mitarbeiterin auf Ihrem Namensschild auch die Funktion »Social Media Verantwortliche« oder »Twitter-Verantwortliche« stehen hat, erhöht das sowohl die Bedeutung dieser Aufgabe als auch die Motivation der Mitarbeiterin und die Aufmerksamkeit der Patienten.

3.7.2 Wer sind geeignete Follower?

Achtung: Freuen Sie sich nicht über jeden Follower. Stellen Sie sich vor, Sie haben den Follower »Verein für kompromisslose Tierversuche« oder »Krebsheilung durch Schnaps« oder Ähnliches, so wird schnell assoziiert, dass es eine Sympathie, vielleicht sogar mehr gibt zwischen Ihnen und diesem Follower. In dem Fall sollten Sie sich von diesem Follower verabschieden.

3.7.3 Wie entferne ich einen Follower?

Natürlich wollen Sie, dass Ihnen bei Twitter möglichst viele Personen »folgen«, also möglichst viele Patienten und Interessierte die Tweets über Sie und Ihre Praxis lesen. Aber es kann sein, dass sich darunter auch ungebetene Gäste befinden, mit denen Sie Ihre Neuigkeiten nicht teilen möchten oder von denen Sie vielleicht schon einmal eine negative Antwort erhalten haben. Sie sind diesen Personen bei Twitter natürlich nicht ausgeliefert. Nein, Sie können diese Personen blockieren und damit als Follower entfernen. Bei Twitter sind die Begriffe »blockieren« und »entfernen« als Synonyme zu verstehen.

Dazu gehen Sie auf den Account des entsprechenden Followers. Neben dem »Follow«-Button ist ein Ausklappmenü, welches Sie nun anklicken müssen. Dort klicken Sie auf den »Blockieren«-Button. Der Follower wird nun blockiert und ist damit kein Follower mehr, Sie selbst können dem Profil auch nicht mehr folgen. Dort wo vorher der »Follow«-Button war, steht nun »Geblockt«. Natürlich können Sie das Ganze auch rückgängig machen. Indem Sie einfach erneut zweimal auf den Button klicken.

Schauen Sie sich regelmäßig an, wer Ihnen folgt, und entscheiden Sie dann. Politische Accounts sind genauso wie religiöse immer etwas genauer zu beurteilen. Folgt Ihnen ein Konkurrent? Super, eine größere Anerkennung können Sie nicht von ihm erhalten.

3.7.4 Wem soll ich folgen?

Achtung: Klicken Sie nicht unüberlegt irgendwo drauf, und folgen Sie dem Account auch dann nicht, wenn er Ihnen empfohlen wird. Schauen Sie sich immer, genau an, wem Sie da folgen – ausgenommen sind bekannte, seriöse und offizielle Accounts. Fragwürdige politische Institutionen oder religiöse Randgruppen färben selbstverständlich ab auf Sie.

Checkliste: Wem soll ich folgen?
- Ärzten und Praxen anderer Fachrichtungen auch bundesweit
- Kliniken im Ort
- Krankenkassen

- Zuweisern
- Bei guten Tweets auch Zulieferern
- Seriösen und guten themennahen Accounts wie Ärztekammer
- Medien wie beispielsweise »Spiegel« oder »Focus«, die einen speziellen Medizintwitter anbieten
- Verbände, die verständlich und interessant für Patienten tweeten

Folgen Sie eher nicht Ihren Mitarbeitern und Patienten, es sollte andersrum sein. Und folgen Sie nur dann Ihrem Konkurrenten im Ort, wenn Sie sich tatsächlich »super« verstehen oder tatsächlich ergänzen, ansonsten sorgen Sie lieber dafür, dass Sie sich mit Ihrem Twitter ein bisschen qualitativ und imagefördernd absetzen.

3.7.5 Suchfenster

Die Suchfunktion bei Twitter scheint auf den ersten Blick etwas verwirrend zu sein.

Aber keine Sorge, eigentlich ist es ganz simpel:
1. Geben Sie eine Suchanfrage in das **Suchfeld** oben auf der Seite ein, zum Beispiel den Begriff »Allergie«, und drücken Sie »Enter« oder klicken Sie daneben auf die kleine Lupe.
2. Nun erscheinen in dem großen Feld in der Mitte alle Treffer dazu, sortiert in »Top« oder »Alle«. Mit »Top« sind die naheliegendsten Treffer gemeint. Sie können nun auf »Alle« gehen und sich anschauen, was Twitter Ihnen da alles so anbietet, oder Sie filtern die Ergebnisse.
3. Ganz links sehen Sie verschiedene Kategorien, um Ihre Suchergebnisse zu filtern: »Alle«, »Personen«, »Fotos«, »Videos«, »Neuigkeiten« und »erweiterte Suche«. Bei »Personen« können Sie noch auswählen zwischen Inhalten von »allen Personen« und »Personen, denen Sie folgen«. Und dann können Sie noch eine Einschränkung hinsichtlich des Standortes machen, indem Sie auf »Überall« oder »In meiner Nähe anklicken«.

Um nach Tweets zu suchen, die einen Nutzer erwähnen, geben Sie den jeweiligen Nutzernamen mit vorangestelltem @-Symbol in das Suchfeld oben auf der Seite ein.

3.8 Erhöhung der Follower-Anzahl

Es ist bei Twitter schnell auf den Punkt gebracht, was das Ziel ist: Viele Follower! Denn all die Follower lesen Ihre Mitteilungen und geben diese, im Idealfall, weiter, also retweeten.

Checkliste: Erhöhung der Follower
- Kärtchen und Flyer dazu auslegen
- Poster dazu aufhängen
- Auf der Internetseite auf Twitter hinweisen
- Auf jeder Broschüre auf Twiter hinweisen
- In der Emailsignatur auf Twitter hinweisen
- Bei Facebook (oder Xing usw.) auf Twitter hinweisen
- In Newslettern und in der Praxiszeitung auf Twitter hinweisen
- Auf Onlinearztportalen in der Beschreibung auf Twitter als Besonderheit oder Kontaktmöglichkeit hinweisen
- Aufkleber, Stempel
- Auf medizinischen Kongressen in der Präsentation als Kontaktmöglichkeit
- Mündlich die Patienten auf Twitter hinweisen
- Schaffen Sie ein aussagekräftiges Profil, inkl. Foto und Beschreibung
- Verfassen Sie interessante, unterhaltsame, aktuelle oder zum Nachdenken anregende Tweets
- Es ist zu empfehlen, Tweets zu unterschiedlichen Themen zu verfassen und so für Abwechslung zu sorgen
- Ihre Tweets werden außerdem interessanter, wenn Sie sie mit Bildern, Videos oder Audio-Clips aufpeppen
- Veröffentlichen Sie Ihre Tweets regelmäßig und zu den richtigen Tageszeiten
- Verwenden Sie Hashtags
- Twittern Sie für alle Altersgruppen unter Beachtung der werberechtlichen Vorgaben

3.8.1 Wann soll man twittern?

Die Frage nach dem richtigen Zeitpunkt wird oft von Experten diskutiert. Sicherlich ist es am besten, dann zu twittern, wenn die meisten Menschen aktiv sind, also auch in der Lage sind, die Tweets zu lesen. Einige Experten meinen, der beste Zeitpunkt wäre morgens, wenn die Nutzer entweder beim Frühstück sind oder in der Bahn oder im Bus sitzen und sich vor Arbeitsbeginn auf den neuesten Stand bringen wollen. Andere sagen, der beste Zeitpunkt wäre am Abend, wenn beim Feierabend auch Ruhe und Zeit zum Lesen da ist und nach Zerstreuung gesucht wird. Wiederum andere behaupten, dass am Wochenende die beste Zeit wäre, da die meisten Twitterer dann die meiste Zeit haben. Oft wird aber auch darauf hingewiesen, dass in Zeiten des mobilen Internets eigentlich jeder Nutzer zu jeder Zeit online ist und diese Ratschläge per se hinfällig sind.

Was nützt die beste Zeit zum Twittern, wenn »alle« twittern und das Angebot immens ist? Nichts! Denn dann sind Sie einer von vielen. Versuchen Sie mit Randzeiten, also etwas eher als die anderen und etwas später als die anderen. In dem Fall also so um 7 Uhr morgens und 10 Uhr morgens sowie 16 Uhr und 19 Uhr.

Die Zeiten richten sich auch nach Ihren Themen und damit nach Ihrer Zielgruppe; tatsächlich ist die am stärksten wachsende Nutzergruppe bei Twitter zwischen 55 und 64 Jahren alt!

3.8.2 FollowFriday

Unter Insidern ist der Name »FollowFriday« ein fester Begriff und auch mit »ff« abgekürzt verwendet. Es geht lediglich darum, bei der unglaublichen Vielzahl von Twitterern die zu empfehlen, die wirklich sinnvoll, spannend, interessant, also einfach empfehlenswert sind.

Dazu wird vorne im Tweet ein Hashtag gesetzt sowie das Follow Friday, es geht auch einfach ein »ff«. In unserem Fall würde Frau Dr. Karin Beispiel Folgendes twittern, wenn sie die Tweets der Süddeutschen Zeitung empfehlen möchte: #FollowFriday@sueddeutsche.de

Wie der Name schon vermuten lässt, werden diese Tweets grundsätzlich freitags versendet.

Literatur

Redaktion FOCUS Online (2013) Soziale Netzwerke »vergreisen« – Nur Twitter-Nutzer werden jünger. ► http://www.focus.de/digital/computer/facebook-user-werden-immer-aelter-soziale-netzwerke-vergreisen-nur-twitter-nutzer-werden-juenger_aid_946009.html. Zugegriffen: 02.09.2014

Statista (2014) Anteil der Nutzer von Twitter an allen Social Media-Nutzern in den einzelnen Bundesländern imJahr 2013. ► http://de.statista.com/statistik/daten/studie/243708/umfrage/nutzung-von-twitter-in-deutschland-nach-bundeslaendern. Zugegriffen: 02.09.2014

Bewertungsportale

Marc Däumler, Marcus M. Hotze

M. Däumler, M. M. Hotze, *Social Media für die erfolgreiche Arztpraxis*, Erfolgskonzepte Praxis- & Krankenhaus-Management, DOI 10.1007/978-3-642-37073-1_4, © Springer-Verlag Berlin Heidelberg 2015

Was zählt mehr als eine gute Empfehlung? Es gibt etwa 30 relevante Arztbewertungsportale, auf denen Patienten »ihren« Arzt bewerten, also empfehlen können. Die Idee ist, dass Patienten ihren Arzt nach einer Behandlung bewerten, entweder mit Noten oder Sternen oder Kommentaren. Und diese Bewertungen können andere Patienten einsehen und kommentieren und somit denen helfen, die einen guten Arzt zu suchen. Eigentlich ist dies eine hervorragende Möglichkeit für Patienten und Ärzte, genau den richtigen Arzt zu finden, denn der beste Arzt setzt sich durch. Perfekt! Theoretisch.

Laut einer repräsentative Umfrage der Gesellschaft für Konsumforschung (GfK) 2011 wurde deutlich, dass etwa jeder fünfte deutsche Internetnutzer (22,6%) bei der Auswahl des richtigen Mediziners auf Arztempfehlungsportale zurückgreift. Rund 66% aller Befragten stützen sich bei der Arztwahl vor allem auf Empfehlungen aus dem Freundes- und Bekanntenkreis, womit wir schon bei Facebook sind, denn dort finden sich auch »Freunde«.

Und nach einer anderen Umfrage (Ärzte-Zeitung, 13.09.2013) hat sich etwa jeder Zweite (52%) derjenigen, die Arztbewertungsportale für die Arztsuche nutzen, aufgrund einer Bewertung schon gegen einen Arzt entschieden.

Bei Jameda, einem der populärsten Portale, suchen laut eigenen Angaben monatlich etwa 3,5 Millionen Menschen nach einem Arzt, bei Portalen wie Yoodoc kann nach Preisen für kostenpflichtige Behandlungen sortiert und ausgewählt werden, und bei Portalen wie estheticon sind zahlreiche Fachbeiträge der Ärzte möglich.

Das Problem ist, dass Patienten nicht nur subjektiv bewerten, sondern die Entscheidung der Leser ebenfalls subjektiv für oder gegen einen Arzt fällt – und genau das kann von einer Arztpraxis genutzt werden.

Die meisten Portale bieten neben einem kostenlosen Basiseintrag auch eine Premiummitgliedschaft an; die ist dann kostenpflichtig, bietet aber auch mehr Möglichkeiten der Darstellung. Dazu zählen dann Fotos, direkte Kontaktmöglichkeiten, Fachbeiträge, Teilnahme an Foren und die ausführliche Beschreibung der Leistungen, gelegentlich sogar eine Möglichkeit der Online-Terminvergabe. Wer also einen »ansprechenden Auftritt« als Praxis auf den Portalen bietet, nutzt einen Vorteil gegenüber denen, die dort ohne Foto und lediglich mit Namen zu sehen sind. Damit wird schon klar, dass diese Portale auch ein eigenes wirtschaftliches Interesse verfolgen, was ihre Aussagekraft in Frage stellt. Entscheidend aber ist die Bedeutung bei der Zielgruppe: Patienten suchen in den Portalen nach Ärzten und treffen auch dort Entscheidungen, und somit ist es für Arztpraxen relevant. Es gibt zahlreiche Aspekte, die gegen diese Portale sprechen, vor allem, was die Aussagefähigkeit betrifft. Aber am Ende müssen Sie dort sein, wo die Patienten sind, ganz gleich, ob Ihnen das Portal überzeugend zusagt oder nicht. Was nützt Ihnen ein Arztbewertungsportal, das aus Arztsicht hervorragende Kriterien in der Qualitätsbewertung verwendet, aber die Patienten nutzen es nicht?

4.1 Lohnt sich eine Premiummitgliedschaft?

Das hängt von der Fachrichtung ab. Ein Beispiel: Ein niedergelassener Ästhetisch-Plastischer Chirurg muss sich anders darstellen als ein Radiologe mit Praxis. Das liegt daran, dass Personen, die sich für eine Brustvergrößerung interessieren, anders nach »ihrem« Arzt suchen als nach einem Arzt für eine Kernspinuntersuchung. Beim Chirurgen vertrauen die Patienten stark der eigenen Meinung, der Empfehlung von Freunden und dem Social Web. Bei einem Radiologen zählt vor allem die Empfehlung des überweisenden Arztes, also trägt hier eher das Zuweisermarketing Bedeutung. Trotzdem hat der Radiologe, der hier attraktiv präsent ist, Vorteile gegenüber den Kollegen, die hier nicht oder schlecht dargestellt sind.

Seien Sie grundsätzlich bei allen Portalen registriert, das erhöht Ihre Auffindbarkeit durch die Suchmaschinen, auch wenn es nur eine Basiseintragung ist. Wählen Sie nicht 20 Portale aus sondern 2, auf denen Sie als Premiummitglied präsent sein wollen, und testen Sie den Erfolg. Wenn Sie dort Premiummitglied sind, dann pflegen Sie auch diesen Auftritt konsequent.

Checkliste: Anforderungen an eine Präsenz

- Gutes Foto
- Keine Rechtschreibfehler
- Verständliche Beschreibungen
- Auflistung Ihrer Leistungen
- Öffnungszeiten
- Besonderheiten der Praxis
- Kontaktmöglichkeit
- Fragen beantworten

Am besten schauen Sie zweimal die Woche hinein. Und wenn es die Möglichkeit gibt, dann verfassen Sie dort auch Fachbeiträge und nehmen an den Foren teil, wenn dort von Patienten Fragen gestellt werden. Diese Aufgaben können auch delegiert werden.

4.2 Wer gibt eigentlich Bewertungen ab?

Im Idealfall geben »echte« Patienten mit ihrer tatsächlichen Mail-Adresse eine »ehrliche« Bewertung ab. Die Bewertungen können allerdings auch anonym oder mit rasch erstellten Mailadressen abgegeben werden, und ob ein Patient tatsächlich in der Praxis zur Behandlung war, ist schwer nachzuprüfen. In erster Linie geben natürlich reale Patienten die Bewertungen ab, so ist es auch gewollt, aber es gibt zwei weitere Gruppen, die hier »aktiv« sind:

4

- **Der konkurrierende Arzt**

Eine vernichtende Bewertung des Konkurrenten im Ort ist sicherlich »viel wert« und »treibt« die Patienten in die eigene Praxis. Was liegt da strategisch näher, genau dem Konkurrenten anonym eine Note 6 zugeben, und am besten gleich auf die »eigene« Praxis lobend zu verweisen. Die Gefahr besteht tatsächlich.

Tipp des PR-Beraters

Tun Sie das niemals, denn wenn das publik wird, ist Ihr Ruf unter Kollegen (und auch bei den Patienten) irreparabel beschädigt.

§

Was sagt der Anwalt zur Bewertung eines ärztlichen Kollegen?

Der Anwalt rät: Artikel 5 des Grundgesetzes schützt umfassend die Meinungsfreiheit. Das Äußerungsrecht in Deutschland ist davon geprägt, Meinungsäußerungen (also solche Äußerungen, die durch wertende Stellungnahmen geprägt sind) ganz weitgehend zuzulassen. Subjektive Bewertungen von Praxen sowie Ärzten oder Behandlungen sind also grundsätzlich zulässig. Auch die namentliche Nennung eines Arztes auf einem Bewertungsportal ist grundsätzlich zulässig und hat im Regelfall bei einer Äußerung im beruflichen Kontext keine unzulässige Prangerwirkung. Wird mit einem Kommentar ohne jeden Sachbezug die (allerdings hohe) Grenze zu einer lediglich auf Diffamierung zielenden Schmähkritik überschritten oder stellt der Bewertende unwahre Tatsachenbehauptungen über Sie und Ihre Praxis auf, können Sie sich aber dagegen wehren. Dies ist im Einzelfall bezogen auf jede inkriminierende Äußerung individuell zu prüfen.

Anspruchsgegner ist zunächst derjenige, der eine negative Äußerung über Sie getätigt hat. Er kann u. a. auf Unterlassung der Äußerung in Anspruch genommen werden. Problem: Häufig bleibt er anonym und nicht zu ermitteln. Ein Auskunftsanspruch gegen den Plattformbetreiber besteht im Regelfall nicht. Insofern bleibt Ihnen nur die Möglichkeit, den Plattformbetreiber von der Rechtsverletzung in Kenntnis zu setzen und die Löschung des angegriffenen Eintrags zu verlangen. Liegt eine Rechtsverletzung vor, muss der Betreiber diese unterbinden. Tut er das nach Ihrem Hinweis nicht, können sodann u. a. Unterlassungsansprüche geltend gemacht werden, auch gegen den Betreiber.

Im Übrigen: Unsachliche Kritik an der Behandlungsweise oder dem beruflichen Wissen eines Kollegen sowie herabsetzende Äußerungen sind auch berufswidrig und können von der Ärztekammer verfolgt werden.

- **Der Arzt selbst**

Es ist schon auffällig, wenn der Patient komplizierte medizinische Fachbegriffe in einer Bewertung locker beherrscht und der Arzt in einer sehr langen Beschreibung am Ende »der beste Arzt der Welt« ist, weil ja alles so wunderbar war. Als Erstes merken die eigenen

Mitarbeiter, dass dies wohl kein echter Eintrag ist, denn sie haben einen Einblick in die Praxis. Und wenn die es wissen, wissen es auch deren Angehörige, und nun weiß es jeder. Als Zweite erkennen die Leser schnell, wenn ein Beitrag ganz offensichtlich übertrieben lang und zu positiv ist.

Ein guter Arzt hat das nicht nötig – und auch hier gilt: Wird das publik, ist Ihr Ruf schwer belastet, und womöglich werden Sie sogar noch aus dem Portal verbannt.

§ Wie steht der Anwalt zu Selbstbewertungen?

Der Anwalt rät: Wer sich (verdeckt) selbst bewertet, der täuscht unter anderem die Patienten. Da eine solche Handlung im Regelfall zu Wettbewerbszwecken vorgenommen wird, könnten Konkurrenten unter wettbewerbsrechtlichen Gesichtspunkten wegen Täuschung und Irreführung der angesprochenen Verkehrskreise gegen den Arzt vorgehen. In diesem Fall drohen kostenpflichtige Abmahnungen und Unterlassungsaufforderungen. Auch berufsrechtlich wäre diese verdeckte und irreführende Werbemaßnahme seitens der zuständigen Aufsicht angreifbar.

Zudem dürfte bei dieser Form der Bewertung meist ein Verstoß gegen die Nutzungsbedingungen der Plattformbetreiber vorliegen. Diese könnten daher, je nach Ausgestaltung, den Arzt von der weiteren Nutzung der Plattform ausschließen und sein Profil löschen.

4.2.1 Wonach »bewerten« die meisten Patienten?

Wenn bekannt ist, nach welchen Kriterien die Patienten bewerten, kann eine Praxis genau auf diese Kriterien verstärkt Wert legen. Die Frage nach einem kostenlosen Kaffee, nicht zur Selbstbedienung, sondern persönlich von der Assistentin in den Behandlungsraum gebracht, um die lange Wartezeit zu verkürzen, kommt immer sehr gut an. Und die Frage, ob man denn einen guten Parkplatz bekommen hat, hat ebenfalls wenig mit der Behandlungsqualität zu tun, aber es zeigt Interesse und Wertschätzung – und dauert fünf Sekunden. Einen Patienten ausreden zu lassen mag zwar manchmal schwerfallen, aber es beeinflusst auch erheblich die positive Wahrnehmung, wie ernst der Patient wahrgenommen wird.

Checkliste: Bewertungskriterien der Patienten

- Wartezeit
- Terminvergabe
- Freundlichkeit
- Erreichbarkeit
- Ausstattung der Praxis
- Sauberkeit und Ordnung in der Praxis
- Organisation in der Praxis
- Kommunikation überhaupt mit dem Patienten (Verständlichkeit, Mitgefühl usw.)

- Tätigkeitsschwerpunkte
- Wahrgenommene Kompetenz
- Findet überhaupt eine Untersuchung statt?
- Liegen im Wartezimmer adäquate Zeitungen oder Zeitschriften?

4

4.2.2 Was tun, wenn es negative Bewertungen oder Kommentare gibt?

Keine Panik, auch wenn Sie garantiert alles bis zum guten Behandlungsergebnis richtig gemacht haben, gibt es immer Patienten, die nicht zufrieden sind. Erfahrungsgemäß überwiegen die guten Noten auf den Portalen, und wenn Sie tatsächlich überwiegend bis ausschließlich schlechte Noten erhalten, dann sollten Sie dies auch als Chance sehen, daran etwas zu ändern, frei nach dem Motto: Gefahr erkannt, Gefahr gebannt. Schließlich kann es sein, dass die Patienten Recht haben mit der Kritik!

Es gibt eine schlechte Bewertung? Dann haben Sie meist die Chance, mit einem Kommentar zu reagieren: Schreiben Sie, dass Sie die Unzufriedenheit bedauern und dass Sie nicht nur möchten, dass sich Ihre Patienten gut behandelt fühlen, sondern auch gut behandelt werden. Bieten Sie an, sich dafür einen Termin in der Praxis geben zu lassen, um darüber zu sprechen, das sei Ihnen sehr wichtig. Ob sich die Person tatsächlich meldet, ist eher unwahrscheinlich. Aber jeder liest, dass Sie Kritik ernst nehmen, und das wiederum schafft Sympathie und Glaubwürdigkeit. Aber bitte bleiben Sie souverän, und beleidigen Sie nicht die Person oder rechtfertigen Sie ein beanstandetes Verhalten. Reagieren Sie allerdings gar nicht, dann überlassen Sie hier dem Kritiker kampflos das Feld, und jeder sieht, dass es Ihnen völlig egal ist, was Ihre Patienten denken.

§

Was sagt der Anwalt zu schlechten Bewertungen des Arztes oder der Arztpraxis?

Der Anwalt rät: Prüfen Sie sehr genau, ob die Sie belastende Äußerung wirklich justiziabel ist. Aufgrund der in Deutschland weit verstandenen Meinungsfreiheit ist nicht alles verboten, was von Ihnen als Beleidigung oder Ungehörigkeit aufgefasst wird. Die Rechtsprechung geht hier mitunter sehr großzügig vor. Sprechen Sie unbedingt mit einem äußerungsrechtlich erfahrenen Rechtsanwalt, wenn Sie eine Einschätzung zur Rechtswidrigkeit Sie belastender Äußerungen benötigen. Eindeutiger sind übrigens die Fälle, in denen jemand nachweislich unwahre oder kreditgefährdende Tatsachen über Sie behauptet – hier verbieten die Gerichte beim Nachweis der Unwahrheit entsprechende Äußerungen recht zeitnah im Wege von Eilverfahren.

Vergessen Sie parallel zu einem Vorgehen gegen den Schädiger nicht, auch den Betreiber der Plattform durch rechtzeitige Information über Inhalt und Umfang der Rechtsverletzung in die Pflicht zu nehmen und zur Löschung aufzufordern. Handelt er nicht innerhalb angemessener Zeit, besteht unter Umständen dann auch ein direkter Anspruch gegen ihn auf Unterlassung.

4.2.3 Wie bekommt eine Praxis eine gute Bewertung?

Natürlich erst einmal durch eine gute Behandlung und durch Patienten, die wissen, wie man eine Bewertung eigentlich abgibt. Wenn Sie wissen, dass Sie ein guter Arzt sind, dann lassen Sie kleine Kärtchen drucken, die ein oder zwei Arztbewertungsportale auflisten, auf denen Sie bewerten werden können. Geben Sie diese Karte dem (zufriedenen) Patienten nach der Behandlung in die Hand und sagen Sie, Sie würden sich freuen, wenn dieses tolle Behandlungsergebnis bewertet würde. Wenn Ihnen das zu »aggressiv« erscheint, dann legen Sie die Karten am Tresen aus, versehen mit: »Wir freuen uns auf Ihre Bewertung!«.

Tipp des PR-Beraters

Sie haben einen Patienten erfolgreich behandelt, und der Patient ist erleichtert und glücklich und »sitzt« nun bei Ihnen? Dann nutzen Sie genau diesen Moment! Geben Sie ihm ein Tablet-PC, rufen Sie schon die entsprechende Bewertungsseite auf und sagen Sie ihm, Sie würden sich freuen, wenn dieses auch in Ihren Augen schöne Behandlungsergebnis kurz bewertet würde.

Wenn Sie dies nur einmal pro Woche tun, haben Sie Ende des Jahres etwa 50 reale hervorragende Bewertungen!

4.3 Welche Portale sind relevant?

Hier ist zu beachten, dass es Portale gibt, die sich ausschließlich auf eine Fachrichtung konzentrieren, wie beispielsweise Ästhetik oder Diabetes oder Rheuma, aber die meisten bieten quasi alles unter einem Dach an. Neben den klassischen Arztbewertungsportalen gibt es Foren und Portale, in denen zwar nicht bewertet werden kann, aber dennoch die Möglichkeit besteht, sich an Fachdiskussionen zu beteiligen oder rein mit einer Präsenz zu erscheinen.

Checkliste: Eine Übersicht an Arztbewertungsportalen

- ▶ www.arzt.weisse-liste.de
- ▶ www.docinsider.de
- ▶ www.esando.de

- ▶ www.brigitte.de
- ▶ www.imedo.de
- ▶ www.estheticon.com
- ▶ www.jameda.de
- ▶ www.medfuehrer.de
- ▶ www.onmeda.de
- ▶ www.gofeminin.de
- ▶ www.sanego.de
- ▶ www.yoodoc.com
- ▶ www.topmedic.de
- ▶ www.all-about-esthetics.com
- ▶ www.yourfirstmedicus.de
- ▶ www.bessereaerzte.de
- ▶ www.aerztebewertungen.com
- ▶ www.qype.de

4.3.1 Was steht wo über mich?

Wissen Sie eigentlich, was über Ihre Praxis irgendwo im Internet auf irgendwelchen Portalen oder in irgendwelchen Foren geschrieben wird? Nein? Dann sollten Sie sich darüber informieren, damit Sie dem nicht ausgeliefert sind. Dazu gibt es drei Möglichkeiten:

- Sie geben Ihren Praxisnamen (sowie danach auch Ihren eigenen Namen) bei Google (oder einer anderen Suchmaschine) ein und werten die Ergebnisse aus. Womöglich können Sie die Ergebnisse präzisieren, wenn Sie noch »Bewertung« oder »Meinung« im Suchfenster hinzugeben.
- Sie geben bei »Google Alert« Ihren Praxisnamen ein und erhalten zukünftig regelmäßig Nachricht, wenn etwas im Internet über Sie erscheint.
- Die sicherste Variante ist, da die Suchmaschinen auch nicht jedes Forum genau durchleuchten, wenn Sie eine Recherche beauftragen; in dem Fall werden von einer Agentur auch die Foren und Blogs gezielt durchleuchtet, und Sie erhalten eine Auswertung dessen, wann was wie und wo über Sie geschrieben wurde. Dies kostet etwa zwischen 500 und 3.000 €.

4.4 Bewertungen kaufen

Es ist wie bei Facebook oder Twitter oder Youtube: Man kann alles kaufen, Freunde, Fans, Klicks, Sterne oder gute Bewertungen. Ein guter Arzt braucht das nicht, und bedenken Sie dabei immer, dass es publik werden kann. Dann wäre der Ruf der gesamten Praxis ruiniert. Zudem stellt das unter Umständen eine Irreführung oder eine Verschleierung von Werbemaßnahmen dar und ist wettbewerbswidrig.

4.5 Foren

Sie sind die Expertin oder der Experte, und in den Foren suchen sich interessierte Patienten guten Rat und zuverlässige Information, weil sie der Meinung sind, dort neutral und ehrlich informiert zu werden. Überlassen Sie diese Informationsmöglichkeit nicht anderen Patienten oder »Möchte-gern-Experten«, sondern nehmen Sie dort als seriöser Experte teil. Beantworten Sie medizinische Fragen oder nehmen Sie einfach teil an Diskussionen. Es ist eine nahezu perfekte Situation für Sie: Dort sind Patienten, die sich informieren wollen, vielleicht einen Experten suchen, und Sie sind als Experte dort präsent.

Google+

Marc Däumler, Marcus M. Hotze

M. Däumler, M. M. Hotze, *Social Media für die erfolgreiche Arztpraxis*, Erfolgskonzepte Praxis- & Krankenhaus-Management, DOI 10.1007/978-3-642-37073-1_5,

Das soziale Netzwerk Google+ gehört, wie der Name es schon vermuten lässt, zum Unternehmen Google Inc. Damit wird die Dimension dieses Netzwerkes auch deutlich, denn schon jetzt ist es das weltweit zweitgrößte soziale Netzwerk, hat also schon Twitter überholt (Redaktion HNA Online 2014). Das Ziel scheint klar: Facebook überholen und Nr. 1 werden.

Google hatte das Problem erkannt, dass es bei Facebook »nur eine Art Freunde« gibt, aber wie im realen Leben gibt es eher enge und auch weniger enge Freunde sowie »Freunde aus dem Job« und Freunde aus dem Sportverein, und die werden, zumindest im realen Leben, nicht alle gleich mit gleichen Informationen angesprochen. Genau hier bot Google+ die Lösung, nämlich die Möglichkeit, die Freunde in Gruppen zu bündeln, diese Gruppen heißen Kreise. Die Fußballfreunde sind ein Kreis, das befreundete berufliche Umfeld ist ein Kreis, die enge Familie ebenso usw. Und jeder Kreis kann nun eigene Informationen erhalten, individuell in der Art der Sprache oder der Vertraulichkeit, oder mehrere Kreise erhalten die gleichen Informationen.

Nach nicht einmal 100 Tagen seit der Veröffentlichung zählte Google+ bereits 40 Millionen registrierte Anwender und war somit das am schnellsten wachsende soziale Netzwerk der Geschichte. Im März 2012 teilte Google+ mit, dass die Marke von 100 Millionen regelmäßigen Nutzern überschritten wurde, einen Monat später waren es schon 170 Millionen, nun liegt es bei etwa 1,2 Milliarden registrierten Nutzern und etwa 360 Millionen aktiven Nutzern (Firsching 2014).

Google+ bietet (wie Facebook) ein Profil (Privatpersonen) und eine Seite (Unternehmen). Beide Formen unterscheiden sich kaum. Bei Google+ muss der Nutzer allerdings nicht, wie bei Facebook, Mitglied sein, um Informationen zu erhalten, wenn man einem Kreis angehört – man erhält diese Informationen dann per Mail; allerdings erhält derjenige dann automatisch eine Google-Mail-Adresse, falls es noch keine gibt.

5.1 Braucht man noch ein weiteres Netzwerk neben Facebook?

Facebook und Google+ bieten grob dasselbe, aber eben nur grob. Vielen Unternehmen ist Facebook zu persönlich und zu privat, LinkedIn und Xing zu statisch und zu gering besucht, und manche möchten eine präzisere Ansprache der Zielgruppen und kein Gießkannenprinzip, und genau für die ist Google+ gut geeignet. Tatsächlich gibt es Branchen, wie beispielsweise die Baubranche, die sich eher bei Google+ darstellen und deutlich weniger bei Facebook. Andererseits ist Facebook deutlich populärer, und die Marktdurchdringung ist derzeit unschlagbar. Es kommt also darauf an, welche Ziele verfolgt werden.

Der Begriff lautet: Crosspostings. Ganz nach dem Motto »Ich bin überall dabei und versende aus Zeitgründen auch überall genau dasselbe«. Einmal geschrieben, gleichzeitig bei Facebook und Google+, am besten auch noch Twitter, veröffentlicht. Das ist nicht Social Media! Machen Sie den Test: Würden Sie zwei identische Zeitungen lesen? Und was denken Sie über den herausgebenden Verlag?

5.1.1 Worin liegt der Vorteil von Google+?

Google+ gehört zu Google, und wo suchen Sie etwas im Internet? Bei Google! Und nun ist die Frage in der Überschrift schnell beantwortet, denn Ihre Beiträge bei Google+ wirken sich sehr positiv auf die Platzierung bei den Google-Suchergebnissen aus. Und noch mehr: Google lässt Informationen – zum Beispiel aus Ihrer Youtube-Suche und Ihren Google+-Beiträgen – in die Auswahl Ihrer Google-Suchergebnisse einfließen, es personalisiert Ihre Googlesuche also.

Wenn Sie Beiträge bei Google+ veröffentlichen, dann bestimmen Sie sehr genau, wer diese Beiträge zu lesen bekommt.

Sie können zwar bestimmen, wer Ihre Nachrichten sieht, aber dennoch kann jeder auf Ihrer Google+-Seite etwas veröffentlichen, das können Sie nicht lenken – höchstens löschen.

5.1.2 Wie wichtig ist Google+ für eine Arztpraxis?

Was ist Ihr Ziel? Sie wollen Ihren Patienten News aus der Praxis mitteilen und sich positiv, kompetent und sympathisch darstellen, auch gegenüber Kollegen, Zuweisern, Mitarbeitern und Dienstleistern. Und wo ist diese Zielgruppe? Wahrscheinlich eher bei Facebook, schon deshalb, weil die Zahl der Nutzer dort erheblich größer ist als bei Google+. Aber was ist in einem Monat oder in sechs Monaten? Oder einem Jahr? Kaum eine Branche verändert sich so rasant. Derzeit liegt in Deutschland die Zahl der aktiven Google+-Nutzer bei einem Drittel gegenüber Facebook, aber immerhin noch bei 9 Millionen.

Der Anteil von Personen, die in der IT-Branche tätig sind, ist übrigens auffallend hoch bei Google+, ebenso in dem Zusammenhang weniger überraschend die Tatsache, dass doppelt so viele Männer als Frauen dort aktiv sind.

Google+ führt, wenn es gepflegt wird und Interaktion auf die Beiträge folgen, zu einem besseren Suchergebnis, vorausgesetzt, die richtigen Begriffe werden verwendet. Wer die Möglichkeit hat, intern oder delegiert, den Google+-Auftritt professionell aufzubauen und genauso zu pflegen, hat Vorteile gegenüber all denen, die es nicht tun. Das Bilden von Kreisen kann hervorragend genutzt werden, wenn es um spezifische Themen geht. Beispiel Schönheitschirurg: Themen für Männer (eigener Kreis), Themen für Frauen (eigener Kreis), Themen über Faltenbehandlung oder Intimchirurgie. Oder ein Orthopäde: Thema Rückenschmerzen (Kreis) oder Sportunfall (Kreis).

Lieber weniger, aber das richtig. Keine Zeit? Dann entscheiden Sie sich: Entweder Facebook oder Google+, sie sollten aber nicht halbherzig beides parallel pflegen, denn Sie behandeln ja einen Patienten auch mit voller Aufmerksamkeit und nicht zwei Patienten parallel. Außerdem werden Sie als Person sehr wahrscheinlich keine Kontaktpflege über Google+ aus- oder aufbauen, deshalb konzentriert sich dieses Google+-Kapitel auch auf die Google+-Seite.

5.1.3 Unterschied zwischen Google+ und Facebook

Google+ ist eine Sparte des Unternehmens Google. Wenn diese Sparte nicht funktioniert, dann kann sie geschlossen werden, und das Unternehmen besteht dennoch weiter. Wenn Facebook geschlossen wird, wird das gesamte Unternehmen Facebook geschlossen.

Bei Facebook passiert einfach mehr, da dort nicht nur mehr Menschen anzutreffen sind, sondern weil diese auch deutlich aktiver agieren. Posten Sie etwas bei Facebook, empfangen ausschließlich Ihre bestätigten Kontakte (Freunde/»Gefällt-mir«-Angaben) die Nachricht.

Bei Facebook können Sie eine einfache Nachrichtenfunktion als Chat nutzen, es ist also ein unkomplizierter Weg, sich ungestört mit jemandem auszutauschen. Bei Google+ finden Sie stattdessen »Hangouts«, ein umfangreiches Chatprogramm mit Video-Funktion, Emoticons und Gruppenchat, was aber etwas gewöhnungsbedürftig ist.

5.2 Ein Google-Konto erstellen

Öffnen Sie die Seite von google+: ► https://plus.google.com.

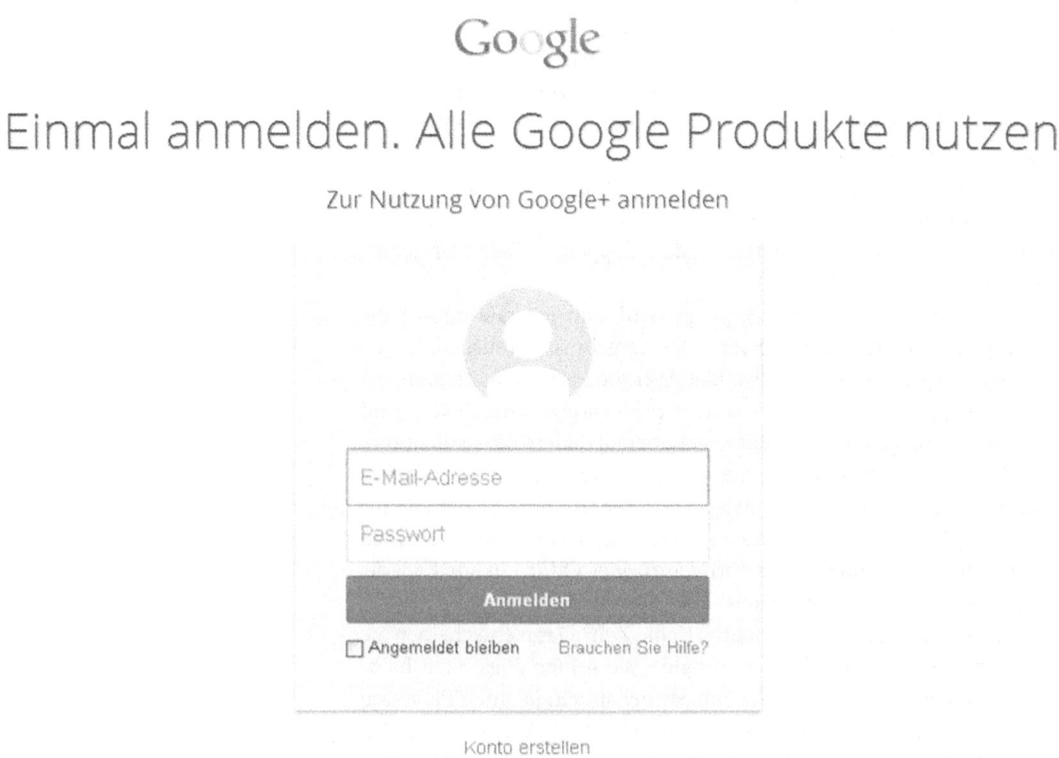

Wenn Sie schon ein Google-Konto haben, zum Beispiel, weil Sie bei Youtube angemeldet sind, dann können Sie jetzt hier einfach Ihre Google-Mail-Adresse und Ihr Passwort eingeben. Falls nicht, richten Sie jetzt hier Ihr Google-Konto ein. Klicken Sie dazu unten auf »Konto erstellen«.

Füllen Sie nun das Formular aus. Ihre Telefonnummer müssen Sie nicht angeben.

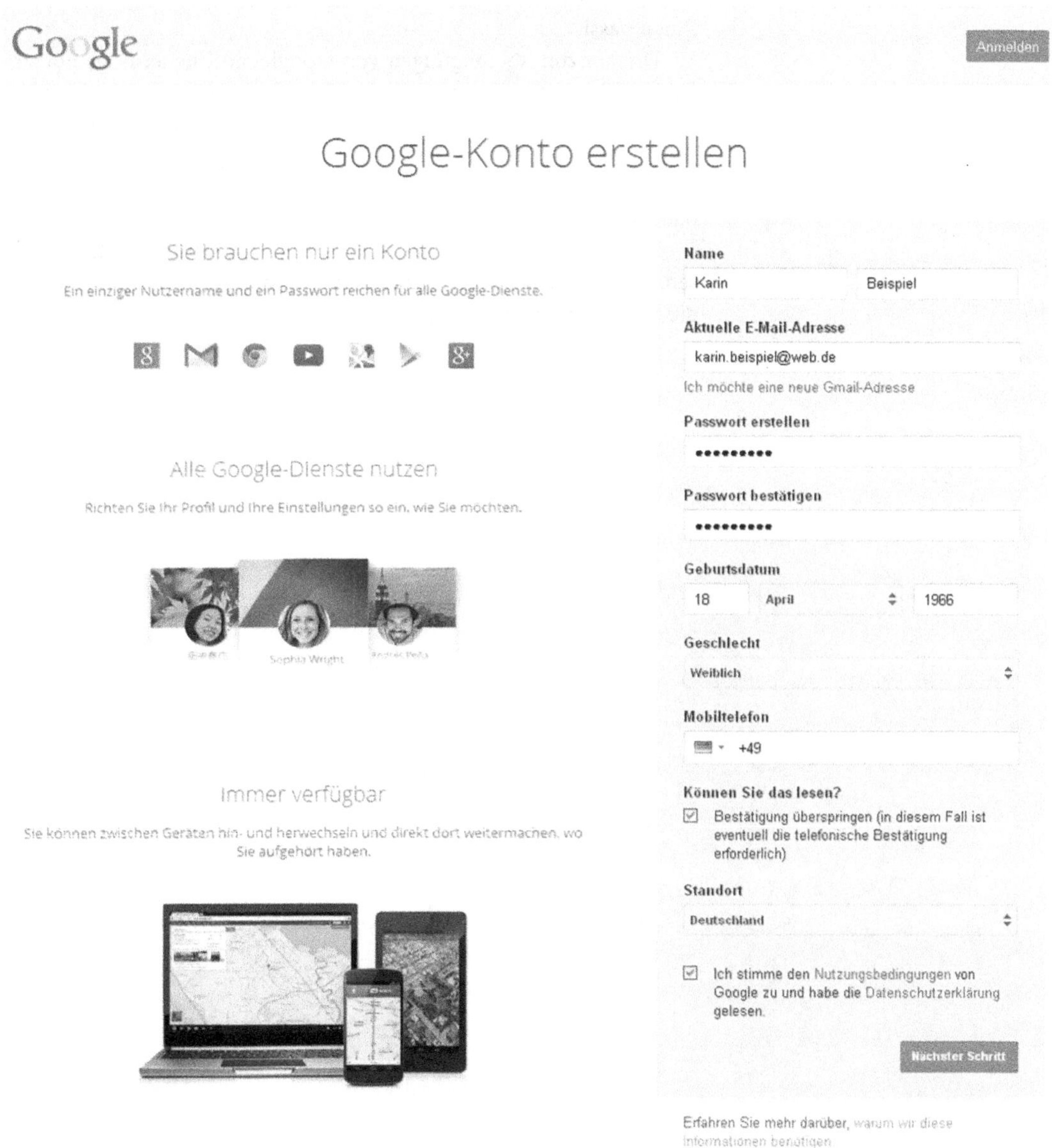

Bei »Können Sie das lesen?« Setzen Sie kein Häkchen. Nun klicken Sie unten auf »Nächsten Schritt«. Wichtig: stimmen Sie den Nutzungsbedingungen zu!

§ Was sagt der Anwalt zu den Google+-Nutzungsbedingungen?

Der Anwalt rät: Auch bei Google+ gilt: Die von Google gestellten Nutzungsbedingungen bilden ihre (dem ausländischen Recht unterfallende) Geschäftsgrundlage mit Google. Auch wenn diese Bedingungen der Nutzung von Google+ zu Zwecken der Praxiswerbung im Regelfall nicht entgegenstehen, sollten Sie diese Spielregeln vorher gelesen haben. Erst dann wissen Sie, ob die Plattform wirklich zu Ihnen passt.

Die Nutzungsbedingungen von Google sind neuerdings nutzerfreundlicher strukturiert. Das macht das Lesen und Verstehen etwas einfacher – im Vergleich zu den Textwüsten bei Facebook. Trotzdem wird auch hier munter auf zusätzliche Bedingungen verwiesen – schauen Sie also, welche Regelungen für Sie wirklich im Einzelfall relevant sind.

Es öffnet sich nun ein neues Fenster, indem Sie darauf hingewiesen werden, dass Google Ihnen eine Bestätigungsmail geschickt hat, die Sie nun bestätigen können.

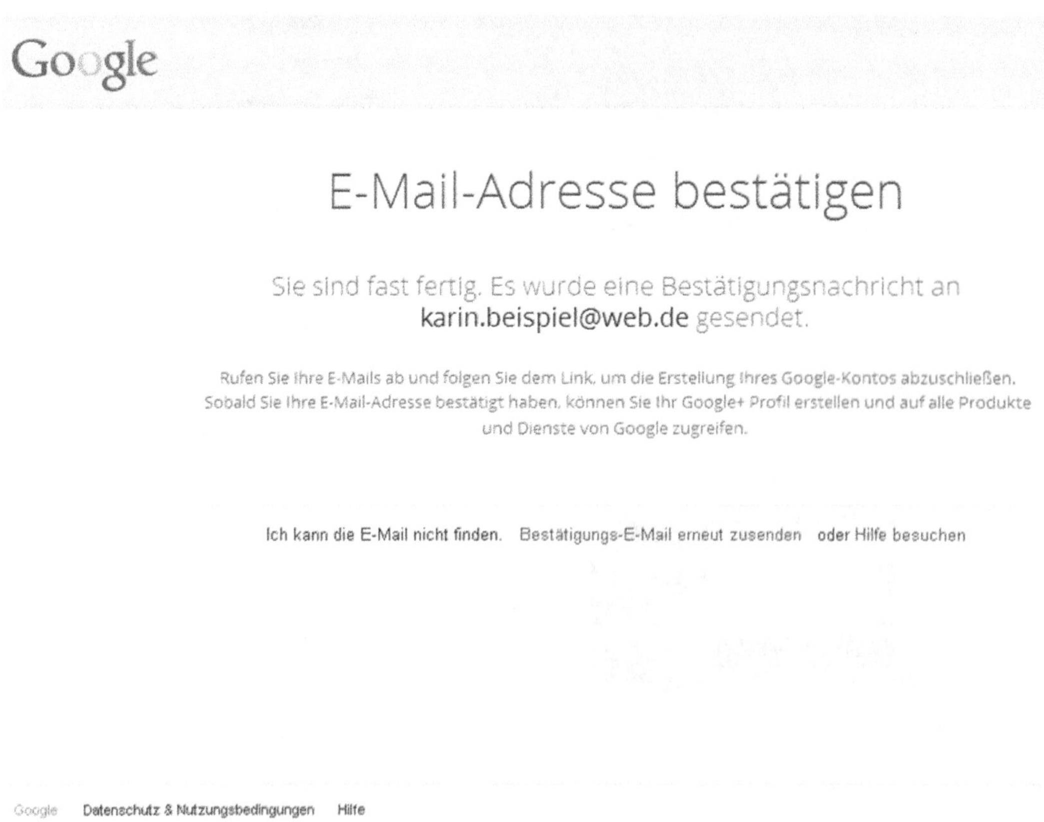
Google
E-Mail-Adresse bestätigen
Sie sind fast fertig. Es wurde eine Bestätigungsnachricht an karin.beispiel@web.de gesendet.
Rufen Sie Ihre E-Mails ab und folgen Sie dem Link, um die Erstellung Ihres Google-Kontos abzuschließen. Sobald Sie Ihre E-Mail-Adresse bestätigt haben, können Sie Ihr Google+ Profil erstellen und auf alle Produkte und Dienste von Google zugreifen.
Ich kann die E-Mail nicht finden. Bestätigungs-E-Mail erneut zusenden oder Hilfe besuchen
Google Datenschutz & Nutzungsbedingungen Hilfe

Die E-Mail hat den Betreff »Google-E-Mail-Bestätigung«. Öffnen Sie nun diese E-Mail in Ihrem E-Mail-Fach und klicken Sie auf den ersten Link, um Ihre Registrierung zu bestätigen.

Es öffnet sich nun ein Fenster von Google+, in dem Sie Ihr Google+-Konto erstellen können. Klicken Sie auf »nächster Schritt«.

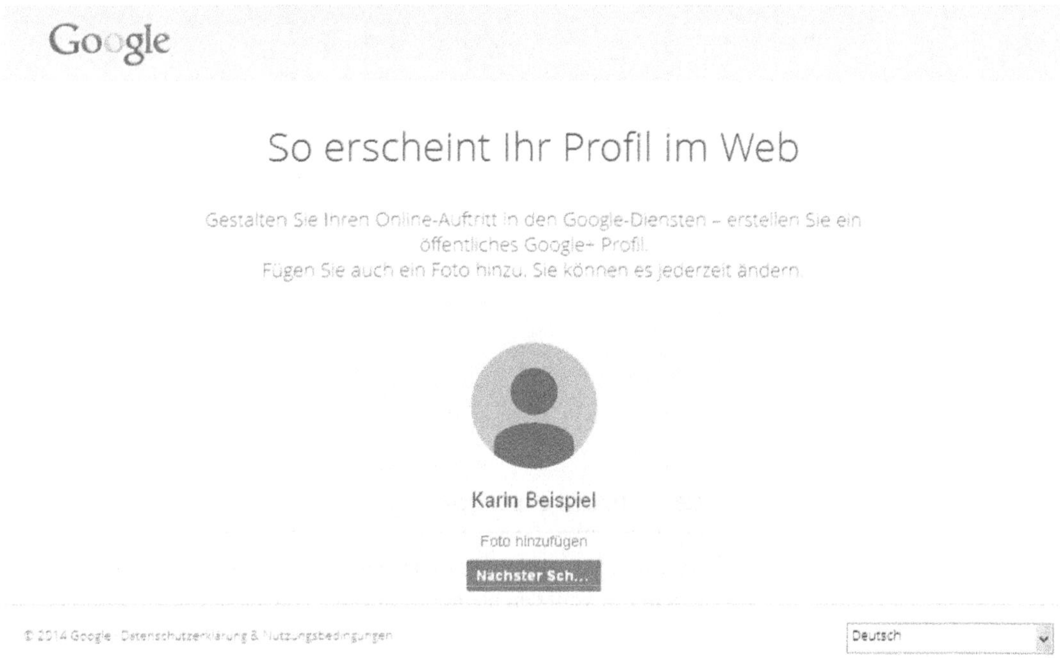

Herzlichen Glückwunsch, Sie haben nun ein Google-Konto!

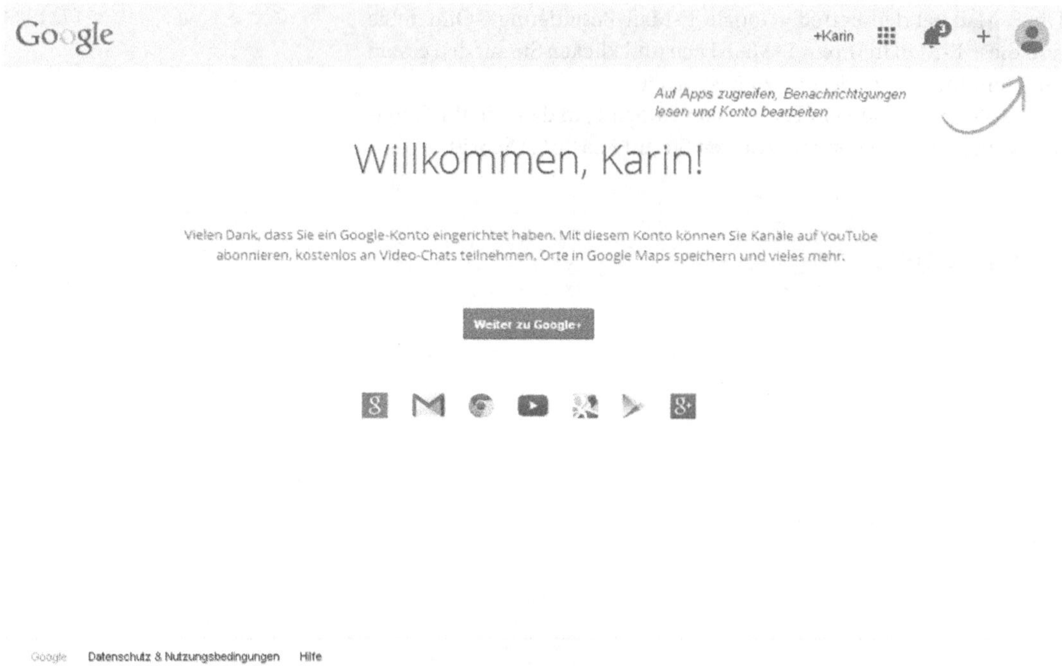
Google
+Karin
Auf Apps zugreifen, Benachrichtigungen lesen und Konto bearbeiten
Willkommen, Karin!
Vielen Dank, dass Sie ein Google-Konto eingerichtet haben. Mit diesem Konto können Sie Kanäle auf YouTube abonnieren, kostenlos an Video-Chats teilnehmen, Orte in Google Maps speichern und vieles mehr.
Weiter zu Google+
Google
Datenschutz & Nutzungsbedingungen
Hilfe

5.3 Profil erstellen

Jetzt sind Sie bei Google+, allerdings benötigen Sie nun ein Profil: Mit einem Klick auf den kleinen blauen Kreis gelangen Sie zu Ihrem Profil.

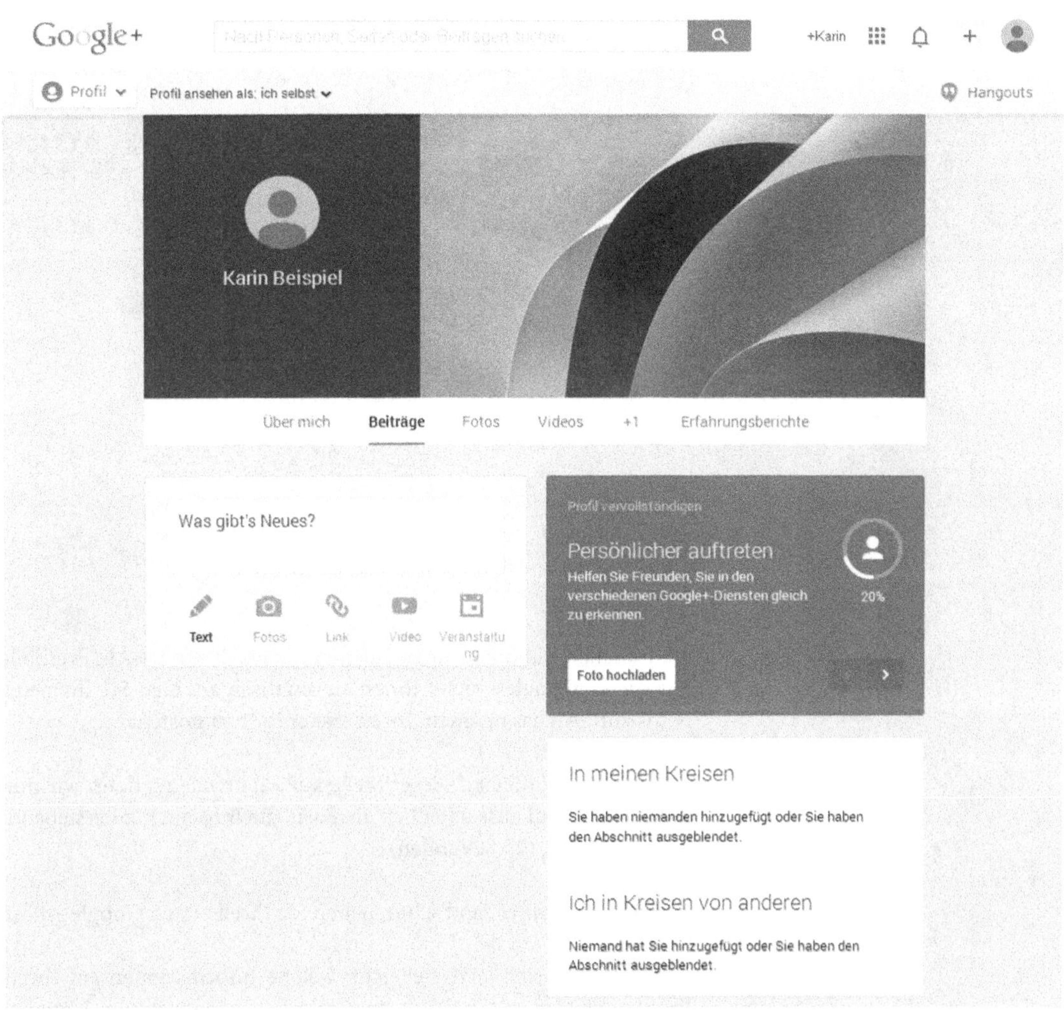

- **Profilfoto**

Dazu klicken Sie einfach auf den großen blauen Kopf, woraufhin sich Ihre Festplatte öffnet und Sie nun ein Foto auswählen. Das Foto muss eine Größe von mindestens 250 × 250 Pixel besitzen.

Es gelten hier die gleichen Bildvoraussetzungen wir bei allen Ihren Social-Media-Auftritten. Sie können auch stets das gleiche Profilbild bei Facebook, Xing oder Google+ verwenden, damit ein Wiederkennungseffekt genutzt werden kann.

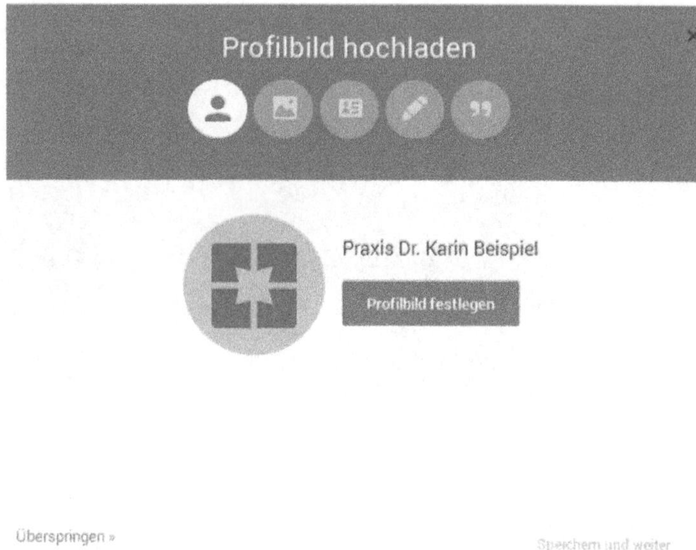

Nun klicken Sie unten links auf den blauen Button: »Als Profilbild festlegen«. Google+ bietet Ihnen automatisch an, dass Sie Ihr neues Fotos zum Anlass nehmen, Ihren ersten Post zu posten.

Speed Klicken Sie an dieser Stelle auf »abbrechen«, denn wir nutzen dieses Profil ausschließlich als Basis für Ihre noch zu erstellende Google+-Seite. (20 Sekunden)

Perfekt Tun Sie es, und schon haben Sie Ihren ersten Google+-Post! (1 Minute)

Sie fragen sich jetzt vielleicht, welche Informationen auf Ihrem Profil eigentlich »öffentlich« sind, also für jeden sichtbar. Lediglich Ihr vollständiger Name, Ihr Profilbild und Ihr Hintergrundbild sind für alle Personen sichtbar. Strategisches Ziel soll es sein, die Google+-Seite für die Praxis zu nutzen.

Wir arbeiten perspektivisch mit der Google+-Seite, deshalb schalten Sie hier am besten die Sichtbarkeit auf »ich selbst«. Dazu gehen Sie mit der Maus oben links auf »Profil ansehen als« und »ich selbst«.

5.4 Seite erstellen

Klicken Sie nun links auf »Profil«, und es öffnet sich ein Ausklappmenü.

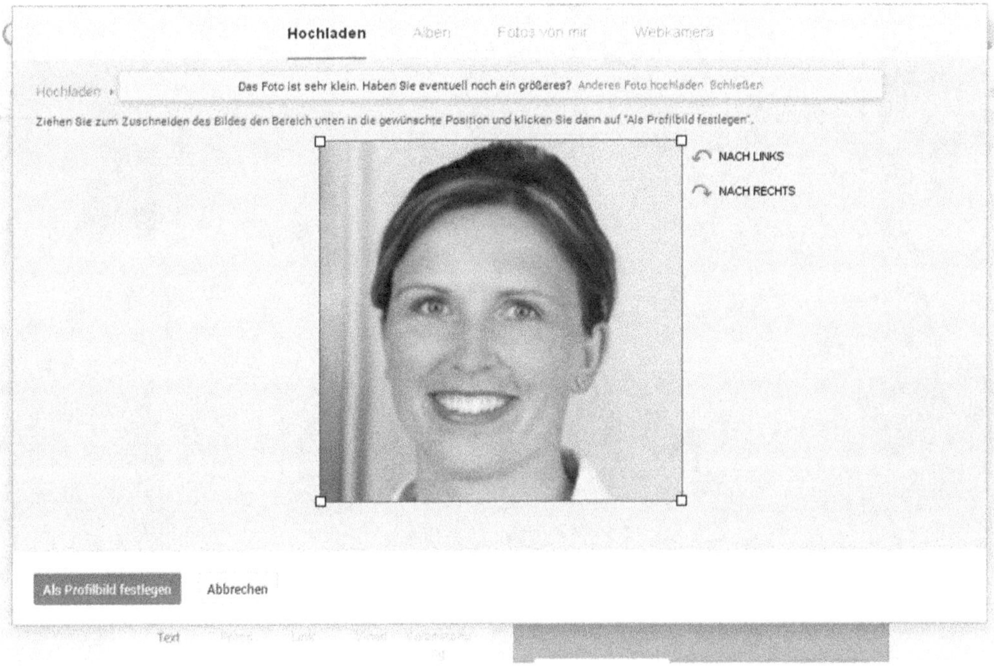

Dort wählen Sie »Seiten« aus. Es öffnet sich daraufhin ein neues Fenster:

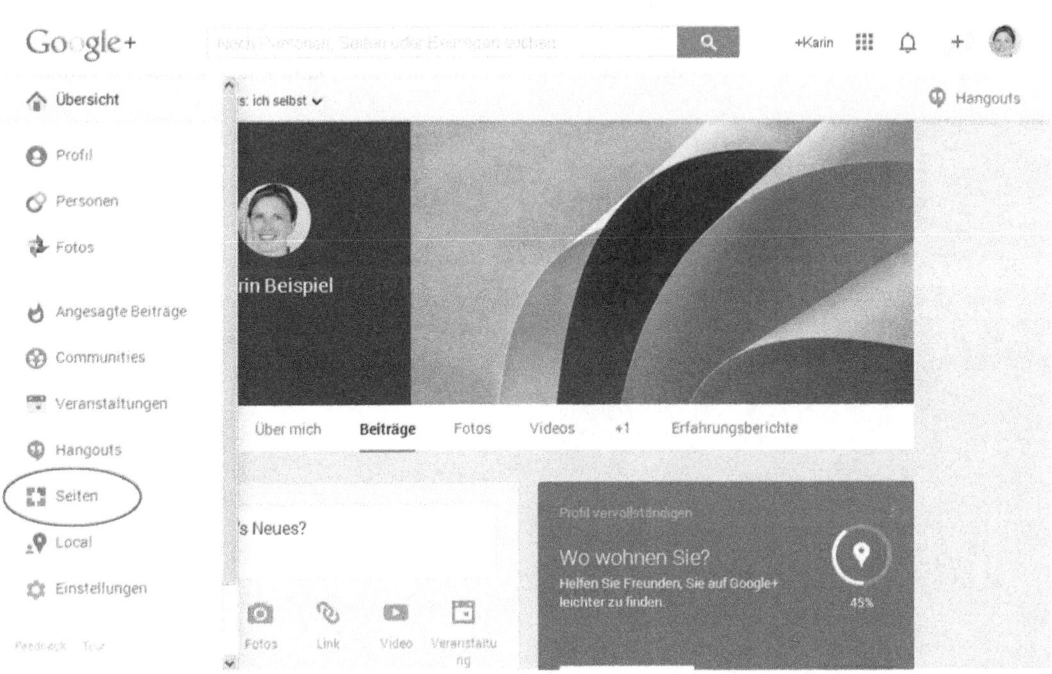

Darin klicken Sie oben auf den blauen Button »Seite erstellen«. Nun sehen Sie fünf Kategorien, von denen Sie eine auswählen müssen. Für Ihre Arztpraxis wählen Sie die Kategorie »Unternehmen, Einrichtung oder Organisation«.

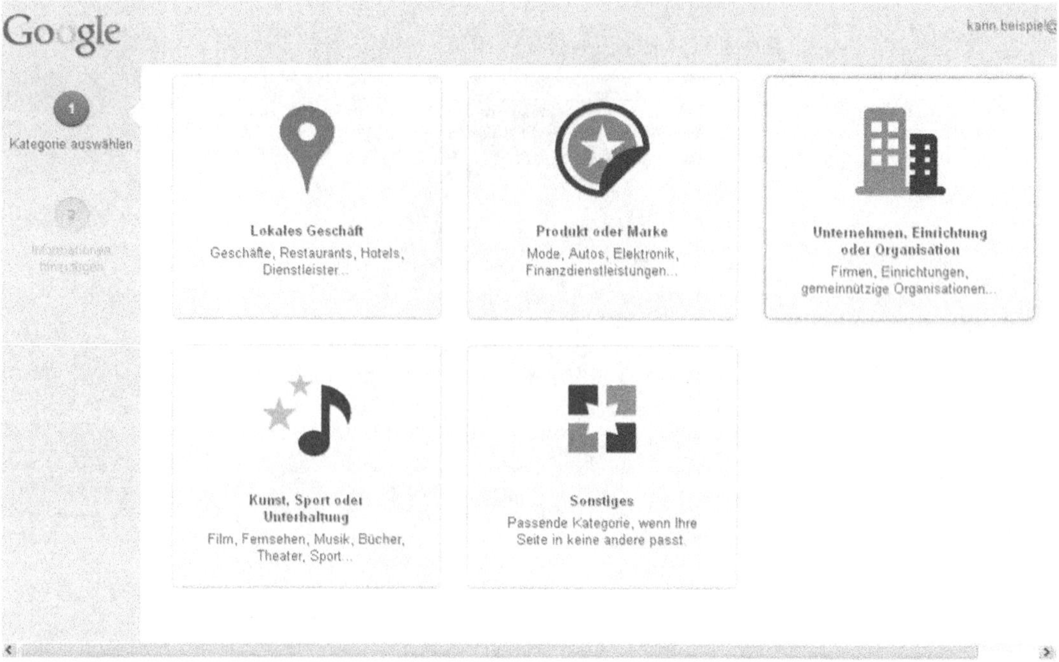

Mit einem Klick auf die Kategorie öffnet sich ein Fenster, in dem Sie eine Unterkategorie wählen können. Für Sie als Arzt empfiehlt sich die Unterkategorie »Gesundheit«. Dann klicken Sie auf »Weiter«.

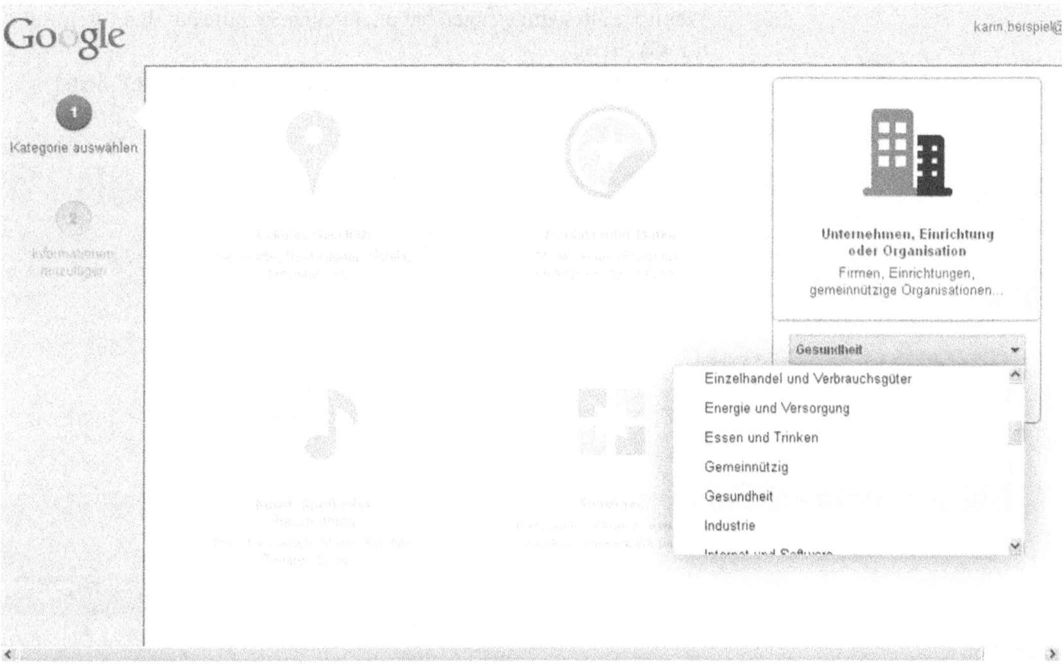

In dem neuen Fenster, welches sich nun öffnet, tragen Sie den Namen Ihrer Google+-Seite ein. In unserem Fall ist das die »Praxis Dr. Karin Beispiel«. Darunter geben Sie den Link Ihrer Website an und stimmen den Nutzungsbedingungen zu. In denen ist u.a. geregelt, dass Ihre Seite öffentlich ist. Genaueres erfahren Sie mit einem Klick auf »Nutzungsbedingungen auf Google+Seiten«.

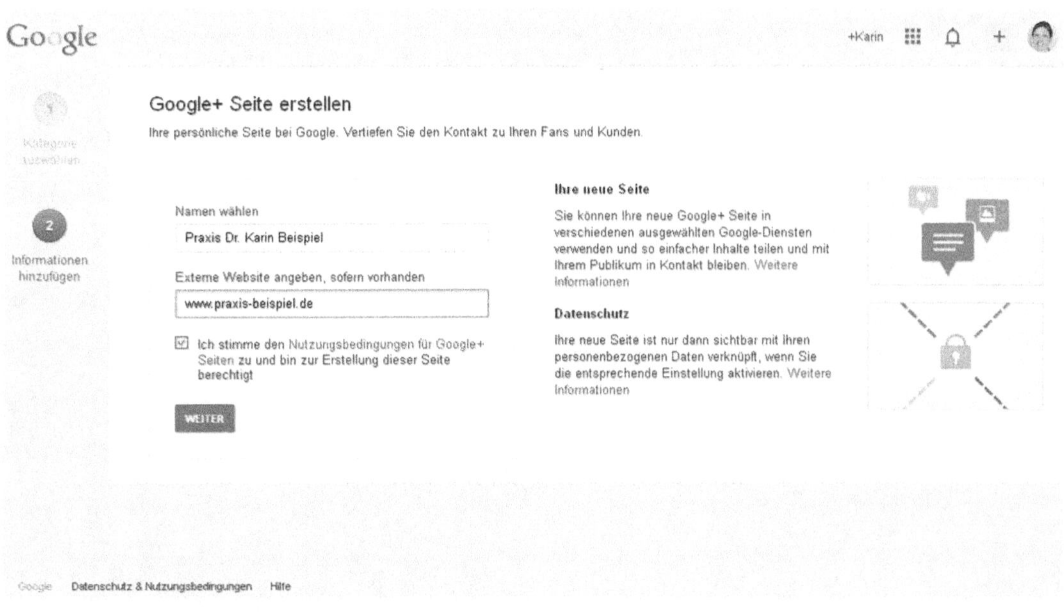
Google
+Karin
Google+ Seite erstellen
Ihre persönliche Seite bei Google. Vertiefen Sie den Kontakt zu Ihren Fans und Kunden.
2
Informationen hinzufügen
Namen wählen
Praxis Dr. Karin Beispiel
Externe Website angeben, sofern vorhanden
www.praxis-beispiel.de
Ich stimme den Nutzungsbedingungen für Google+ Seiten zu und bin zur Erstellung dieser Seite berechtigt
WEITER
Ihre neue Seite
Sie können Ihre neue Google+ Seite in verschiedenen ausgewählten Google-Diensten verwenden und so einfacher Inhalte teilen und mit Ihrem Publikum in Kontakt bleiben. Weitere Informationen
Datenschutz
Ihre neue Seite ist nur dann sichtbar mit Ihren personenbezogenen Daten verknüpft, wenn Sie die entsprechende Einstellung aktivieren. Weitere Informationen
Google Datenschutz & Nutzungsbedingungen Hilfe

Wenn Sie alles eingetragen haben, klicken Sie bitte auf den roten Button »Weiter«.

Herzlichen Glückwunsch, Sie haben nun eine Google+-Seite!

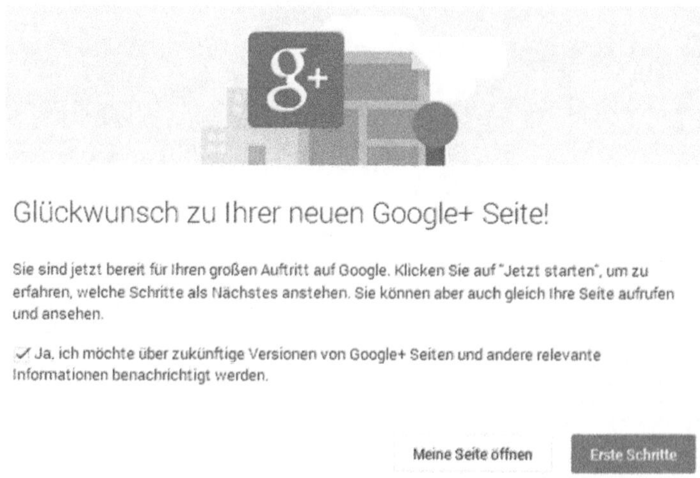

Klicken Sie nun unten auf »Erste Schritte«. Im nächsten Fenster erscheint Ihre Seite.

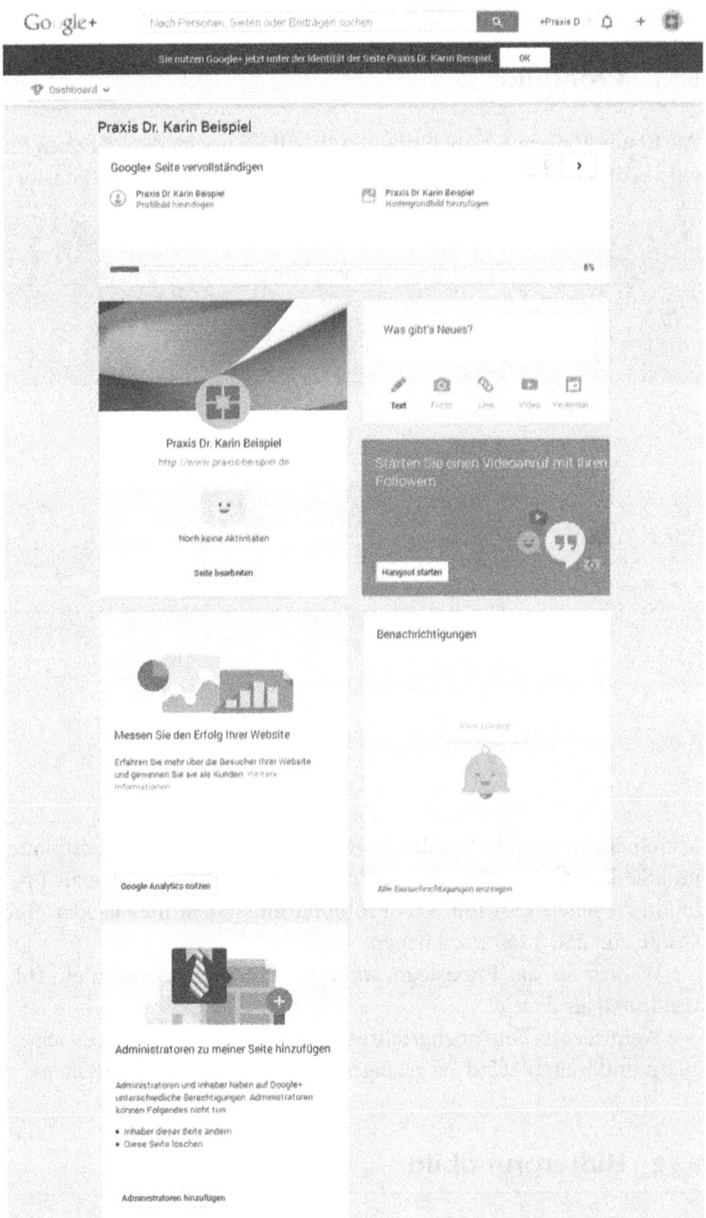
Google+
Sie nutzen Google+ jetzt unter der Identität der Seite Praxis Dr. Karin Beispiel.
OK
Dashboard
Praxis Dr. Karin Beispiel
Google+ Seite vervollständigen
Was gibt's Neues?
Text
Praxis Dr. Karin Beispiel
Noch keine Aktivitäten
Seite bearbeiten
Starten Sie einen Videoanruf mit Ihren Followern
Hangout starten
Benachrichtigungen
Messen Sie den Erfolg Ihrer Website
Google Analytics nutzen
Administratoren zu meiner Seite hinzufügen
Inhaber dieser Seite ändern
Diese Seite löschen
Administratoren hinzufügen

5.5 Seite bearbeiten

5.5.1 Profilbild

Als Erstes können Sie auch hier ein Profilbild hochladen. Klicken Sie auf »Profilbild hinzufügen«, daraufhin öffnet sich folgendes Fenster:

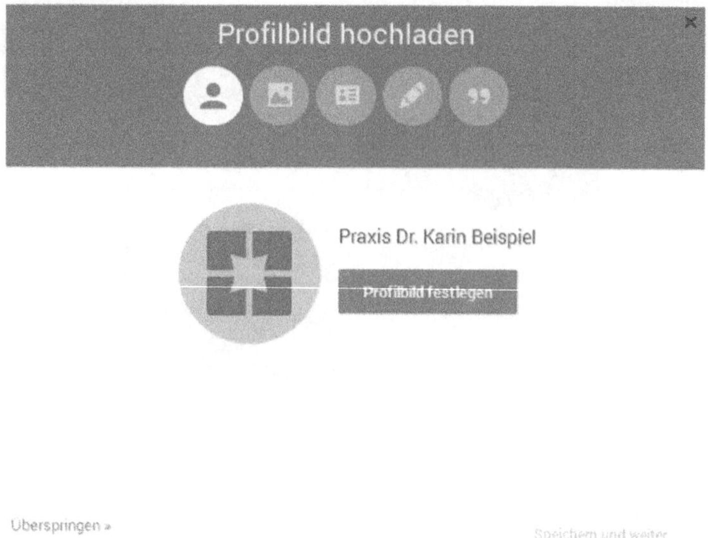

Mit einem Klick auf »Profilbild festlegen« öffnet sich Ihre Festplatte, und Sie können ein Foto auswählen, welches auf Ihrer Seite als Profilbild zu sehen sein soll. Das Profilbild muss auch hier wieder eine Größe von 250 × 250 Pixel haben.

Wählen Sie das Praxislogo, wenn vorhanden, ansonsten ein Bild von Ihnen als Arzt.

Wenn Sie das Foto hochgefahren haben, klicken Sie unten auf »Speichern und weiter«. Und Sie gelangen zu »Seite individuell gestalten«.

5.5.2 Hintergrundbild

Google+ gibt Ihnen hier quasi gleich einen Leitfaden für die nächsten Schritte, diese sehen Sie oben in den kleinen Kreisen, wenn Sie mit der Maus darüberfahren:

- Profilbild hochladen
- Seite individuell gestalten
- Kontaktdaten
- Geben Sie einen Vorstellungstext für Ihre Seite
- Kurzinfo hinzufügen

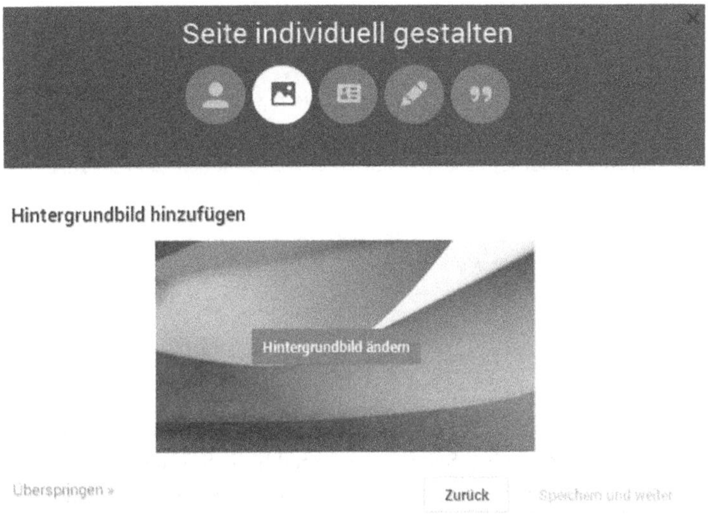

Über »Seite individuell gestalten« können Sie nun das Hintergrundbild Ihrer Seite ändern. Dazu klicken Sie auf »Hintergrundbild ändern«.

Speed Google+ bietet Ihnen nun einige Bilder an, die Sie als Hintergrundbild verwenden könnten. Einfach eins auswählen, fertig. (10 Sekunden)

Perfekt Heben Sie sich ab! Millionen von Google+-Seiten haben gewiss das gleiche Hintergrundbild, also zeigen Sie Individualität und verwenden Sie ein eigenes Foto als Hintergrund. Hier empfiehlt sich, ein Bild zu verwenden, auf dem Ihr Praxisteam zu sehen ist. (10 Minuten)

Bei Ihrem privaten Profil ist ein von Google+ angebotenes Hintergrundbild durchaus vertretbar.

Über »Hochladen« gelangen Sie zu Ihrer Festplatte und können ein geeignetes Bild auswählen.

Sie können den Bildausschnitt variieren, indem Sie mit der Maus das Foto verschieben bzw. an den Ecken ziehen. Wenn Sie den idealen Bildausschnitt gefunden haben, dann klicken Sie unten auf »Hintergrundbild auswählen«.

Über »Speichern und weiter« gelangen Sie zu dem nächsten Menüpunkt: »Kontaktdaten«.

5.5.3 Kontaktmöglichkeit

Hier können Sie verschiedene Kontaktmöglichkeiten eintragen: Telefon, Mobil, E-Mail, Fax, Pager, Chat und Adresse. Sobald Sie eine Funktion angewählt und ausgefüllt haben, öffnet sich darunter die nächste Spalte für eine weitere Kontaktmöglichkeit.

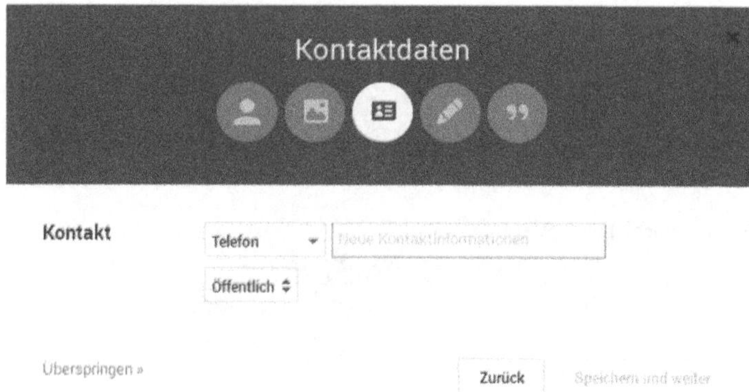

Über »Benutzerdefiniert« wählen Sie aus, wer diese Informationen sehen kann. Ihre Google+-Seite ist ja generell für jeden sichtbar, aber bei den Informationen, die Sie hinzufügen, können Sie jeweils wählen:

- »öffentlich«: Jeder kann diese Information sehen
- »Meine Kreise«: Das sind Ihre Kontakte, die Sie in bestimmte Gruppen eingeteilt haben
- »Nur für mich«: Nur Sie bzw. Personen, die sich mit Ihrem Google-Konto einloggen (das kann auch Ihr Praxis-Personal sein), sehen die Information
- »Benutzerdefiniert«: Dort können Sie mehrere Optionen angeben

Klicken Sie hier bitte auf »öffentlich«, denn Ihre Seite soll von allen Ihren Patienten und auch potentiellen Patienten gefunden werden, und diese interessiert natürlich auch, wo sich Ihre Praxis befindet, bzw. wollen idealerweise gleich telefonisch einen Termin vereinbaren.

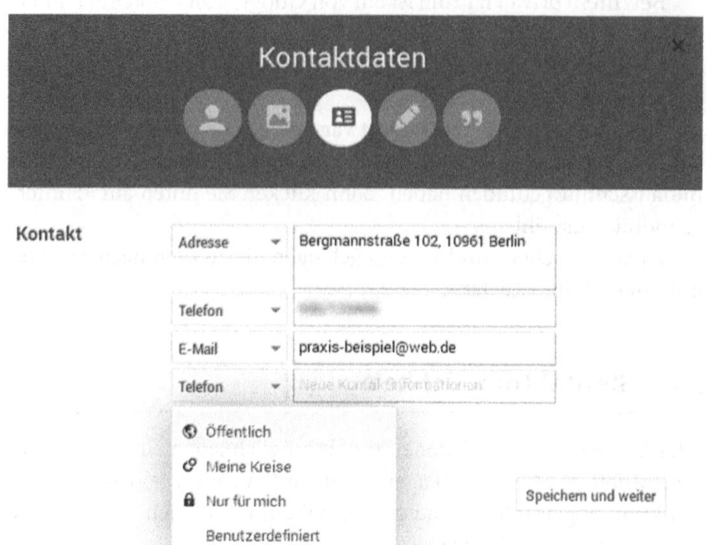

Klicken Sie dann auf »Speichern und weiter«.

5.5.4 Über mich

Im nächsten Feld können Sie Ihrer Praxis etwas genauer beschreiben. Im Fall der dermatologischen Praxis Dr. Karin Beispiel sieht das so aus:

»Die dermatologische Praxis Dr. Karin Beispiel ist seit 2009 in Berlin-Kreuzberg ansässig.Zu den Behandlungsschwerpunkten gehören: Allergien, Hautkrebs- und Faltenbehandlungen.«

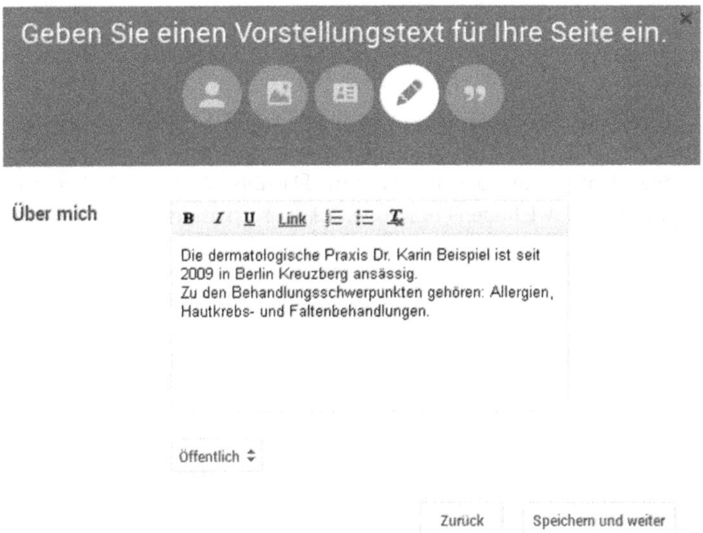

Auch hier wählen Sie unten wieder »öffentlich« aus. Und dann klicken Sie wieder auf »Speichern und weiter«.

5.5.5 Motto

In der »Kurzinfo« haben Sie nun die Möglichkeit, in zehn Wörtern für Ihre Praxis zu »werben«. Was zeichnet Sie aus? Wofür stehen Sie? Warum sollen Patienten zu Ihnen kommen? Schreiben Sie das hier!

Beispiel: »Praxis Dr. Karin Beispiel – modern, professionell, sympathisch«

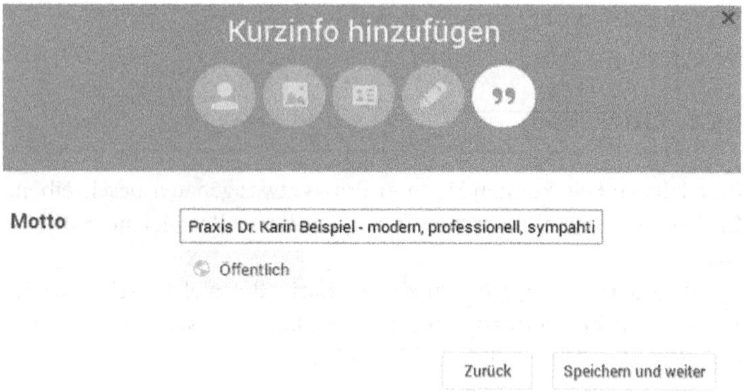

Auch klicken Sie wieder auf »öffentlich« und auf »Speichern und weiter«.

Geschafft! Ihr Profil ist nun fertig erstellt. Das Fenster können Sie oben bei dem kleinen x schließen. Sie gelangen dann wieder zu Ihrer Profilansicht, genauer gesagt: zu Ihrem »Dashboard«. Das »Dashboard« zeigt Ihnen alle wichtigen Funktionen und Informationen Ihrer Seite an.

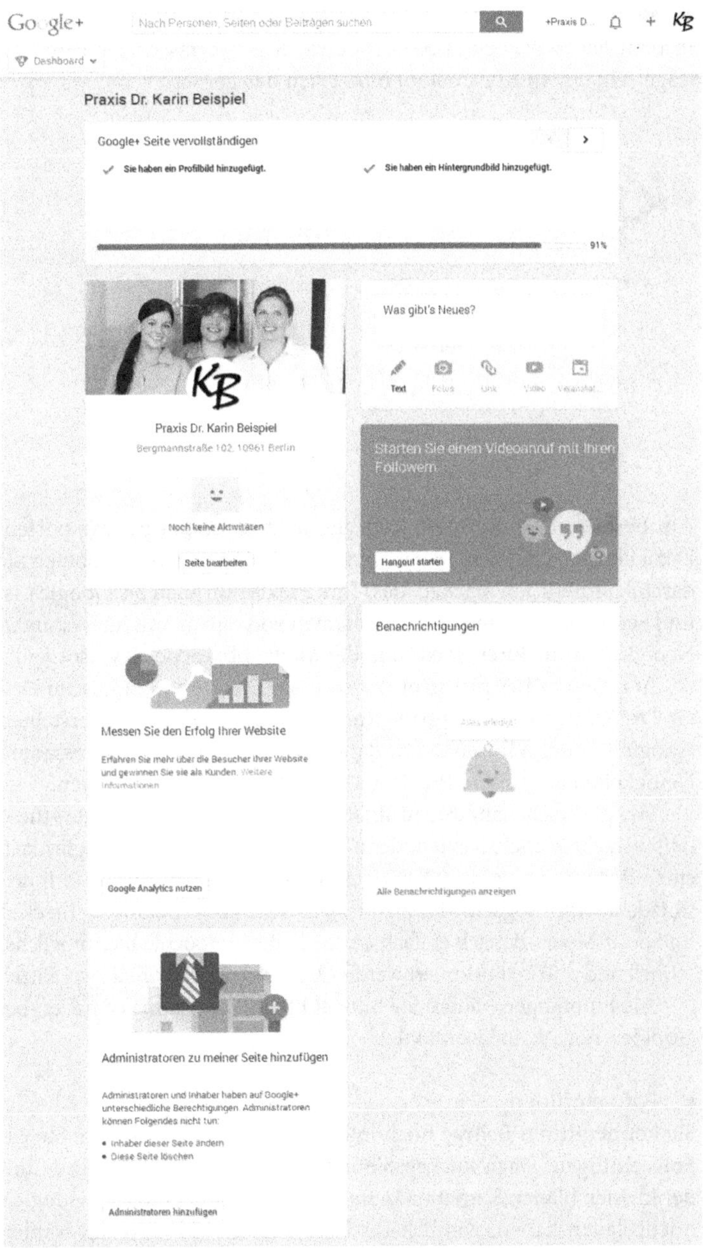

Sie gelangen übrigens immer über die Menüleiste ganz links zu Ihrem »Dashboard«.

- **Beitrag schreiben**

In dem Feld »Was gibt's Neues?« oben links verfassen Sie Ihre Beiträge. Mit einem Klick darauf öffnet sich das Fenster:

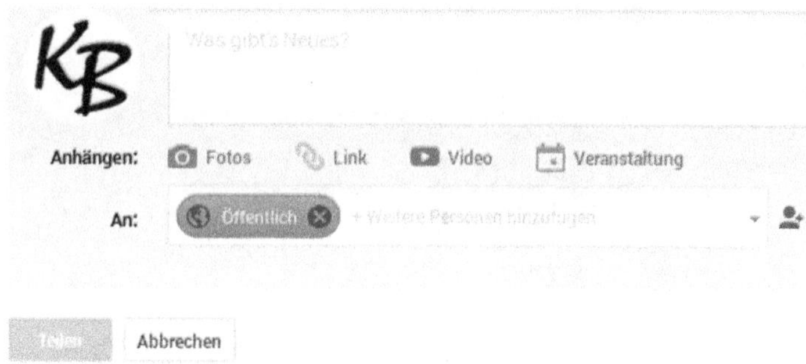

Am besten ist es, wenn Sie jetzt gleich Ihren ersten Beitrag posten! Dazu klicken Sie erneut in das Fenster. In Ihrem ersten Post sollten Sie darauf aufmerksam machen, dass Ihre Praxis nun auch bei Google+ ist und Sie sich darauf freuen, Ihre Patienten von nun an mit interessanten Neuigkeiten aus Ihrer Praxis und der Medizinbranche zu versorgen.

In unserem Beispiel sieht das so aus: »Die Dermatologische Praxis Dr. Karin Beispiel begrüßt Ihre Patienten auf der neu erstellten Google+-Seite. Wir freuen uns darauf, Sie hier über alle interessanten Neuigkeiten aus unsere Praxis und der Medizin zu informieren.«

Was die Zeichenanzahl betrifft, so brauchen Sie sich bei Google+ theoretisch nicht zurückzuhalten, denn tatsächlich besteht die Möglichkeit, einen Beitrag mit bis zu 100.000 Zeichen zu schreiben. Wir raten Ihnen trotzdem, sich möglichst kurz zu fassen. Sehr lange Beiträge schrecken im Social-Media-Bereich einfach ab. Ihr Follower möchte hier möglichst schnell und präzise informiert werden. Grundregel: Maximal zwei Sätze!

Als Empfänger wählen Sie bitte »Öffentlich«, denn Sie haben bei Google+ noch keine Kontakte.

- **Foto einfügen**

Sie können Ihren Beitrag noch interessanter gestalten, indem Sie ein Foto einfügen. Dazu klicken Sie unter dem Textfeld auf »Foto« mit der kleinen blauen Kamera. Da Sie bisher erst zwei Fotos bei Google+ hochgeladen haben, nämlich Ihr Logo und das Praxisteam, wählen Sie als Quellen »Vom Computer« aus.

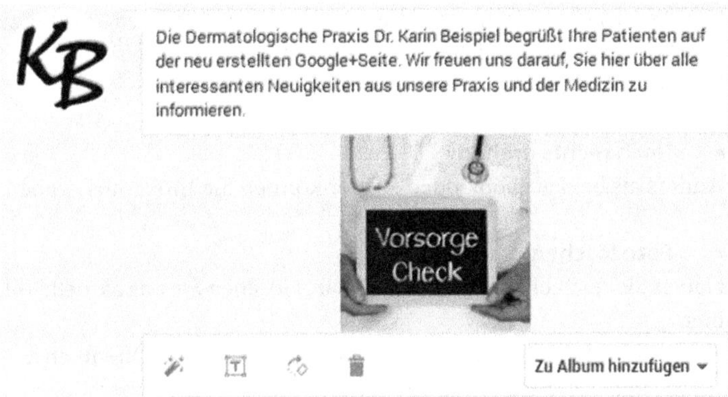

Unter dem Foto, welches Sie hochgeladen haben, befindet sich eine kleine Menüleiste: »Automatische Optimierung deaktivieren«.

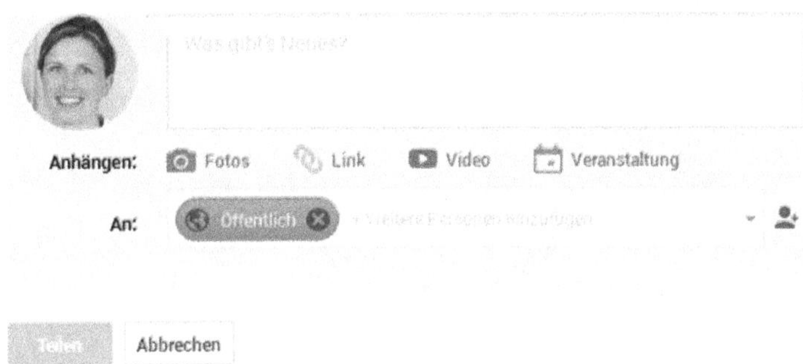

Wenn Sie neue Fotos hinzufügen, werden diese von Google+ automatisch optimiert. So werden zum Beispiel der Rote-Augen-Effekt reduziert und die Lichtverhältnisse angepasst, damit Ihre Fotos noch besser aussehen. Sie können diese Funktion jedoch deaktivieren, wenn Sie hier auf das Symbol klicken.

Speed Wählen Sie die Aktivierung, das spart Zeit und Arbeit. (20 Sekunden)

Perfekt Ein perfekter Auftritt hat auch perfekte Bilder, und das bedeutet, dass es eigentlich gar nicht dazu kommen sollte, dieses Programm zur Korrektur aktivieren zu müssen. (2–3 Minuten)

- **»Text hinzufügen«**

Sie können das Foto, welches Sie hier hochgeladen haben, betiteln.

Speed Tun Sie hier nichts. (0 Sekunden)

Perfekt Klicken Sie hier und fügen Sie einen sehr kurzen Text hinzu, ein Wort kann auch reichen. Der Text erscheint dann direkt auf dem Foto. (1–2 Minuten)

- **»Nach rechts drehen«**
Anders als bei Facebook oder Twitter können Sie Ihre Fotos drehen.

- **»Foto löschen«**
Haben Sie noch ein besseres Foto? Dann löschen Sie das aktuelle Bild hier.

Als Empfänger lassen Sie hier die Voreinstellung »Öffentlich«.

Fertig? Dann klicken Sie jetzt unten auf »teilen«.

Da kann man schon durcheinanderkommen: Bei Google+ heißen »Beiträge« zwar synonym auch »Posts«, die Veröffentlichung dieser Posts heißt aber nicht »posten«, sondern »teilen«.

Ihr Beitrag ist nun in der »Übersicht« Ihrer Seite sichtbar. Unter Ihrem Beitrag sehen Sie folgende Menüleiste:

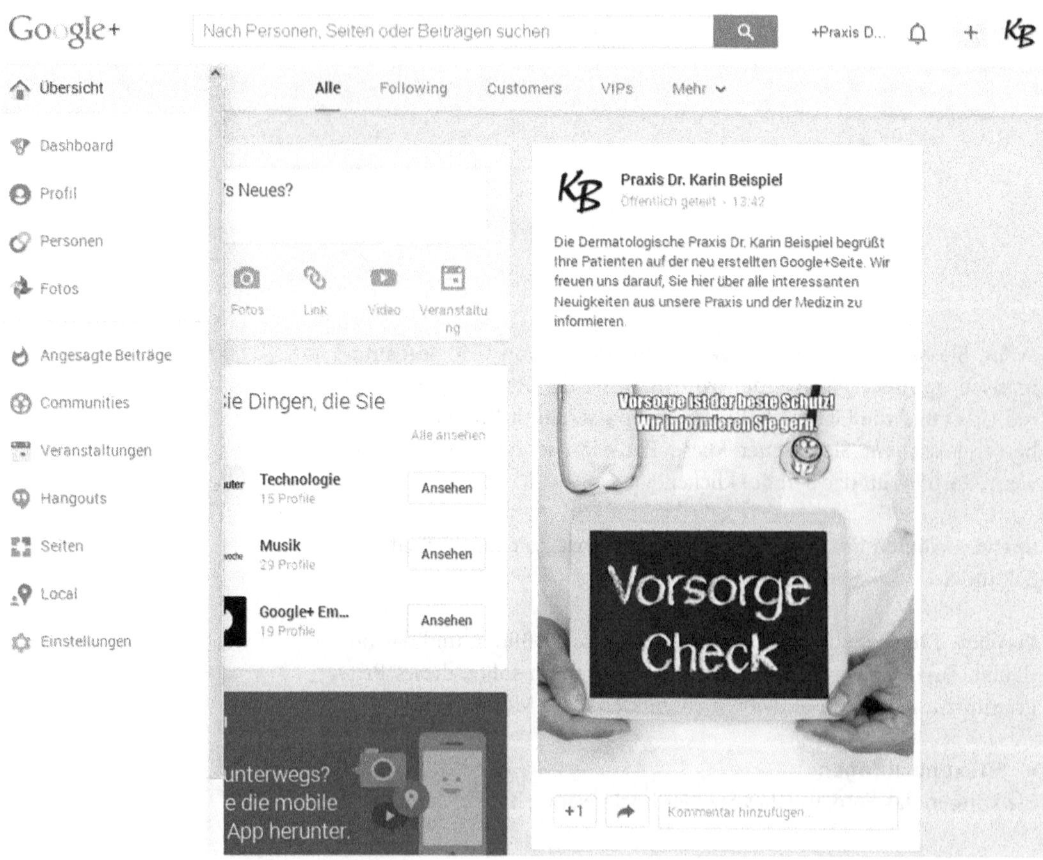

- »+1«

Das ist im Prinzip die gleiche Funktion wie das »Liken« mit dem Daumen bei Facebook. Wenn jemandem Ihr Beitrag gefällt, zeigt er das, indem er einfach genau draufklickt.

- **»Teilen«**

Auch diese Funktion dürfte Ihnen schon von Facebook bekannt sein. Wenn jemand Ihren Beitrag »teilt«, erscheint dieser auf der Seite oder dem Profil der Person.

- **»Kommentar hinzufügen«**

Hier können Sie selbst und Ihre Follower bzw. jeder, der diesen Beitrag sieht, einen Kommentar zu dem Beitrag schreiben.

5.5.6 Links, Videos und Veranstaltungen einfügen

Neben Fotos können Sie in Ihren Beiträgen auch Videos, Links oder Veranstaltungen einfügen.Klicken Sie dazu unter Ihrem Textbeitrag auf das entsprechende Symbol.

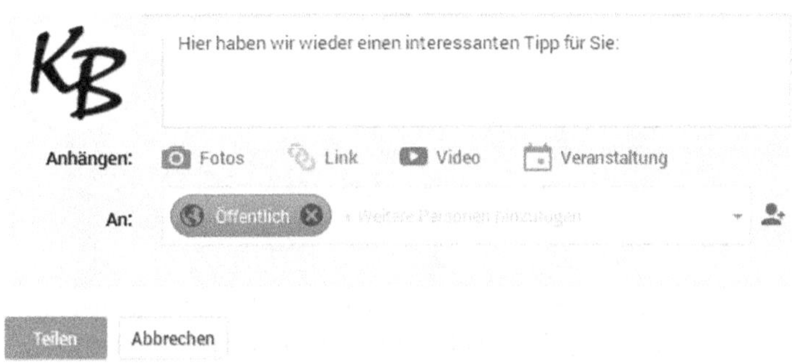

- **»Link«**

Mit einem Klick öffnet sich hier ein Fenster, in das Sie einen Link hineinkopieren können. Das kann zum Beispiel ein interessanter Beitrag aus der Medizin sein, den Sie im Internet gefunden haben. Sie können aber auch einen entsprechenden Link Ihrer Website einfügen, sofern sich dort etwas geändert hat.

§ Was sagt der Anwalt zu den Links bei Google?

Der Anwalt rät: Auch hier gilt wie das Gleiche wie bei Facebook & Co.: Der Account-Inhaber ist voll verantwortlich für eigene Inhalte und solche Inhalte, die er sich zu Eigen macht. Werden Links gesetzt, ist dies urheberrechtlich zunächst einmal unproblematisch; der eigentliche (schutzfähige) Inhalt wird hierbei nicht kopiert oder zum Abruf bereitgestellt. Tatsächlich wird nur der Zugang hierzu öffentlich gemacht. Im Hinblick auf die inhaltliche Haftung für solche Links gilt, was schon zuvor bei Facebook (► Kap. 2) gesagt wurde: Macht sich der Nutzer, etwa durch eine zustimmende oder unterstützende

Kommentierung oder durch Drücken des »+1«-Buttons den verlinkten Inhalt ohne jede Distanzierung zu Eigen, kann er unter Umständen wegen der Verbreitung rechtswidriger Inhalte auch selbst haften. Obwohl das Thema »Haftung für Links« eines der am meisten diskutierten Themen ist, ist die praktische Relevanz eher gering. Zögern Sie also nicht, Links zu teilen – wenn Ihnen nicht schon auf den ersten Blick eine offensichtliche Rechtswidrigkeit des Inhalts auffällt.

- **»Video«**

Wenn Sie hier klicken, öffnet sich ein Fenster, in dem Sie ein Youtube-Video teilen können. Das liegt daran, dass der Dienst »Youtube« zu Google gehört. Sie melden sich übrigens auch bei Youtube über Ihr Google-Konto ein, aber dazu mehr im entsprechenden Kapitel über Youtube (► Kap. 6).

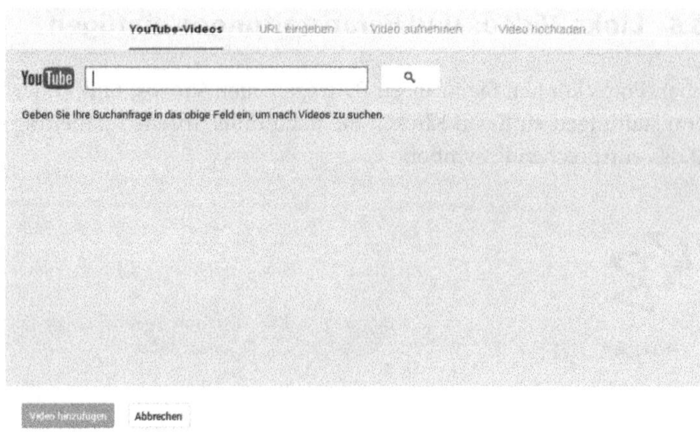

Sie können nach einem bestimmten Video bei Youtube suchen oder direkt eine URL eingeben. Falls Sie an Ihrem PC eine Kamera angeschlossen haben, können Sie hier sogar direkt ein Video aufnehmen und posten. Oder Sie laden ein Video von Ihrem PC hoch.

§ Was sagt der Anwalt zur Rechtslage bezüglich veröffentlichter Bilder?

Der Anwalt rät: Achten Sie sowohl auf die Rechte am verwendeten Material als auch auf die Rechte der auf den Bewegtbildern abgebildeten Personen. Bestenfalls regeln Sie die Einräumung von Nutzungsrechten und die Gestattung von Bildnisverwendungen in schriftlichen Vereinbarungen. Für Details verweisen wir auf unsere Ausführungen zur Einbindung von Bewegtbildern im Facebook- und im Youtube-Kapitel (► Kap. 2 und ► Kap. 6).

- **»Veranstaltung«**

Hier können Sie eine Veranstaltung erstellen und diese auf Ihrer Seite veröffentlichen. Klicken Sie dazu auf das Symbol, und es öffnet sich ein Fenster, in dem Sie die Daten Ihrer Veranstaltung eintragen können.

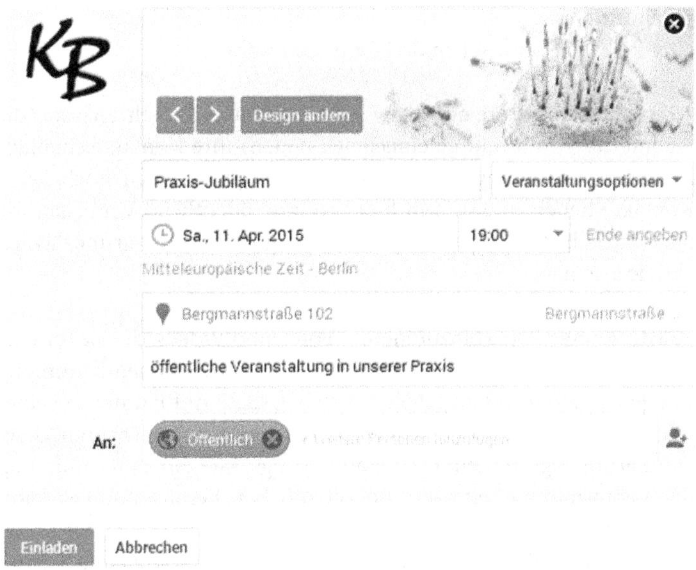

Über »Design ändern« können Sie ein passendes Motiv für Ihre Veranstaltung wählen.

Speed Google+ bietet Ihnen hierfür verschiedene Motive an, sortiert nach bestimmten Anlässen. Wählen Sie eins aus. (0 Sekunden)

Perfekt Eine individuelle Veranstaltung braucht auch eine individuelle Einladung mit einem »eigenen« Bild, schließlich ist Ihre Veranstaltung ja keine Veranstaltung von der Stange. Nutzen Sie dazu ein Bild von Ihrer Festplatte. (1–2 Minuten)

Darunter tragen Sie den Namen Ihrer Veranstaltung ein. Bei »Veranstaltungsoptionen« können Sie zwischen »Standard« und »Erweitert« wählen.

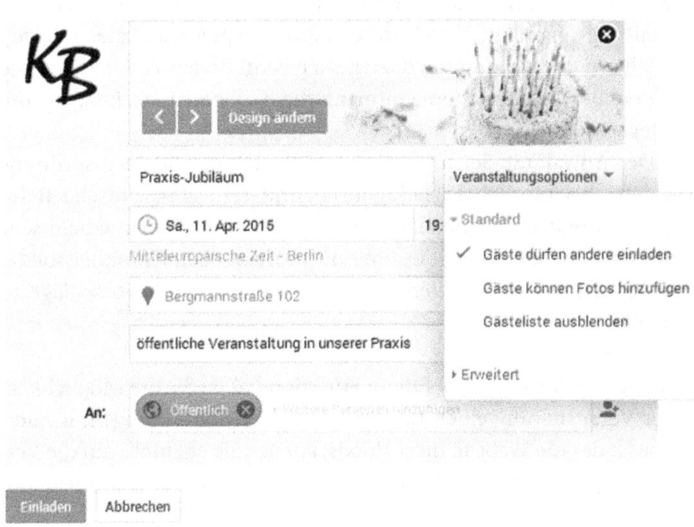

- **Standard**
Hier können Sie zwischen drei Optionen wählen:

»Gäste dürfen andere einladen« Das bedeutet, dass Ihre Gäste (die Sie mit der Veranstaltung eingeladen haben) Ihre Kontakte ebenfalls zu der Veranstaltung einladen können. Da Sie aktuell noch keine Kontakte haben und es sich hier um eine öffentliche Veranstaltung handelt, fällt diese Option hier noch weg, aber sollte grundsätzlich aktiviert sein.

»Gäste können Fotos hinzufügen« Fotos und Videos, die Sie für eine Veranstaltung hochladen, werden in einer gemeinsamen Sammlung mit den anderen Gästen geteilt. Entstehen diese Aufnahmen bei einer öffentlichen oder einer On-Air-Veranstaltung, kann jeder sie ansehen. Standardmäßig können alle Veranstaltungsgäste zur Fotosammlung der Veranstaltung beitragen. Bei öffentlichen Veranstaltungen kann jeder Fotos hochladen.

Wir empfehlen Ihnen, diese Option nicht zu wählen, da Sie mit Ihrer Seite und der Veranstaltung Ihre Praxis repräsentieren, also seriös und professionell erscheinen wollen und Sie hier keinen Einfluss auf Bilder hätten, die andere unüberlegt hochladen.

»Gästeliste ausblenden« Die Gästeliste ist für Ihre eingeladenen Gäste interessant, wenn Sie gezielt Personen aus Ihrem Freundes- und Bekanntenkreis einladen. Da Sie eine »öffentliche« Veranstaltung erstellen, fällt diese Option weg und würde nur unnötig einschränken.

- **Erweitert**

»Hangouts« Das sind Videochatkonferenzen, die Sie mit mehreren Personen führen können, wobei die Teilnehmerzahl auf zehn Menschen begrenzt ist. Im Rahmen einer Veranstaltung funktioniert dies allerdings nur, wenn es sich um eine reine »Online-Veranstaltung« handelt. Wie wäre es zum Beispiel mit einer Online-Sprechstunde? Sie könnten dazu gezielt zehn Patienten einladen und über ein bestimmtes Thema informieren. Oder Sie tauschen sich mit Kollegen aus.

§ Was sagt der Anwalt zu Hangouts?

Der Anwalt rät: Seien Sie hier aber vorsichtig. Die Berufsordnung verbietet bekanntlich Ferndiagnosen und rein elektronische Beratungen. Möglich ist eine allgemeine Information über medizinische Themen, aber vermeiden Sie, über die individuellen Krankheitsbilder der Teilnehmer zu sprechen oder spezifische Therapievorschläge zu machen.

»Weitere Optionen« Über diese Funktion haben Sie die Möglichkeit, Ihrer Veranstaltung einen Link zu einer Website zuzufügen. Idealerweise ist das die Website Ihrer Praxis, auf der Sie ebenfalls auf die Veranstaltung hinweisen und Ihre Gäste hier entsprechende Informationen zu den Themen und zum Verlauf erhalten.Außerdem gibt es hier die Möglichkeit, die URL einer Vorverkaufsstelle oder eines Youtube-Links zu posten. Beides trifft hier in unserem Beispiel nicht zu und ist bei einer Veranstaltung einer Arztpraxis generell nicht passend. Als Nächstes können Sie Infos zu öffentlichen Verkehrsmitteln und Parkmöglichkeiten eintragen. Dies sollten Sie tun, denn es drückt aus, dass Sie sich darüber Gedanken machen, wie Ihre Gäste am besten zu Ihrer Veranstaltung kommen können. Denken Sie auch an das Stichwort »barrierefrei«, denn Sie möchten ja niemanden ausschließen.

Wenn Sie alles eingetragen haben, dann klicken Sie unten links auf »Fertig«.

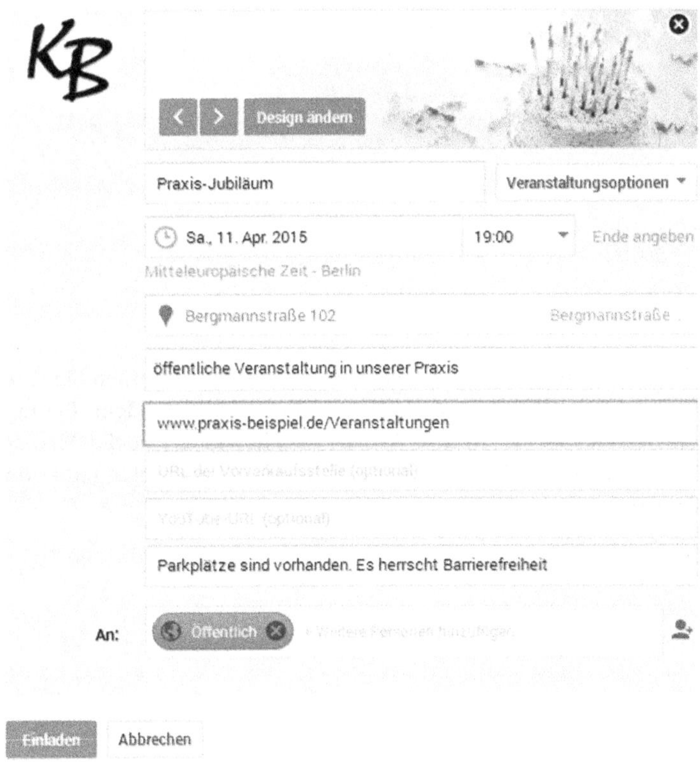

Ihre Veranstaltung ist nun erstellt und in der »Übersicht« Ihrer Seite sichtbar.

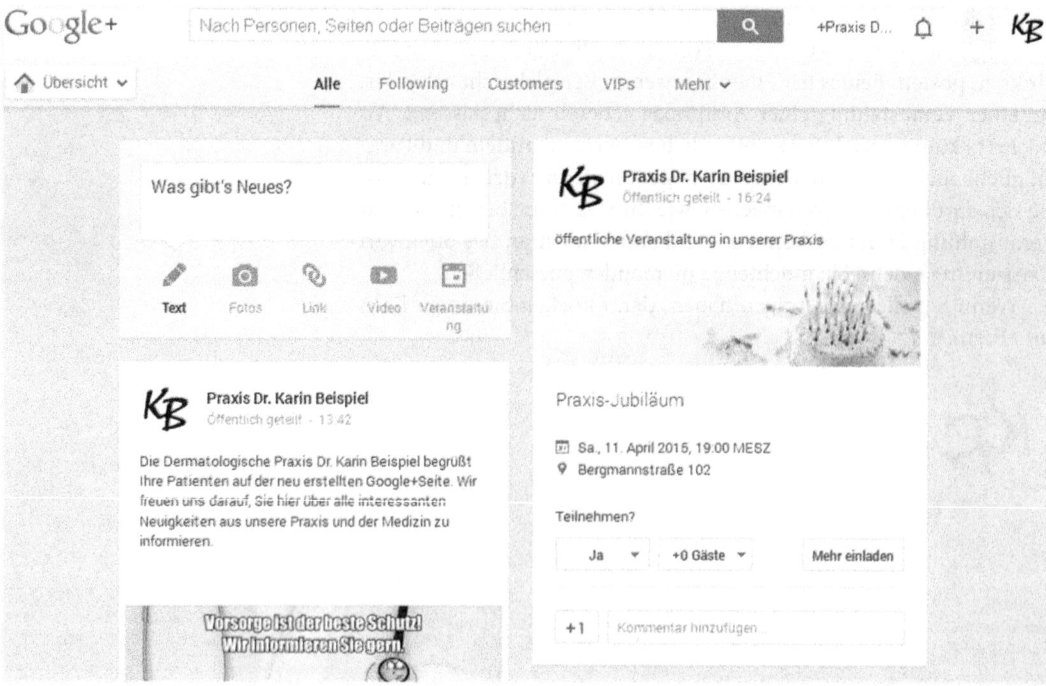

Über die kleine Ecke, oben rechts in dem Fenster, können Sie Ihre Veranstaltung bearbeiten, löschen, einen Link zu dem Beitrag generieren, den Sie auf Ihre Website oder auf andere Social-Media-Kanäle setzen können, oder auch die Kommentar-Funktion deaktivieren.

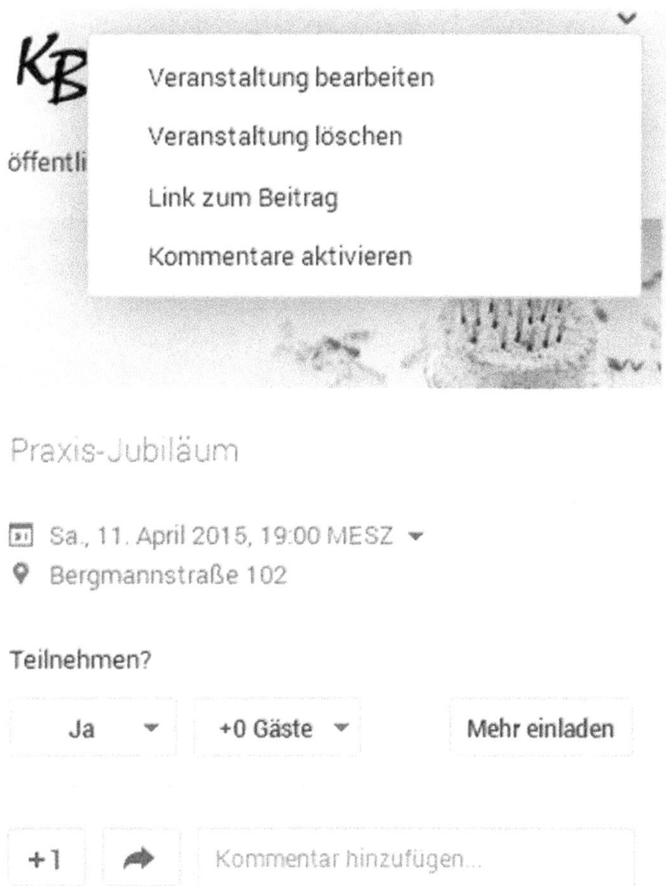

- **Hangout starten**

Was ein »Hangout« ist, wissen Sie bereits: eine Videochatkonferenz, die Sie mit maximal zehn Personen führen können. Die Funktion erreichen Sie ebenfalls über Ihr »Dashboard«.Dazu klicken Sie in dem grünen Feld auf »Hangout starten«. In dem Fenster, welches sich nun öffnet, werden Sie dazu aufgefordert, ein »Plug-in« zu installieren.

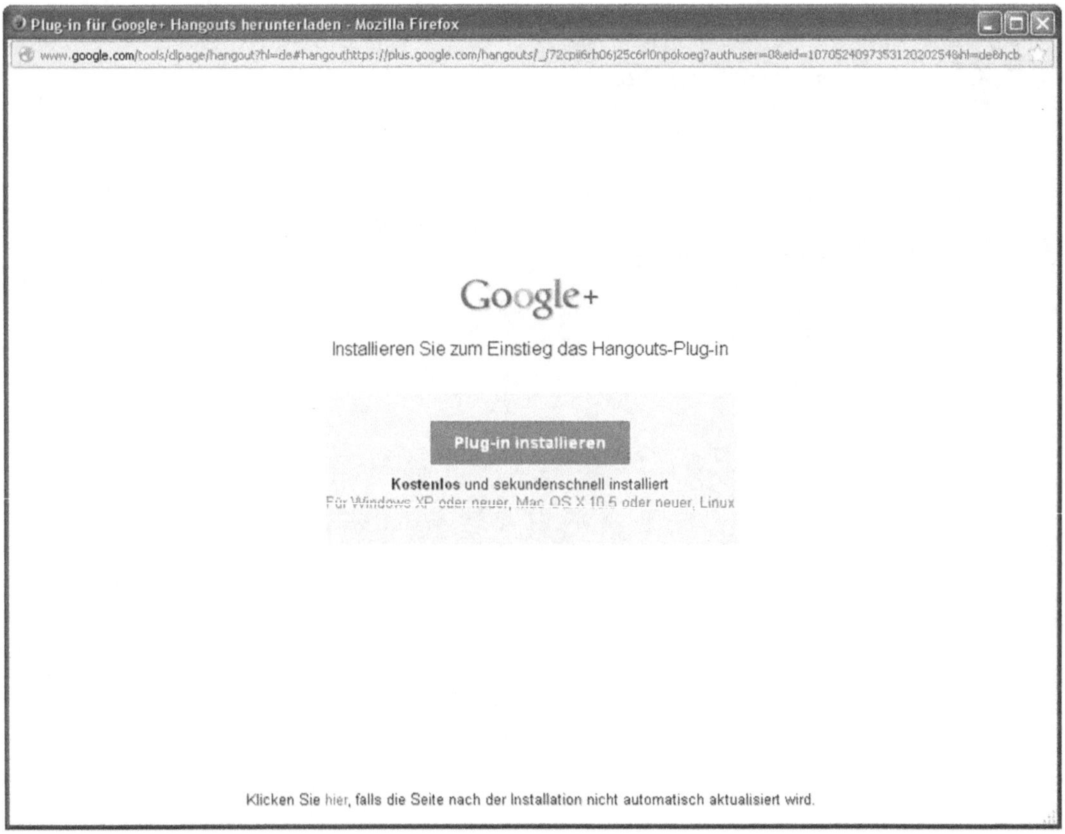
Plug-in für Google+ Hangouts herunterladen - Mozilla Firefox
Google+
Installieren Sie zum Einstieg das Hangouts-Plug-in
Plug-in installieren
Kostenlos und sekundenschnell installiert
Für Windows XP oder neuer, Mac OS X 10.5 oder neuer, Linux
Klicken Sie hier, falls die Seite nach der Installation nicht automatisch aktualisiert wird.

Ein Plug-in ist ein Erweiterungsmodul und erweitert die Funktionalität innerhalb einer Softwareanwendung. Für die aktuellen Betriebssysteme von Windows, Mac OS X 10.5 (oder neuer) und Linux können Sie dieses Plug-in hier kostenlos und sekundenschnell installieren. Klicken Sie einfach auf »Plug-in« installieren. Daraufhin öffnet sich ein kleines Fenster, in dem Sie bitte auf »Datei speichern« klicken.

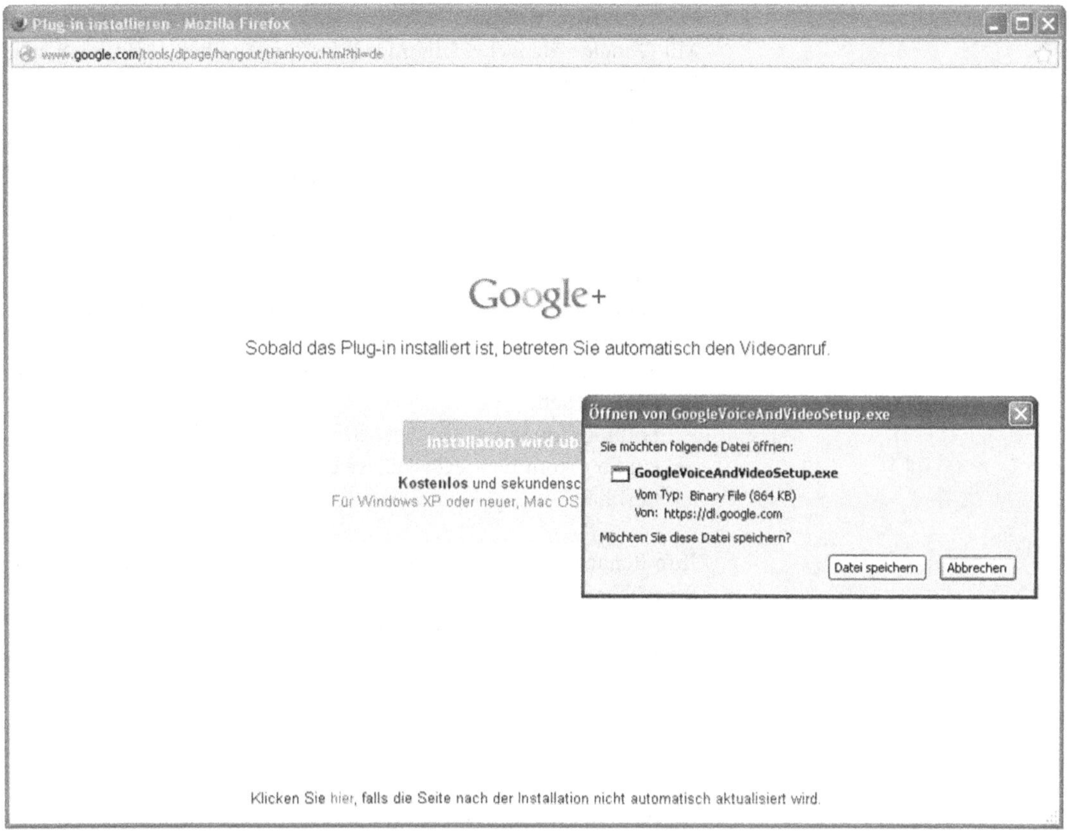

- **Google Analytics**

Über Google Analytics können Sie den Erfolg Ihrer Website messen. Der Dienst untersucht u.a. die Herkunft der Besucher, ihre Verweildauer auf einzelnen Seiten sowie die Nutzung von Suchmaschinen und erlaubt damit eine bessere Erfolgskontrolle von Werbekampagnen. Google+ bietet Ihnen an dieser Stelle an, sich bei Google Analytics mit Ihrer Website anzumelden.

Es gibt Seminare und Bücher und Experten, die ausschließlich dieses riesige Thema behandeln.

§ Was sagt der Anwalt zu Google Analytics?

Der Anwalt rät: Wenn Sie Google Analytics auf Ihrer Website einsetzen wollen, achten Sie auf die Einhaltung der datenschutzrechtlichen Bestimmungen. Mittlerweile ist das Tool in Deutschland rechtskonform einsetzbar – Google klärt Sie hierzu in den Nutzungsbedingungen auf. Wählen Sie insbesondere die Version, in der die IP-Adressen anonymisiert werden, schließen Sie einen Auftragsdatenverarbeitungsvertrag mit Google und beschreiben Sie in Ihrer Datenschutzerklärung zutreffend über den Einsatz von Google Analytics.

- **Benachrichtungen**

Mit Google+-Benachrichtigungen werden Sie über Aktionen bezüglich Ihres Profils und Ihrer Beiträge informiert, wenn

- man zu einem Kreis hinzugefügt wird,
- man in einem Beitrag oder Kommentar erwähnt wird,
- man auf einen Foto getaggt (markiert) wird,
- ein Kommentar unter dem eigenen Beitrag erstellt wird,
- ein weiterer Kommentar unter einem Beitrag erfasst wurde, den man selbst auch schon kommentiert hat,
- man zu einem Hangout eingeladen oder per Messenger eingeladen wird,
- eigene Fotos und Fotos, auf denen man getaggt wurde, kommentiert werden,
- Fotos kommentiert werden, die man selbst getaggt hat,
- ein Foto kommentiert wird, welches man selbst schon kommentiert hat.

Ihre Benachrichtigungen können Sie auch stets ganz oben auf Ihrer Seite über das Symbol mit der Glocke einsehen.

Klicken Sie alles an, dann behalten Sie den Überblick.

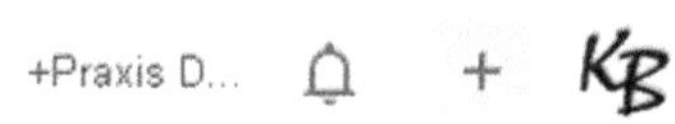

- **Administratoren hinzufügen**

Im hektischen Praxisalltag kommen Sie als Arzt vielleicht nicht regelmäßig dazu, Ihre Google+-Seite zu pflegen. Dann kann es hilfreich sein, wenn sich noch ein oder zwei Angestellte mit um die Pflege der Seite kümmern, regelmäßig interessante Beiträge posten und die Einstellungen verwalten.Bei Google+ gibt es nur einen Seiteninhaber, das sind in diesem Fall Sie. Der Seiteninhaber besitzt alle Rechte und kann diesen Inhaberstatus ändern und die Seite löschen. Und er kann Administratoren hinzufügen, die bis auf die eben genannten Aktionen alle Funktionen der Seite ausführen können.

Um einen oder mehrere Administratoren hinzuzufügen, klicken Sie im Feld »Administratoren zu meiner Seite hinzufügen« auf den Button unten. Achten Sie darauf, dass die gewählten Administratoren zuverlässig und fachlich geeignet sind, für Sie die Google+-Seite zu betreiben.

Es öffnet sich daraufhin ein Fenster, in dem Sie den aktuellen Seiteninhaber sehen, da müssten Sie jetzt zu sehen sein und zudem ein blauer Button mit dem Namen »Administratoren hinzufügen«. An der Menüleiste links erkennen Sie, dass Sie diese Funktion über die »Einstellungen« erreichen. Das ist quasi eine Verknüpfung.

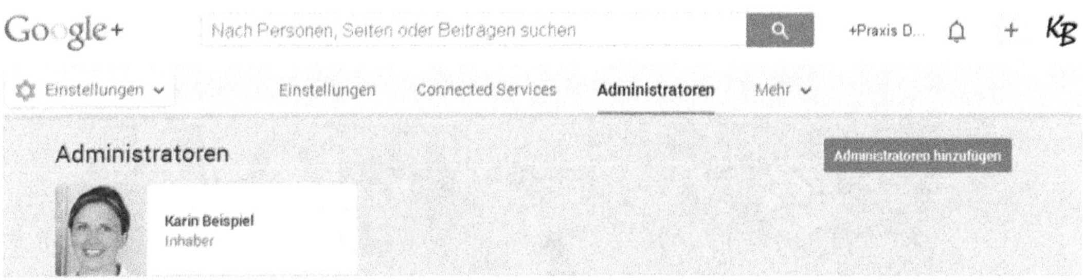

Klicken Sie nun auf »Administratoren hinzufügen«. Über das nächste Feld können Sie zukünftige Administratoren per E-Mail einladen. Wichtig: Die entsprechende Person muss ein eigenes Google-Konto haben, sprich ein Profil auf Google+.

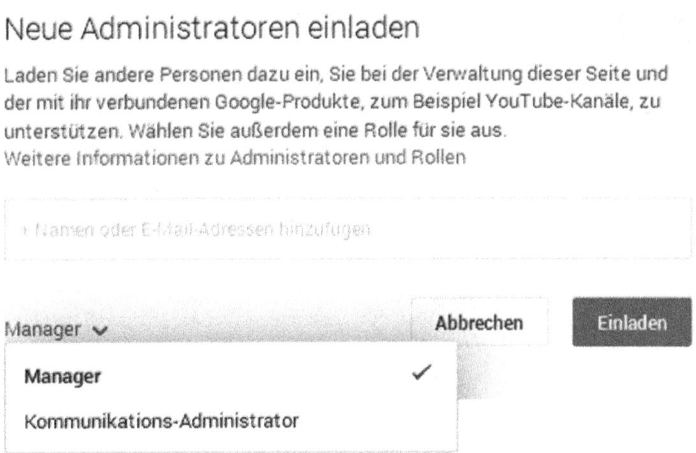

Sie können der jeweiligen Person zudem einen Status verleihen:

- Administrator: Hat alle Rechte des Seiteninhabers, mit Ausnahme von Hinzufügen/Entfernen von Administratoren und dem Löschen der Seite
- Kommunikationsadministrator: Hat die gleichen Rechte wie Administratoren. Davon ausgenommen sind jedoch das Bearbeiten von Profilen, das Starten eines Hangout on Air oder das Verwalten von Videos auf YouTube.

Klicken Sie anschließend auf »einladen«. Der zukünftige Administrator erhält dann eine E-Mail, in der er den neuen Admin-Status bestätigen muss.

- **Profil**

Unter »Profil« finden Sie die Seitenansicht Ihrer Google+-Seite. Ganz oben können Sie immer wählen, ob Sie die Seite so sehen wollen, wie sie alle sehen (»öffentlich«) oder wie nur Sie sie sehen können.

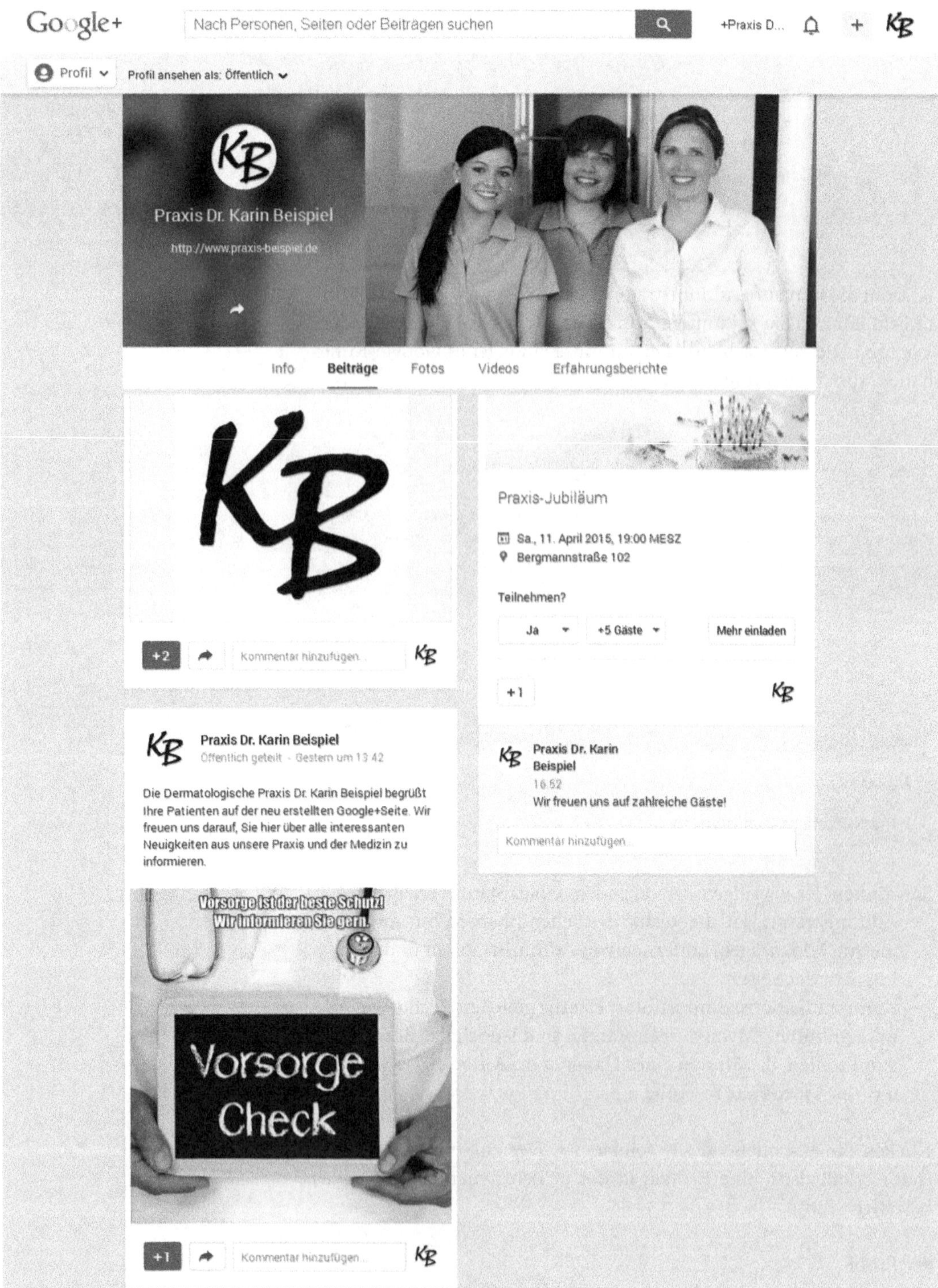
Google+
Nach Personen, Seiten oder Beiträgen suchen
+Praxis D...
Profil
Profil ansehen als: Öffentlich
Praxis Dr. Karin Beispiel
http://www.praxis-beispiel.de
Info
Beiträge
Fotos
Videos
Erfahrungsberichte
+2
Kommentar hinzufügen...
Praxis-Jubiläum
Sa., 11. April 2015, 19:00 MESZ
Bergmannstraße 102
Teilnehmen?
Ja
+5 Gäste
Mehr einladen
+1
Praxis Dr. Karin Beispiel
Öffentlich geteilt - Gestern um 13:42
Die Dermatologische Praxis Dr. Karin Beispiel begrüßt Ihre Patienten auf der neu erstellten Google+Seite. Wir freuen uns darauf, Sie hier über alle interessanten Neuigkeiten aus unsere Praxis und der Medizin zu informieren.
Vorsorge ist der beste Schutz!
Wir informieren Sie gern.
Vorsorge Check
+1
Kommentar hinzufügen...
Praxis Dr. Karin Beispiel
16:52
Wir freuen uns auf zahlreiche Gäste!
Kommentar hinzufügen...

Unter Ihrem Titelbild befinden sich verschiedene Reiter:

- Info: Motto, kurze Beschreibung des Unternehmens, Links Kontaktmöglichkeit
- Beiträge: gepostete Beiträge
- Fotos: hochgeladene Fotos
- Videos: hochgeladene Videos
- Erfahrungsberichte: Nach einem eigenen Besuch an einem Ort können Sie einen Erfahrungsbericht schreiben, damit andere Nutzer sich ein besseres Bild machen können. Die Funktion eignet sich, wenn Sie Ihren Patienten etwas ausführlicher berichten wollen, als es in einem Post ratsam ist; das kann zum Beispiel auf einem Ärztekongress sein.

Um die Inhalte in den Reitern bearbeiten zu können, müssen Sie die Profilansicht oben als »ich selbst« auswählen.

■ Impressum und Links einfügen

Natürlich ist es auch bei Google+ Pflicht, ein Impressum Ihrer Praxis einzupflegen. Dazu haben Sie auf dem Info-Reiter folgende Möglichkeiten:

»Über mich« Hier können Sie Ihr Impressum der Internetseite einfach hineinkopieren.

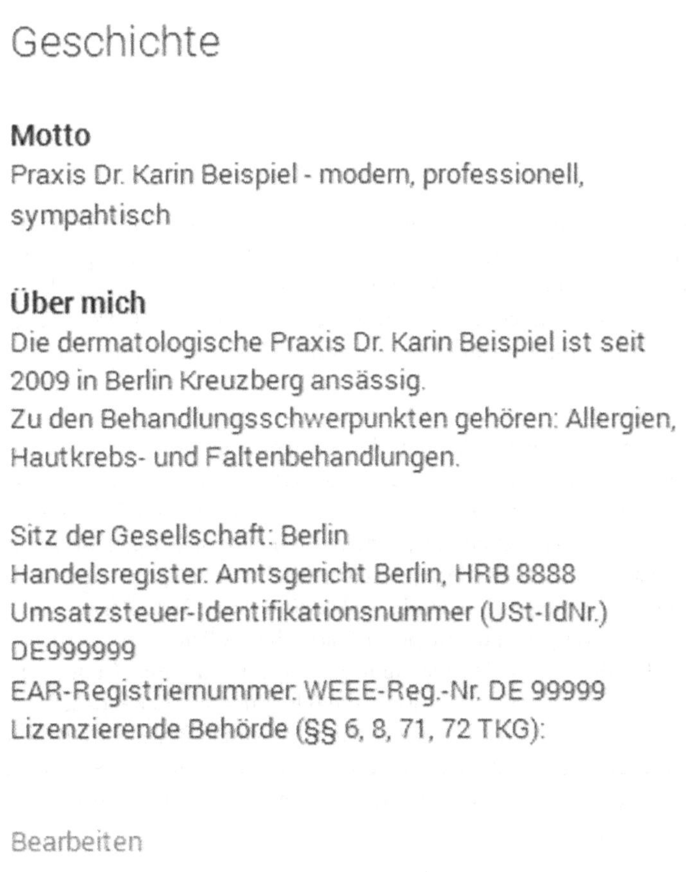

»Linkbox« Hier können Sie den Link, der zu Ihrem Impressum auf Ihrer Website führt, einfügen: Klicken Sie dazu auf »Bearbeiten« und in dem Fenster, welches sich nun öffnet, auf »Benutzerdefinierten Link einfügen«.

Nun tragen Sie in der oberen Zeile bei »Label« einfach das Wort »Impressum« ein. Darunter setzen Sie den Link ein, mit dem der Besucher zum Impressum auf Ihrer Website gelangt.

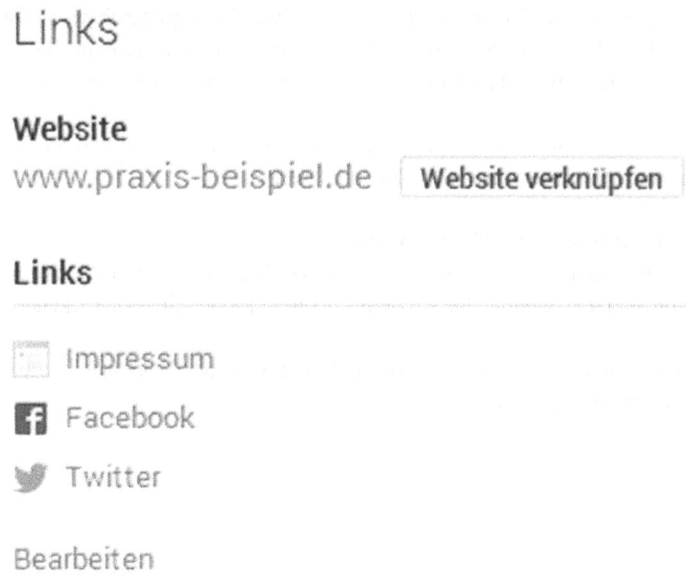

Genauso können Sie noch anderen Links eintragen, zum Beispiel die URLs Ihrer Facebookseite und Ihres Twitter-Accounts. Dazu geben Sie bei »Label« in der ersten Zeile den Namen des jeweiligen Kanals ein und setzen darunter die URL ein, also die genaue Internetadresse, über die jeder zu Ihrer Facebookseite oder Ihres Twitter-Accounts gelangt.

- **Personen**

Jetzt kommen wir endlich zu den so genannten »Kreisen«, für die Google+ bekannt ist. Mit Google+-Kreisen können Sie Ihre Online-Kontakte in Gruppen zusammenfassen, die den sozialen Gruppen aus Ihrem richtigen Leben entsprechen. Sie könnten beispielsweise die »Kreise« Patienten, Kollegen, Mitarbeiter, Privat anlegen und in diese Kreise Ihre entsprechenden Kontakte einordnen. Mit Kreisen sehen Ihre Follower genau die Inhalte, die sie sehen sollen.

Ihre Beiträge teilen Sie dann ganz leicht mit Ihren Kreisen. So veröffentlichen Sie beispielsweise die Bilder des Wochenendausfluges nur im Familienkreis. Dagegen teilen Sie geschäftliche Erfolge nur mit Ihren Kollegen. Durch die Kreise ist sichergestellt, dass Sie immer genau die richtigen Freunde erreichen, ohne diese einzeln auswählen zu müssen.

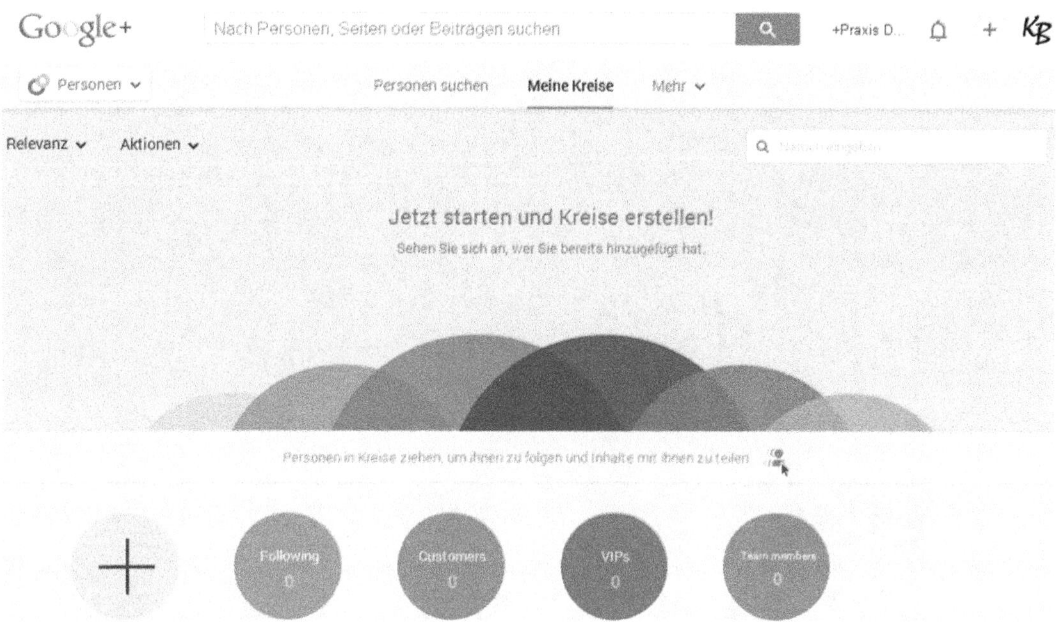

Google+ bietet Ihnen bereits vier Kreise an:

- »Following«: für allgemeine Profile, die Ihrer Seite folgen
- »Customers«: »Kunden«, dies ist für eine Arztpraxis eher nicht geeignet
- »VIPs«: für besonders wichtige Kontakte
- »Team Members«: Dort können Sie zum Beispiel Ihre Angestellten einordnen

■ Kreise erstellen

Sie haben aber auch die Möglichkeit, eigene individuelle Kreise zu erstellen und diese so zu betiteln, dass diese besser zu Ihrer Arztpraxis passen.

Klicken Sie dazu einfach auf den grauen Kreis ganz links mit dem +. In dem Fenster, welches sich nun öffnet, können Sie Ihrem Kreis einen Namen geben, etwa »Berufliche Kontakte« oder »Rückenschmerzen« oder »Krebsvorsorge« oder »Kinderkrankheiten«. Dann klicken Sie unten auf »Leeren Kreis erstellen«.

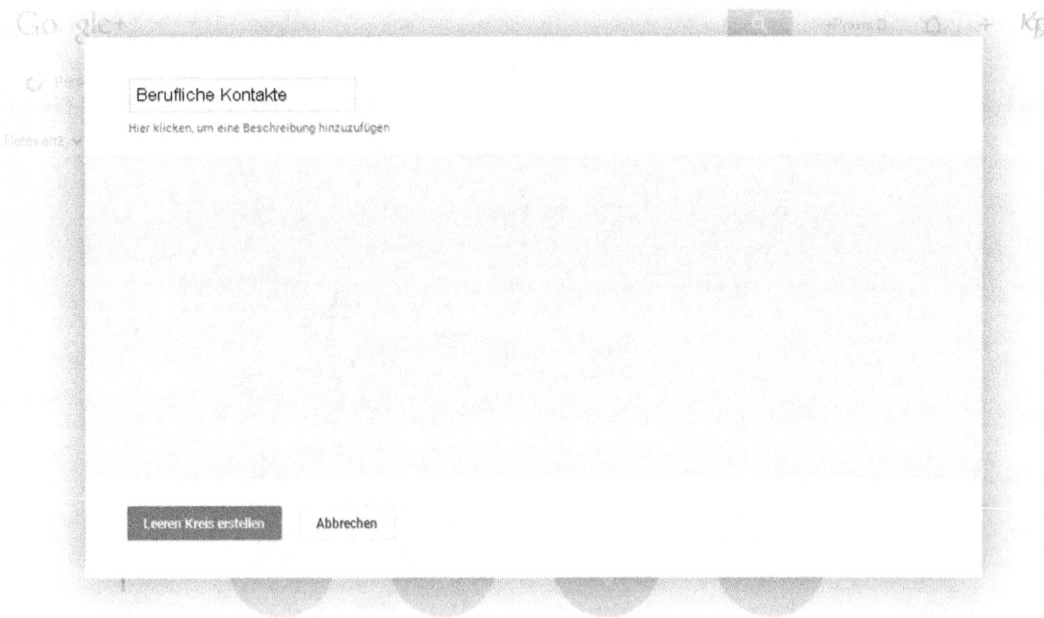

Sie haben nun einen individuellen Kreis, namens »Berufliche Kontakte«, der natürlich noch leer ist.

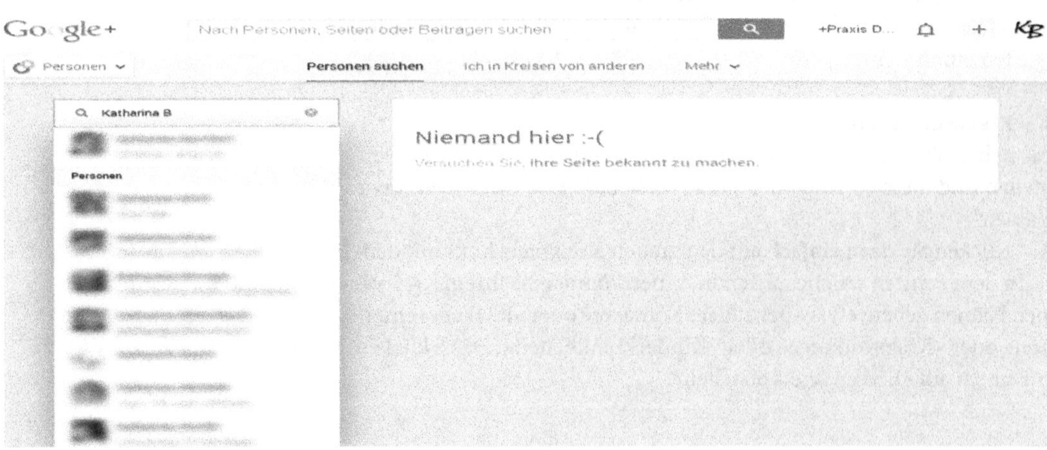

- **Kontakte hinzufügen**

Um Personen zu finden, die Sie Ihrem Kreise zuordnen können, klicken Sie einfach oben auf »Personen suchen«. In dem entsprechenden Suchfeld links können Sie dann direkt einen Namen eingeben oder über eine Stadt, Schule, Arbeitgeber oder E-Mail-Adresse nach Kontakten suchen. Google+ zeigt Ihnen dann die entsprechenden Treffer an.

Klicken Sie dann auf den auf den entsprechenden Namen. Es öffnet sich daraufhin das Profil der Person, in dem Sie über den roten Button »zu Kreisen hinzufügen« fahren.

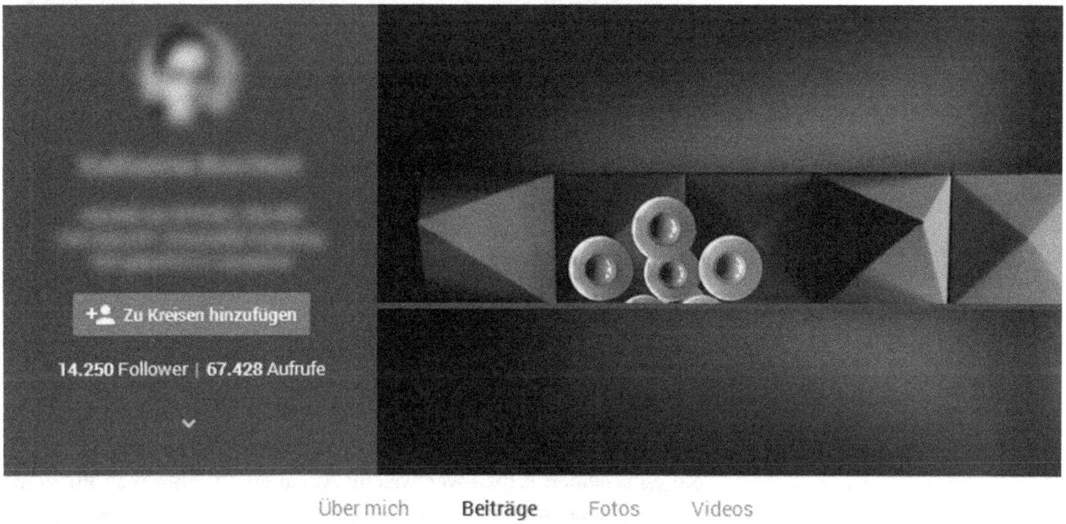

Sie sehen nun, dass Google+ Sie »fragt«, zu welchem Kreis das Profil hinzugefügt werden soll.

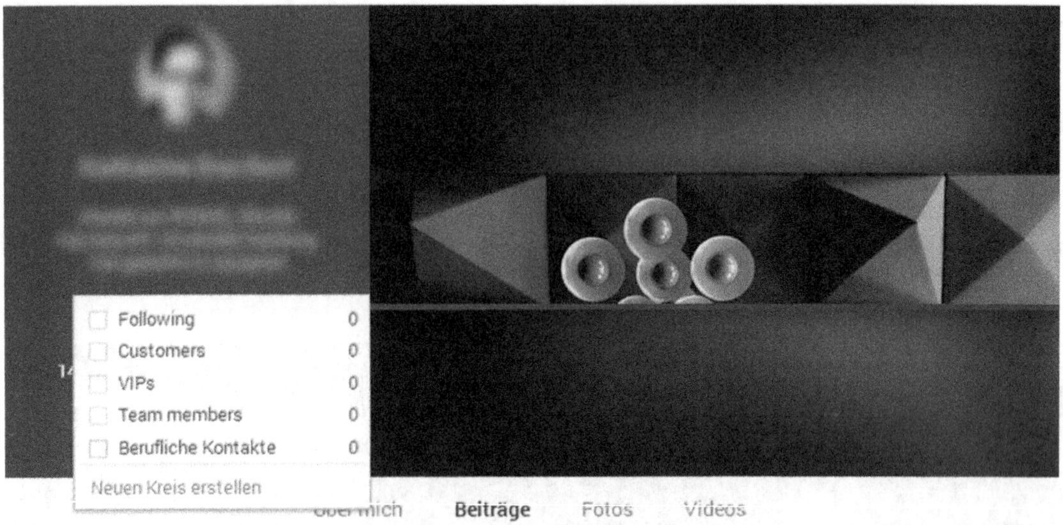

Wenn Sie Personen oder Seiten zu Ihren Kreisen hinzufügen, werden diese darüber benachrichtigt. Außerdem ist diese Information eventuell öffentlich sichtbar. Dies können Sie hier mit einem Klick auf »Ändern« individuell einstellen.

- **Ihre Profilinformationen für einzelne Kreise anpassen**
Sie entscheiden selbst, wer welche Angaben aus Ihrem Profil sieht. Ihre Kontaktdaten und Ihr Beziehungsstatus gehen vielleicht nur Ihren Freundeskreis etwas an, während Sie Ihren beruflichen Werdegang und Informationen zu Ihrer Ausbildung auch für den Kreis mit Ihren Studienfreunden sichtbar machen könnten.

- **Kontakte aus Kreisen entfernen**
Haben Sie einen Kontakt versehentlich einem Kreis hinzugefügt? Dann können Sie das ganz einfach wieder rückgängig machen. Suchen Sie beispielsweise unter »Meine Kreise« über das Suchfenster nach dem entsprechenden Kontakt. Haben Sie ihn gefunden, klicken Sie den Kontakt mit der linken Maustaste an. Es öffnet sich ein kleines Fenster, in dem Sie sehen, in wie vielen Kreisen sich der Kontakt befindet. Fahren Sie mit dem Mauszeiger über die grüne Fläche, dann sehen Sie sofort, in welchen Kreisen sich der Kontakt befindet. Entfernen Sie das Häkchen aus dem versehentlich zugeordneten Kreis, und schon ist die Sache erledigt.

- **Kreise löschen**
Um ganze Kreise wieder zu löschen, gehen Sie wieder zurück zur Ansicht »Meine Kreise«. Dort klicken Sie den entsprechenden Kreis an. Der Kreis wird grau, und Sie haben nun zwei Möglichkeiten. Über einen Klick auf den kleinen Stift können Sie den Namen des Kreises

ändern. Um ihn komplett zu löschen, klicken Sie auf das Mülleimer-Symbol. Zur Sicherheit werden Sie gefragt, ob Sie den Kreis wirklich löschen möchten. Bestätigen Sie die Abfrage mit einem Klick auf »Kreis löschen«.

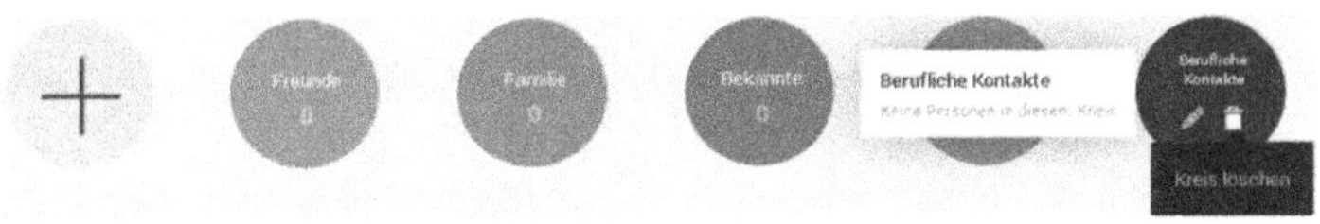

- **Fotos**

Hier verwalten Sie Ihre hochgeladenen Fotos.

»Highlights« Google+ sucht automatisch die besten Bilder aus. Unscharfe und falsch belichtete Bilder werden aussortiert, mehrfach fotografierte Motive reduziert und dabei Bilder mit Personen und von bekannten Plätzen herausgefiltert. So sollen aus Hunderten von Urlaubsfotos die Highlights automatisch herausgesucht werden. Die Fotos können Sie auch hier »teilen«, herunterladen, »taggen« (markieren), zu einer Veranstaltung hinzufügen, löschen oder verbergen (nicht in den Highlights anzeigen).

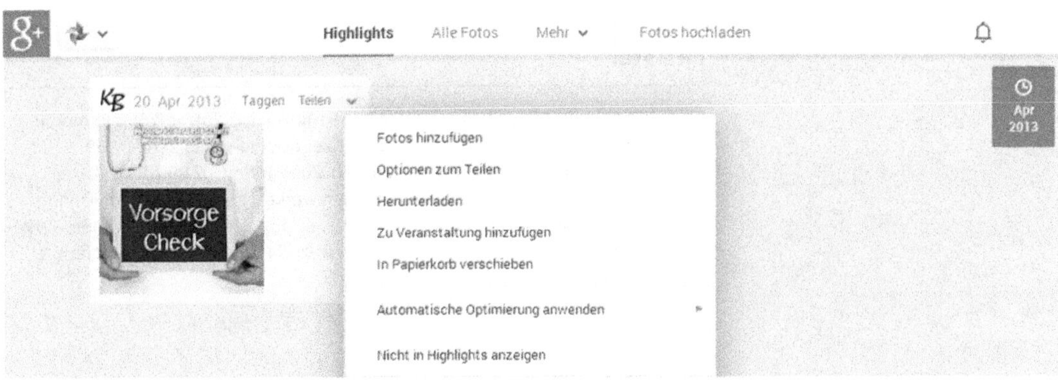

- **»Alle Fotos«**

Hier wird Ihnen ein Überblick über alle bereits hochgeladenen Fotos geboten.

»Mehr« Hier sehen Sie u.a. Ihre Fotoalben. »Auto-Effekte« und »Automatische Sicherung« können Sie nur über die mobile Anwendung nutzen. »Fotos von mir« zeigt Ihnen Bilder, auf denen Sie markiert wurden. Außerdem sehen Sie Fotos, die sich im Papierkorb befinden. Über die »Tour« gelangen Sie erneut zu einer mobilen Anwendung.

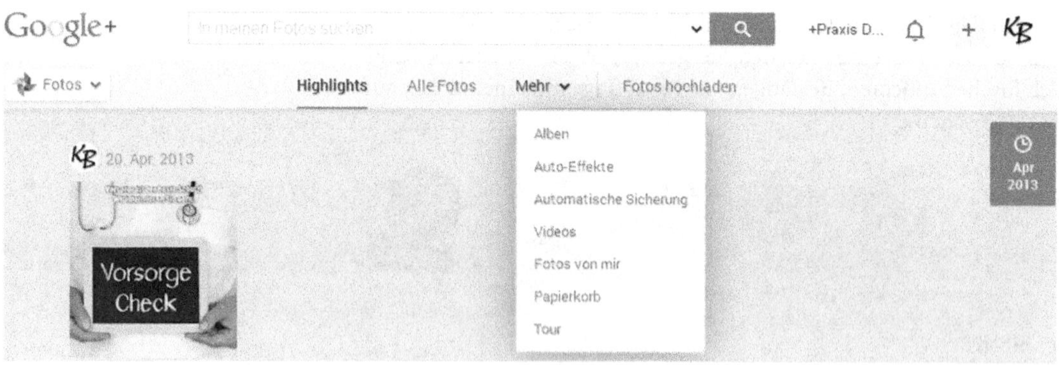

5

- **Angesagte Beiträge**
Hier können Sie auf Entdeckungsreise gehen und beliebte und interessante Beiträge auf Google+ entdecken. Finden Sie dort einen Beitrag, der auch für Ihre Patienten interessant sein könnte? Dann teilen Sie diesen, und er erscheint auf Ihrer Seite. Dazu klicken Sie unter dem Beitrag einfach auf den Pfeil.

Sie haben nun einen umfangreichen Einblick über Google+ erhalten, mit relevanten Tipps und Tricks für Ihre Google+-Seite.

Literatur

Firsching J (2014) Google+ Nutzerzahlen: 359 Mio. aktive Nutzer & 56,2 % mobile Nutzer. (► http://www.futurebiz.de/artikel/google-nutzerzahlen-359-mio-aktive-nutzer-56-2-mobile-nutzer/). Zugegriffen: 02.09.2014

Redaktion HNA Online (2014) Beliebteste Netzwerke: Überraschung auf 4. Rang. (► http://www.hna.de/nachrichten/netzwelt/populaersten-sozialen-netzwerke-deutschland-alternativen-facebook-mehr-zr-3441481.html). Zugegriffen: 02.09.2014

Youtube

Marc Däumler, Marcus M. Hotze

M. Däumler, M. M. Hotze, *Social Media für die erfolgreiche Arztpraxis,* Erfolgskonzepte Praxis- & Krankenhaus-Management, DOI 10.1007/978-3-642-37073-1_6, © Springer-Verlag Berlin Heidelberg 2015

Youtube ist sicherlich einer der populärsten Social-Media-Kanäle. Der Name setzt sich zusammen aus »tube«, also eine Röhre (TV-Gerät), und »you«, also »Du«, was zusammen so viel bedeutet wie »Du sendest«. 2005 wurde es von drei jungen Kollegen in den USA gegründet und im darauf folgenden Jahr für mehr als 1 Milliarden Dollar an Google verkauft.

Nach eigenen Angaben besuchen mehr als 1 Milliarde einzelner Nutzer jeden Monat dieses Portal, laut dem Online-Portal mashable.com liegt das Durchschnittsalter der Youtube-Nutzer bei 27 Jahren, wobei 20% über 35 Jahre alt sind. In Deutschland nutzen etwa 40 Millionen Menschen Youtube, vor allem zum Anschauen von Videos. Youtube benötigt etwa 10% der gesamten Internet-Datenleistung der Erde. Die tatsächliche Anzahl an Videos insgesamt bei Youtube ist nicht offiziell bekannt, wobei grobe Schätzungen von einer viertel Milliarde Videos ausgehen.

▪ Wie funktioniert Youtube?

Sie kennen youtube noch nicht oder kaum? Dann machen Sie den Test! Rufen Sie die Internetseite ► www.youtube.com auf, und oben sehen Sie ein Eingabefeld, rechts daneben das Symbol einer Lupe. Jetzt geben Sie einen Begriff dort oben ein, der Sie interessiert, ganz gleich, ob Ihr Lieblingsfußballverein oder der Name Ihrer Stadt, der Name einer Persönlichkeit oder eine Behandlungsmethode, die Sie interessiert, und klicken auf die Lupe. Mit hoher Wahrscheinlichkeit findet Youtube Videos zu den Themen.

Tipp des PR-Beraters

Da Youtube in der Sprache Englisch geprägt ist, kann es sein, dass sich Ihre Trefferquote bei bestimmten Themen deutlich verbessert, wenn Sie den »englischen« Begriff wählen.

Der Vorteil für eine Arztpraxis ist evident: Durch das Hochladen von Filmen über die Praxis stellt sich die Praxis nicht nur modern dar. Über einen Film lassen sich Botschaften leichter, unterhaltsamer und attraktiver senden. Dass Sie ein freundlicher Arzt sind, ist nun nicht nur sichtbar, sondern sogar hörbar, und wie bei Ihnen ein Beratungsgespräch stattfindet, ist so genau zu sehen, als wäre man dabei. Und die Vorstellung der Praxis ist so ansprechender und lebendiger als über Fotos auf Ihrer Website.

Youtube ist grundsätzlich kostenlos, auch wenn es dort schon Dienste gibt, die wie beim Pay-TV kostenpflichtig sind. Die Idee war, selbst gedrehte Videos hier hineinzustellen, aber natürlich finden sich hier mittlerweile auch genauso professionelle Videos, wie Musikclips zum Beispiel. Sollten Sie einen Imagefilm für die Praxis produziert haben, dann stellen Sie ihn hier hinein! Das Thema Medizin jedenfalls ist bereits bei Youtube angekommen.

Treffer zu medizinischen Suchbegriffen
Zu folgenden Suchbegriffen gibt es bereits Videos bei Youtube (gerundete Werte):

- Arzt: 107.000
- Arztpraxis: 3.500
- Medizin: 127.000
- Krebsvorsorge: 1.000
- Rückenschmerzen: 16.600
- Diabetes: 1 Million
- Augenlaser: 1.500
- Ärztekammer: 1.000
- Patientengespräch: 320
- Pflegeheim: 7.300

Es sind beispielsweise beim Suchbegriff »Patientengespräch« zwar »nur« 320 Videos mit exakt diesem Titel zu finden, aber manche dieser Videos haben mehrere Tausend Klicks, mehrere Tausend Personen haben sich dieses Video also angesehen!

Falls Sie sich fragen, wer wohl bei Youtube Filme zum Thema »Seniorenheim« oder »Pflegeheim« anklickt, stellen Sie sich einfach die Frage, wer die Heime für die Angehörigen aussucht! Es sind nicht die Betroffenen, sondern die Kinder oder Enkel, und die nutzen Social Media selbstverständlich, in diesem Fall Youtube.

6.1 Anmeldung

Gehen Sie auf die Seite ► www.youtube.de und klicken Sie oben rechts auf den blauen Button »Anmelden«. Es öffnet sich daraufhin ein Fenster von Google. Dies hängt damit zusammen, dass Youtube seit 2006 zu Google gehört. Sie müssen also zunächst ein Google-Konto einrichten, um alle Dienste von Google – auch Youtube – nutzen zu können.

Wenn Sie schon ein Google-Konto haben, über das Sie sich zum Beispiel bei google+ einloggen, dann können Sie jetzt hier einfach Ihre Google-Mail-Adresse und Ihr Passwort eingeben. Falls nicht, richten Sie jetzt hier Ihr Google-Konto ein. Klicken Sie dazu unten auf »Konto erstellen«.

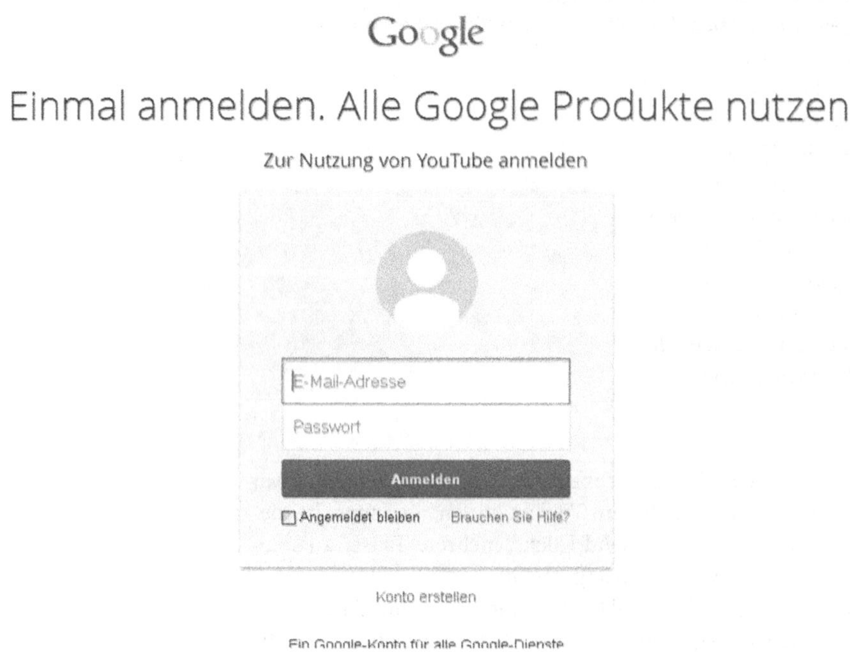
Google
Einmal anmelden. Alle Google Produkte nutzen
Zur Nutzung von YouTube anmelden
E-Mail-Adresse
Passwort
Anmelden
Angemeldet bleiben
Brauchen Sie Hilfe?
Konto erstellen

Füllen Sie nun das Formular aus. Ihre Telefonnummer müssen Sie nicht angeben.

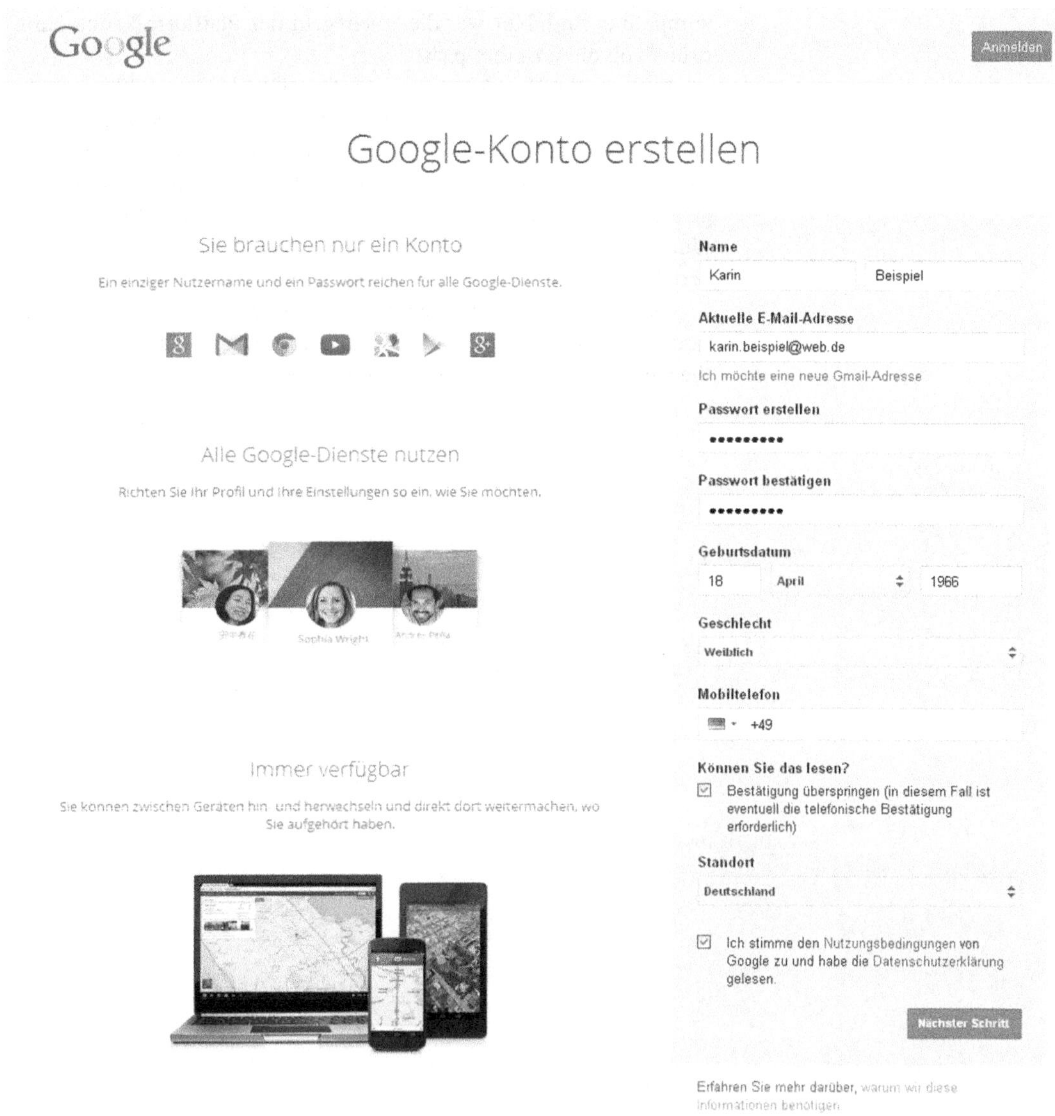
Google
Anmelden
Google-Konto erstellen
Sie brauchen nur ein Konto
Ein einziger Nutzername und ein Passwort reichen für alle Google-Dienste.
Alle Google-Dienste nutzen
Richten Sie Ihr Profil und Ihre Einstellungen so ein, wie Sie möchten.
Sophia Wright
Immer verfügbar
Sie können zwischen Geräten hin- und herwechseln und direkt dort weitermachen, wo Sie aufgehört haben.
Name
Karin
Beispiel
Aktuelle E-Mail-Adresse
karin.beispiel@web.de
Ich möchte eine neue Gmail-Adresse
Passwort erstellen
Passwort bestätigen
Geburtsdatum
18
April
1966
Geschlecht
Weiblich
Mobiltelefon
+49
Können Sie das lesen?
Bestätigung überspringen (in diesem Fall ist eventuell die telefonische Bestätigung erforderlich)
Standort
Deutschland
Ich stimme den Nutzungsbedingungen von Google zu und habe die Datenschutzerklärung gelesen.
Nächster Schritt
Erfahren Sie mehr darüber, warum wir diese Informationen benötigen

Bei »Können Sie das lesen?« setzen Sie kein Häkchen. Nun klicken Sie unten auf »Nächsten Schritt«. Wichtig: Stimmen Sie den Nutzungsbedingungen zu!

Der Anwalt rät: Mit der Registrierung erklären Sie sich mit den Nutzungsbedingungen von Google und auch von Youtube einverstanden. Diese Nutzungsbedingungen, die Sie über den angegebenen Link einsehen können, stellen ihre Geschäftsgrundlage für alle Aktivitäten auf Youtube dar und sollten daher von Ihnen durchgelesen werden. Nehmen Sie zur Kenntnis, dass sich das Rechtsverhältnis nach ausländischem Recht bestimmt – und schauen Sie, ob die Regelungen der Nutzungsbedingungen mit der von Ihnen vorgesehenen Verwendung

§ Wie steht der Anwalt zu den Nutzungsbedingungen bei Youtube?

kompatibel sind. Nur wer die Spielregeln der Plattform kennt, kann prüfen, ob diese zu ihm passt.

Insbesondere bei Youtube liegt auf der Hand, dass das Thema »Urheberrecht« eine besondere Bedeutung hat. Stellen Sie sicher, dass Sie alle für die Nutzung von Youtube erforderlichen Rechte erworben haben (nicht zuletzt, weil auch Sie Youtube eine weltweite, unentgeltliche und nichtexklusive Lizenz an den eingestellten Inhalten einräumen) und von Ihnen eingestellter Content Rechte Dritter nicht verletzt.

Es öffnet sich nun ein neues Fenster, indem Sie darauf hingewiesen werden, dass Google Ihnen eine Bestätigungsmail geschickt hat, die Sie nun bestätigen können in Ihrem Mailaccount.

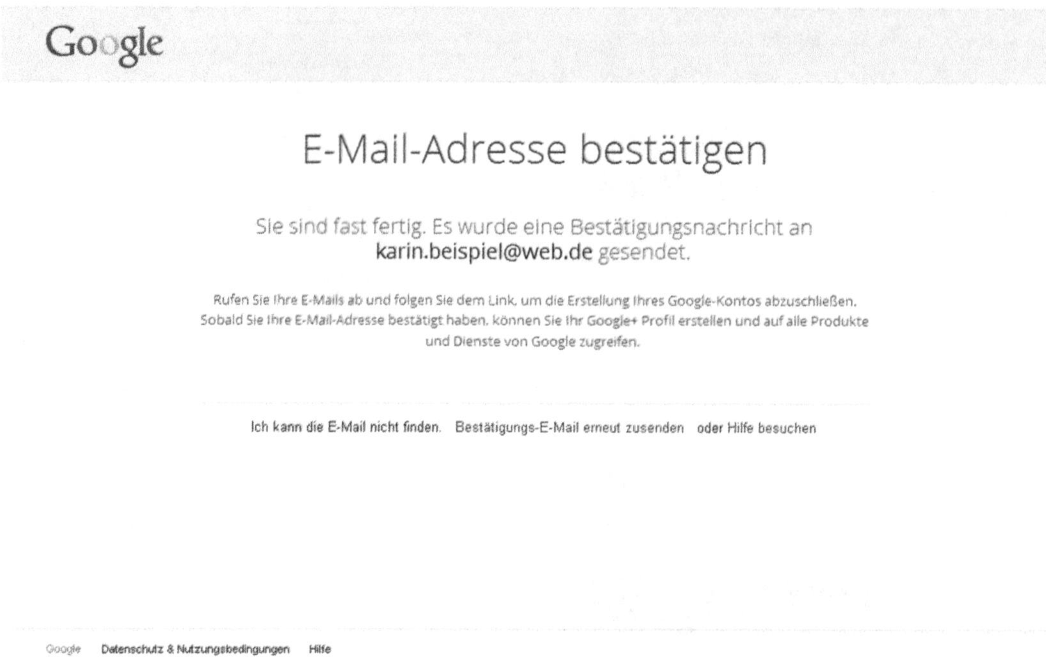
Google
E-Mail-Adresse bestätigen
Sie sind fast fertig. Es wurde eine Bestätigungsnachricht an karin.beispiel@web.de gesendet.
Rufen Sie Ihre E-Mails ab und folgen Sie dem Link, um die Erstellung Ihres Google-Kontos abzuschließen. Sobald Sie Ihre E-Mail-Adresse bestätigt haben, können Sie Ihr Google+ Profil erstellen und auf alle Produkte und Dienste von Google zugreifen.
Ich kann die E-Mail nicht finden. Bestätigungs-E-Mail erneut zusenden oder Hilfe besuchen
Google Datenschutz & Nutzungsbedingungen Hilfe

Die E-Mail hat den Betreff »Google-E-Mail-Bestätigung«. Öffnen Sie nun diese E-Mail und klicken Sie auf den ersten Link, um Ihre Registrierung zu bestätigen.

Es öffnet sich nun ein Fenster von Google+, in dem Sie Ihre Google+-Konto erstellen können, um alle Dienste von Google, zu dem auch Youtube gehört, nutzen zu können.

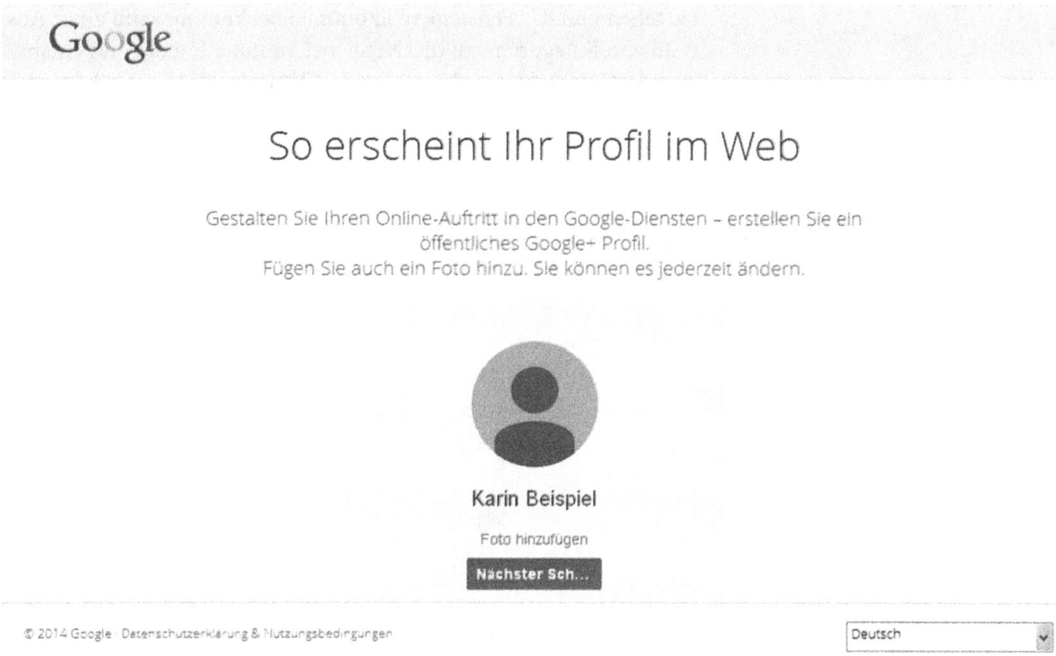
Google
So erscheint Ihr Profil im Web
Gestalten Sie Ihren Online-Auftritt in den Google-Diensten – erstellen Sie ein öffentliches Google+ Profil.
Fügen Sie auch ein Foto hinzu. Sie können es jederzeit ändern.
Karin Beispiel
Foto hinzufügen
Nächster Sch...
© 2014 Google · Datenschutzerklärung & Nutzungsbedingungen
Deutsch

Klicken Sie auf »Nächster Schritt«.

Herzlichen Glückwunsch, Sie haben nun ein Google-Konto! Da wir uns mit Youtube beschäftigen, klicken Sie bitte auf »Zurück zu Youtube«.

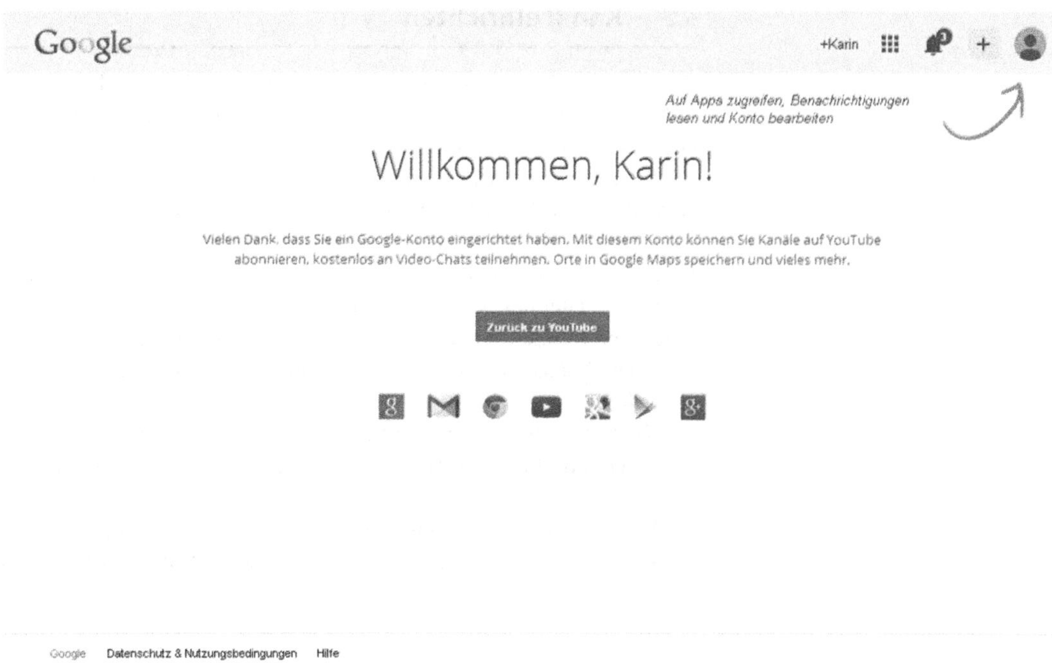
Google
+Karin
Auf Apps zugreifen, Benachrichtigungen lesen und Konto bearbeiten
Willkommen, Karin!
Vielen Dank, dass Sie ein Google-Konto eingerichtet haben. Mit diesem Konto können Sie Kanäle auf YouTube abonnieren, kostenlos an Video-Chats teilnehmen, Orte in Google Maps speichern und vieles mehr.
Zurück zu YouTube
Google
Datenschutz & Nutzungsbedingungen
Hilfe

Sie sehen nun das Fenster »Willkommen bei Youtube« mit einer Auswahl von Kategorien, zu diesen Sie bei Youtube Kanäle und entsprechende Videos finden. Um selbst bei Youtube Videos hochzuladen, benötigen Sie einen »Channel« oder auch »Kanal«.

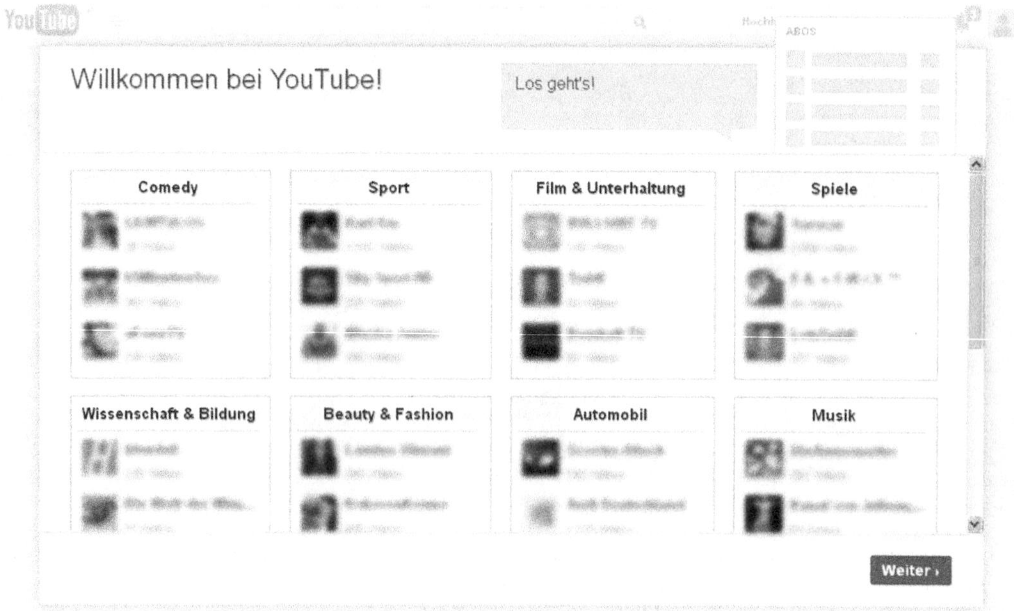

6.2 Kanal einrichten

Bevor Sie ein Video hochladen können, müssen Sie einen Kanal einrichten. Vergleichen Sie das mit einem TV-Sender, den brauchen Sie auch, bevor darüber ein Film läuft.

Ihr Youtube-Kanal ist quasi Ihre Website bei Youtube. Hier finden sich alle Ihre öffentlichen Videos, und jeder sieht Ihre persönlichen Angaben (Name, Alter, Beitrittsdatum). Darüber hinaus können Sie Ihren Kanal individuell gestalten und beispielsweise das Titelbild ändern, den Titel des Kanals ändern und Module wie Playlists hinzufügen und löschen. Eine Playlist ist eine Sammlung von eigenen und fremden Videos, die automatisch in einer Reihenfolge nacheinander abspielen.

Klicken Sie in dem Fenster unten auf »Weiter«. Im nächsten Fenster bietet Youtube Ihnen einige Kanäle an, die Sie interessieren könnten.

Wenn Sie hier auf »abonnieren« klicken, werden Sie immer darauf hingewiesen, wenn von diesem Kanal ein neues Video hochgeladen wurde, und Sie sehen auf Ihrer Youtube-Startseite die neuesten Neuigkeiten von diesem Kanal bzw. diesem »Youtuber«.

Speed Klicken Sie hier noch nichts an. Sie können später gezielt nach interessanten und passenden Kanälen schauen und diese abonnieren, wenn Sie möchten. (0 Sekunden)

Perfekt Ziel ist es, dass möglichst viele potentielle Patienten Ihre Videos finden und anschauen. Natürlich können Sie hier zur »Beobachtung der Konkurrenz« Videos zu bestimmten Themen abonnieren, das wäre dann perfekt. (10 Minuten)

Youtube ändert sich täglich, das Angebot an Videos auch, deshalb konzentrieren Sie sich mehr auf sich als auf andere, und wählen Sie die Speed-Variante; es sei denn, Sie wollen Youtube intensiv nutzen.

Klicken Sie unten auf »Speichern«.

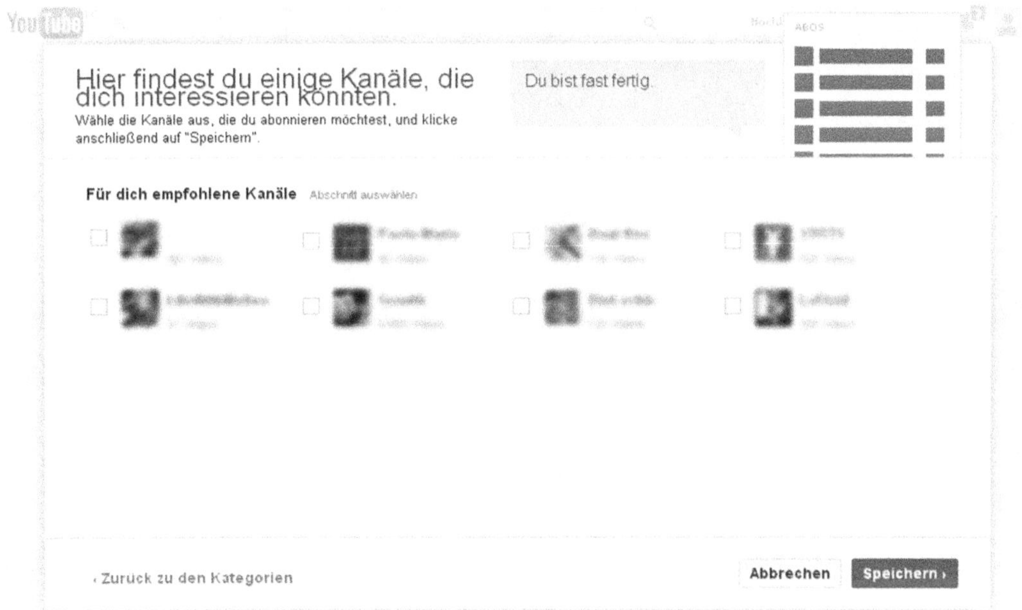

Sie können übrigens schon auf Ihren Kanal zugreifen. Klicken Sie dazu oben links, neben dem Youtube-Logo auf das kleine Auswahlmenü und dann auf »Mein Kanal«.

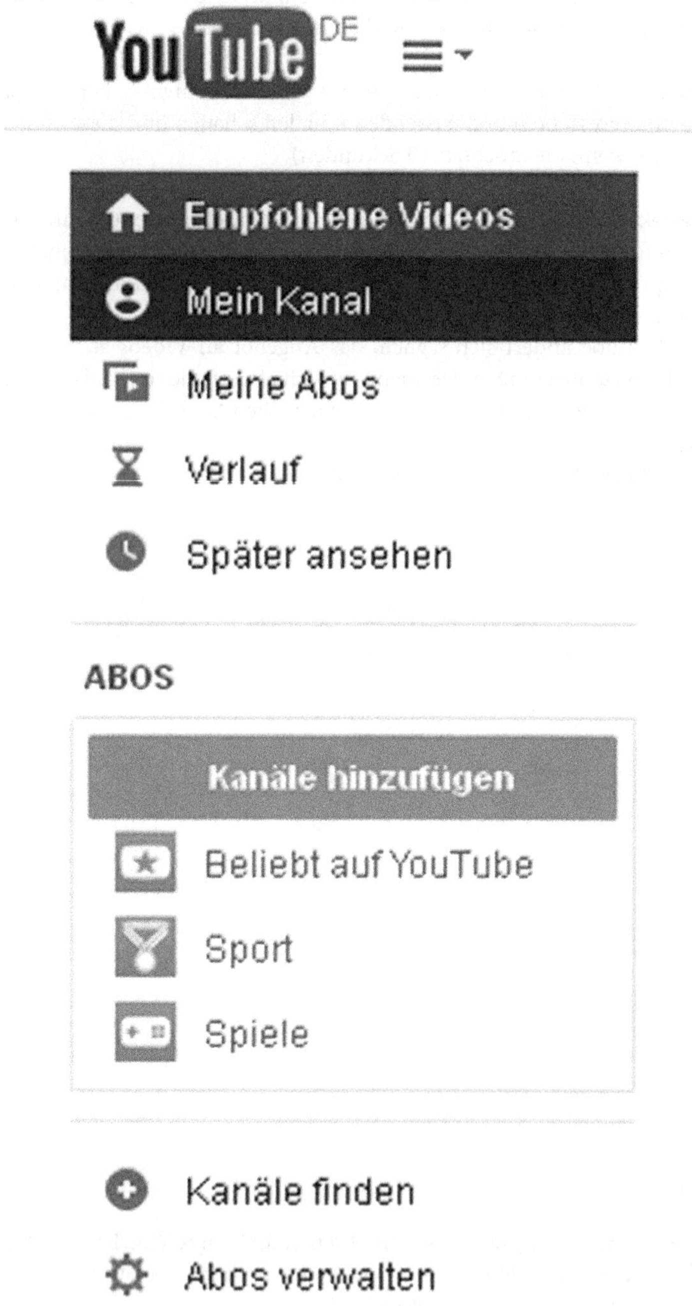
DE
Empfohlene Videos
Mein Kanal
Meine Abos
Verlauf
Später ansehen
ABOS
Kanäle hinzufügen
Beliebt auf YouTube
Sport
Spiele
Kanäle finden
Abos verwalten

Sie sehen nun Ihren Kanal, der natürlich noch ganz leer ist. Als Erstes laden Sie hier ein Foto von sich oder der Praxis hoch.

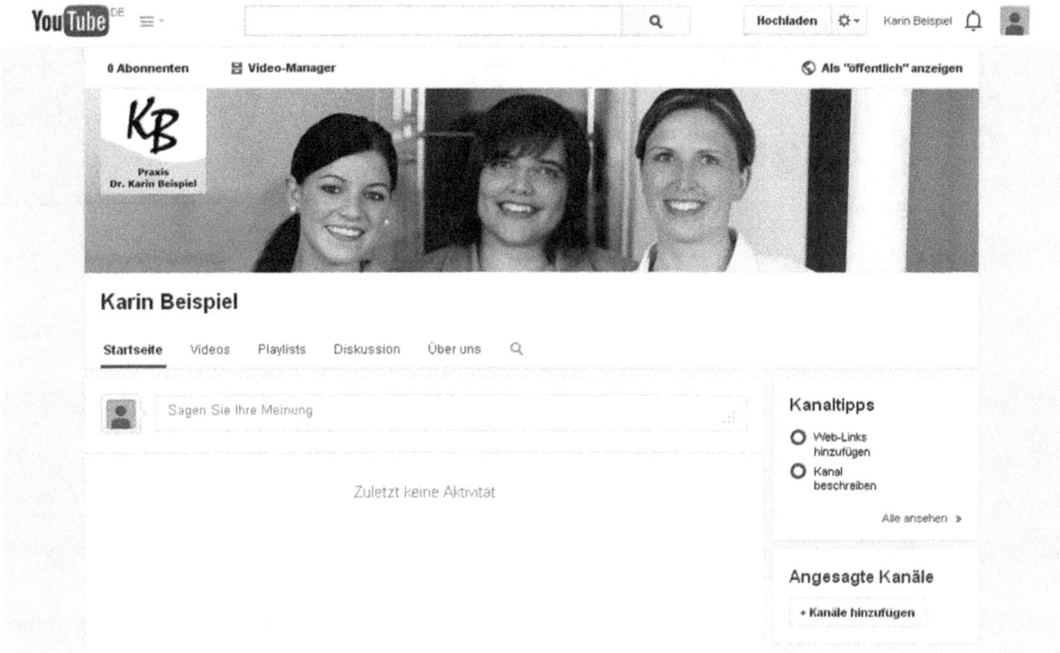

Dazu klicken Sie einfach in der Mitte auf »Kanalbilder hinzufügen« und dann auf »Foto von Computer auswählen«. Nun können Sie ein Foto von Ihrer Festplatte anklicken.

Das Foto sollte das Praxislogo sein. Haben Sie kein Logo, wählen Sie ein Porträtfoto von sich.

§ Was sagt der Anwalt zur Fotoauswahl?

Der Anwalt rät: Die Liberalisierung des ärztlichen Werberechts hat dazu geführt, dass Sie einen größeren Spielraum bei der Auswahl Ihres Fotos haben. So ist eine Abbildung in Arztkleidung nunmehr erlaubt. Auch dürfen Sie Praxisfotos oder Fotos bei der Behandlung von Patienten zeigen (vorausgesetzt natürlich, die entsprechenden Patienten haben einer solchen Bildnisverwendung auch zugestimmt). Vergessen Sie nicht, die erforderlichen Nutzungsrechte für eine Verwendung der Fotos bei Youtube vom Fotografen oder einem anderen Rechteinhaber zu erwerben. Treffen Sie hierzu zu Dokumentationszwecken am besten eine schriftliche Vereinbarung. Mehr dazu finden Sie im Anhang.

Im Reiter »Über uns« können Sie Ihren Kanal nun genauer beschreiben.

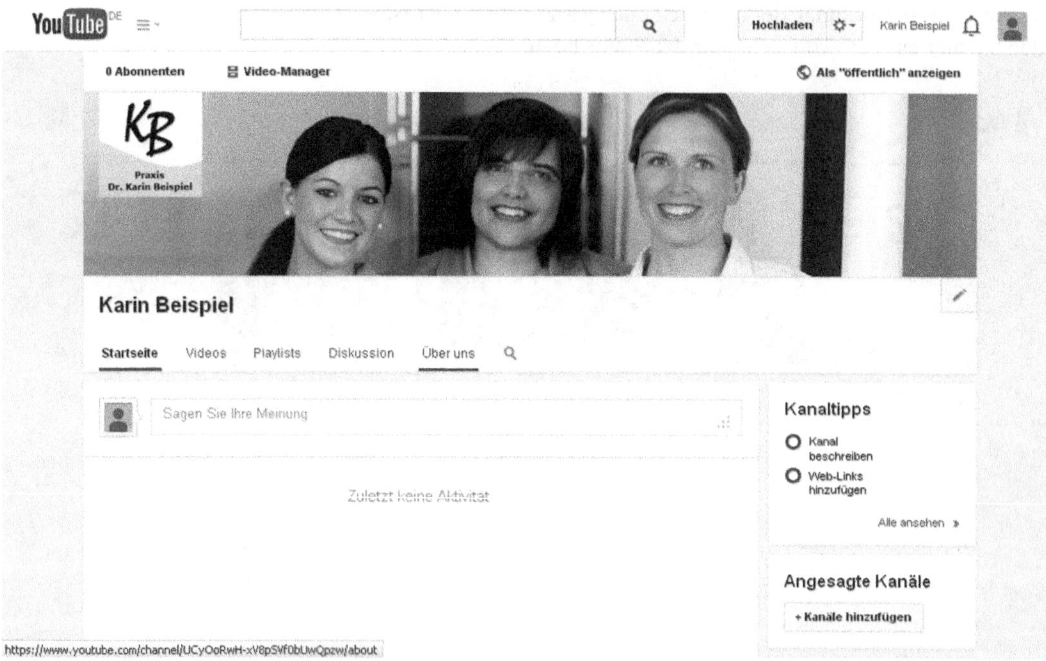

Jetzt sehen Sie »Kanalbeschreibung und erforderliche Anbieterinformationen«, auf das Sie klicken.

Speed Überspringen. (0 Sekunden)

Perfekt Nehmen Sie sich die Zeit, denn es dauert nicht lange, und Sie stellen sich somit professionell dar. Hier beschreiben Sie kurz sich und Ihre Praxis, und was für Videos Sie auf Youtube zeigen wollen. Nutzen Sie dazu auch passende Keywords. (10 Minuten)

In unserem Beispiel sieht das so aus:

» Die dermatologische Praxis Dr. Karin Beispiel ist seit 2009 in Berlin ansässig. Zu unseren Behandlungsschwerpunkten gehören Allergien, Hautkrebs- und Faltenbehandlung. In unserem Youtube-Kanal wollen wir Ihnen die neursten Aktivitäten unserer Praxis zeigen.

Tipp des PR-Beraters

Hier müssen die für Sie wichtigen Keywords fallen, also Praxisname und Praxisschwerpunkte, denn vergessen Sie nicht: Youtube gehört zu Google, und auch diese Keywords hier haben Einfluss auf die Googlesuche.

Unter »Benutzerdefinierte Links« können Sie nun beispielsweise den Link zu Ihrer Website eintragen.

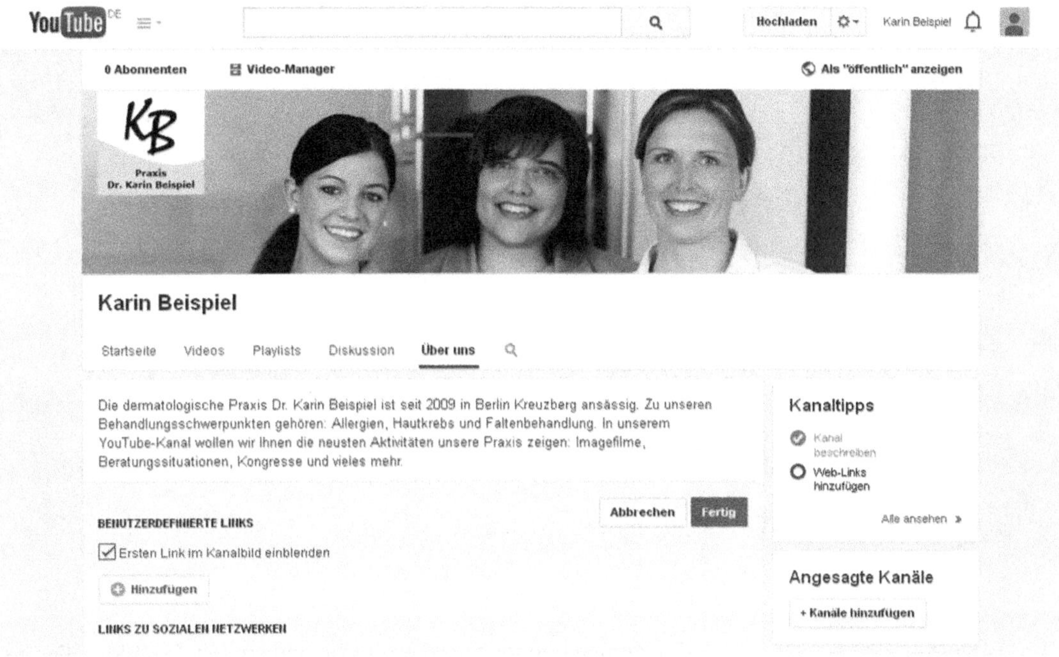

Unter »Links zu sozialen Netzwerken« können Sie angeben, in welchen sozialen Netzwerken Ihre Praxis zu finden ist und welche URL-Adresse die Accounts haben. Sind Sie bei Xing oder Twitter oder Flickr oder Facebook? Dann wählen Sie es aus, und tragen Sie dies ein!

Bei »Statistiken« aktivieren Sie bitte beide Häkchen.

Bei »Andere Kanäle hervorheben« tun Sie bitte nichts, denn Sie haben hier bei Youtube noch keine Kanäle eingerichtet.

Unter »Abos« lassen Sie bitte die Voreinstellung »Meine Abos als privat festlegen« aktiviert.

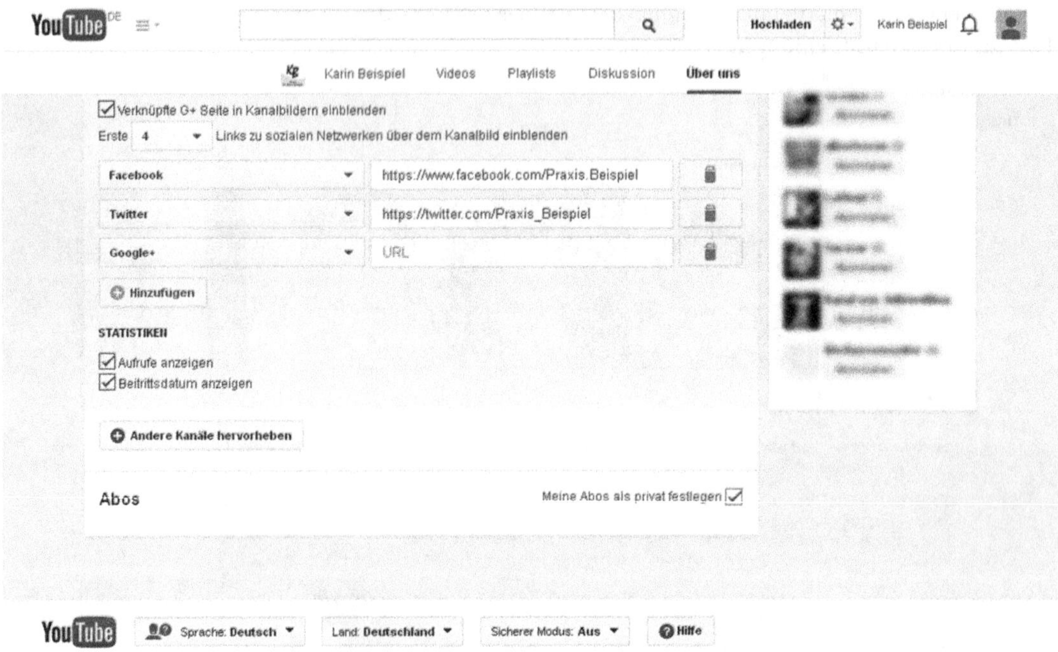

Ganz unten können Sie eine Sprache und ein Land wählen. Hier lassen Sie natürlich »Deutsch« und »Deutschland« stehen, denn Sie wollen youtube in »Deutsch« nutzen, und Ihr Standort ist Deutschland.

Dahinter folgt die Funktion »Sicherer Modus«. Wir empfehlen Ihnen, diese mit »An« zu aktivieren. Das bedeutet, dass Videos mit unangemessenen Inhalten, die von Nutzern gemeldet oder vom System erkannt wurden, ausgeblendet werden.

Über den »Hilfe«-Button, der daneben folgt, haben Sie die Möglichkeit nach Begriffen und Funktionen zu suchen, die Ihnen unklar sind

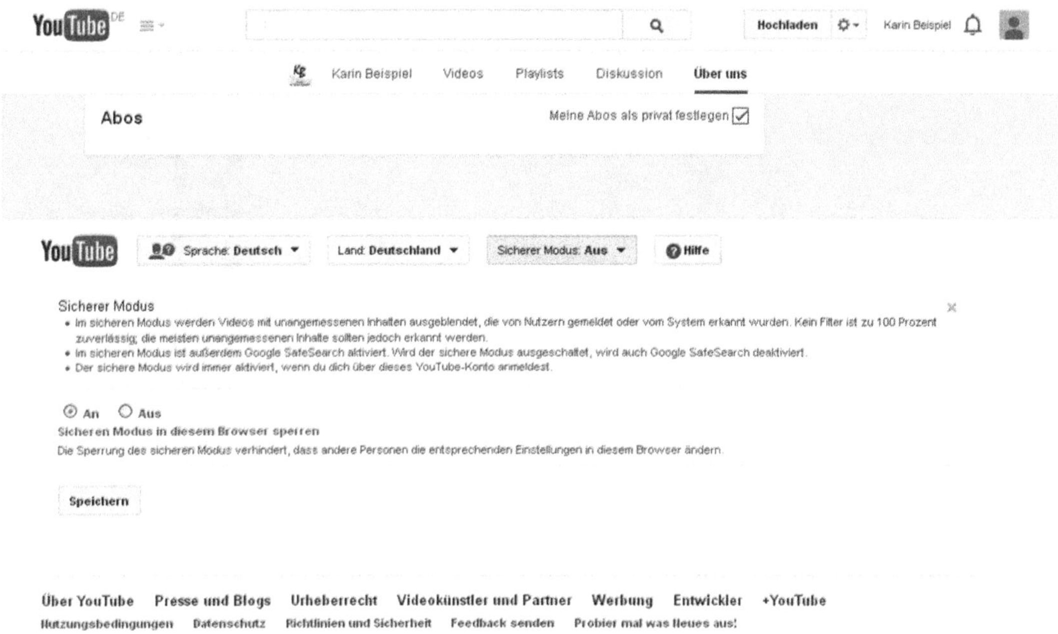

- **Impressum**

Selbstverständlich benötigt auch ein Youtube-Kanal ein rechtskonformes Impressum. Dazu öffnen Sie links mit einem Klick »Mein Kanal«, dann klicken Sie auf »Über uns«, dann auf »Links«. Dann klicken Sie bei »Benutzerdefinierte Links« auf »Hinzufügen«, und es öffnen sich zwei Fenster. In das erste (»Linktitel«) schreiben Sie das Wort »Impressum«, und in das zweite Feld fügen Sie den kopierten Pfad Ihrer Internetadresse ein, welche direkt auf Ihr Impressum führt. Wenn erforderlich, erstellen Sie Ihr Impressum nach den im Facebook-Kapitel dargestellten Vorgaben (► Kap. 2). Nun auf »Hinzufügen« klicken und auf »Fertig«.

6.3 Video hochladen

Nachdem Sie nun Ihren Kanal eingerichtet haben, können Sie Ihr erstes Video hochladen. Eventuell gibt es bereits einen Imagefilm über Ihre Praxis. Ein Video bei Youtube hochzuladen ist ganz einfach. Dazu klicken Sie einfach ganz oben rechts auf »Hochladen«.Nun öffnet sich folgendes Fenster:

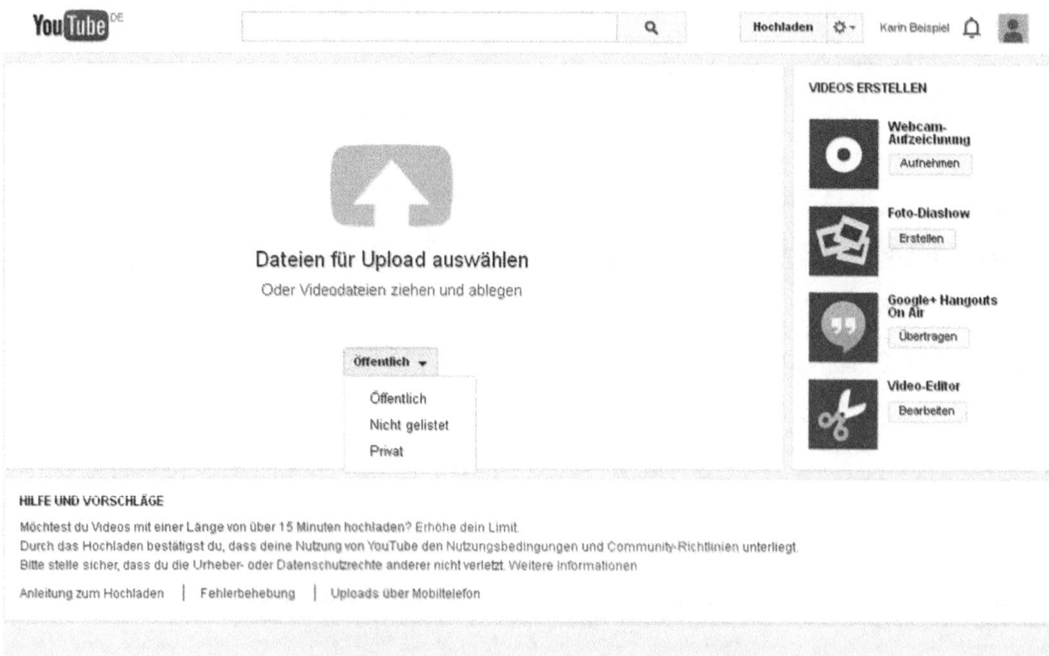

Sie können hier auswählen, ob Ihr Video
- »Öffentlich« ist, also von jedem gesehen werden kann,
- »Nicht gelistet« ist, also nur von Nutzern angesehen werden kann, die den Link zu dem Video von Ihnen erhalten haben, oder
- »Privat« ist, also nur für Sie und die von Ihnen ausgewählten Benutzer sichtbar ist. Das Video erscheint dann nicht auf Ihrem Kanal oder in den Suchergebnissen und ist für andere Benutzer unsichtbar. Wer Ihr »privates« Video sehen will, braucht – anders als bei einem »gelisteten Video« – ein Google-Konto.

Klicken Sie auf »Öffentlich«, denn Sie verfolgen ausschließlich nur ein Ziel: Menschen auf sich aufmerksam zu machen, ohne jegliche Einschränkung. Eine Ausnahme kann sein, wenn Sie detaillierte Operationsszenen für Kollegen hochladen, dann schalten Sie auf »Privat«, denn die möchte nun wirklich kein Patient sehen.

Wenn Sie eine der Einstellungen ausgewählt haben, klicken Sie auf den großen Pfeil. Darüber gelangen Sie auf Ihre Festplatte.

Speed Doppelklick auf das Video, fertig. (30 Sekunden)

Perfekt Geben Sie Ihrem Video einen richtigen Namen. Dazu ändern Sie vor dem Hochladen den Namen mit einem Klick in den Namen des Videos. Dieser Name soll das kurz beschreiben, was zu sehen ist, also zum Beispiel:
- Beratungsgespräch Diabetes
- Beratungsgespräch Faltenbehandlung

- Beratungsgespräch Schwangerschaft
- Vorstellung Praxis für Radiologie Dr. Egon Müller
- Verhütungsmethoden
- Was tun beim Sportunfall?

Das Video wird nun hochgeladen. Wenn der Vorgang abgeschlossen ist, können Sie dem Video eine Beschreibung zufügen, etwa: »Hier sehen Sie einen Imagefilm der Dermatologischen Praxis Dr. Karin Beispiel. Wir sind seit 2009 in Berlin ansässig. Unsere Behandlungsschwerpunkte sind Allergien und Faltenbehandlungen«. Unter »Tags« können Sie kurze Schlagwörter eingeben, mit denen User Ihr Video besser finden können, zum Beispiel »Dermatologie«, »Allergien« oder »Faltenbehandlung«. (1–2 Minuten)

Wenn Sie ein »privates« Video hochladen, dann können Sie hier die Namen, Kreise oder E-Mail-Adressen von den Personen, die Ihr Video sehen dürfen, hinzufügen. Diese müssen aber ebenfalls ein Google-Konto haben.

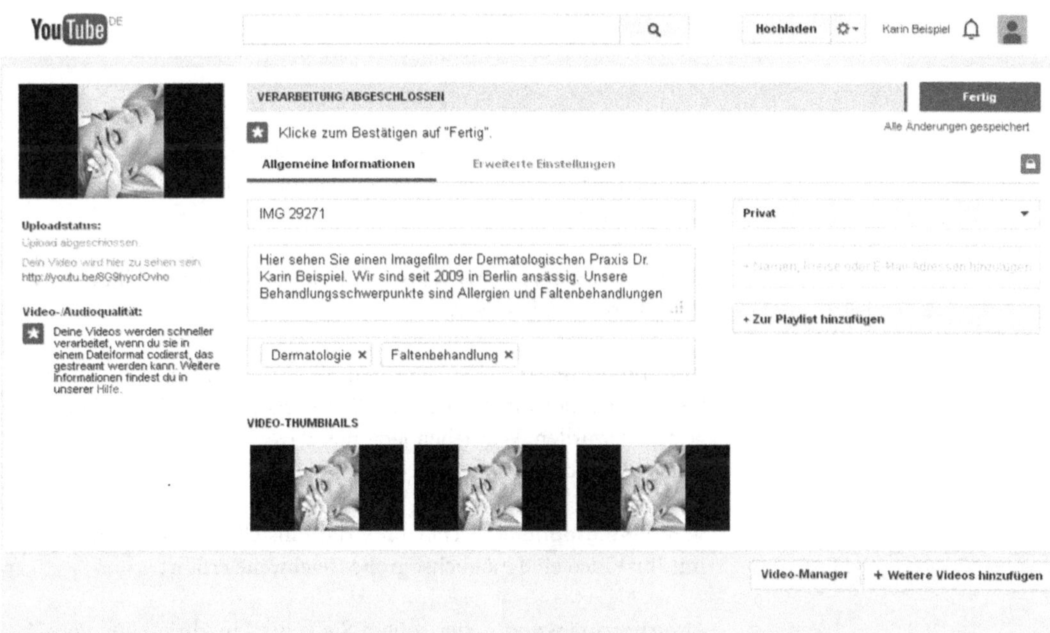

Über »Erweiterte Einstellungen« können Sie nun noch mehr Funktionen Ihrem Video hinzufügen:

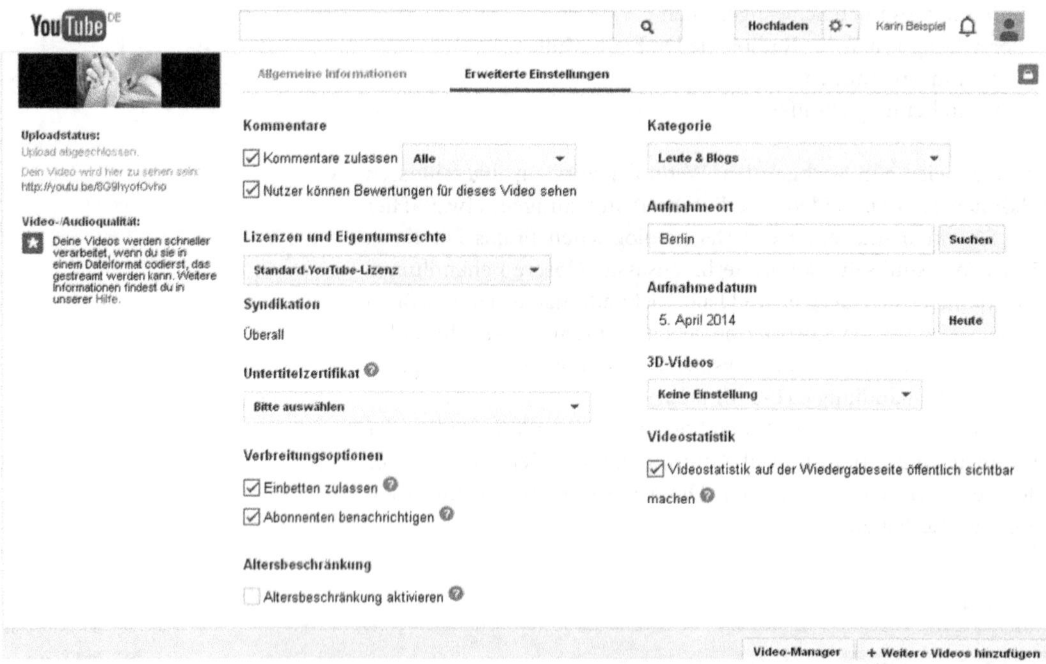

Kommentare zulassen Hier »Alle« auswählen, ebenso darunter bei den Bewertungen ein Häkchen setzen, denn Sie wollen Interaktion ermöglichen.

Lizenzen und Eigentumsrechte Hier bitte die Voreinstellung lassen (Standard-Youtube-Lizenz)

Untertitelzertifikat Hier brauchen Sie nichts zu tun. Die Funktion bezieht sich auf Inhalte, die im US-amerikanischen Fernsehen ausgestrahlt wurden. Wir gehen jetzt mal davon aus, dass das bei Ihrem Imagefilm nicht zutrifft.

Verbreitungsoptionen Hier bitte die Einstellung übernehmen, damit Ihr Video eine möglichst große Reichweite erfährt.

Altersbeschränkung Hier sollten Sie keine Einschränkung vornehmen. Es sei denn, Sie zeigen einen OP-Eingriff.

Kategorie Hier wählen Sie eine Kategorie aus, die zu Ihrem Video passt. Wir empfehlen »Leute & Blogs«.

Aufnahmeort Wo wurde das Video aufgenommen? Fügen Sie den Ort hinzu.

Aufnahmedatum Wann wurde das Video aufgenommen? Fügen Sie ein Datum hinzu.

3-D-Videos Hier übernehmen Sie die Voreinstellung. Es sei denn, Sie laden ein Video in 3-D-Qualität hoch.

Videostatistik Auch hier können Sie die Voreinstellung übernehmen. Dann sehen Sie sofort die Statistik Ihres Videos.

Nun klicken Sie ganz oben rechts auf den blauen »Fertig«-Button, und Ihr Video wird hochgeladen.

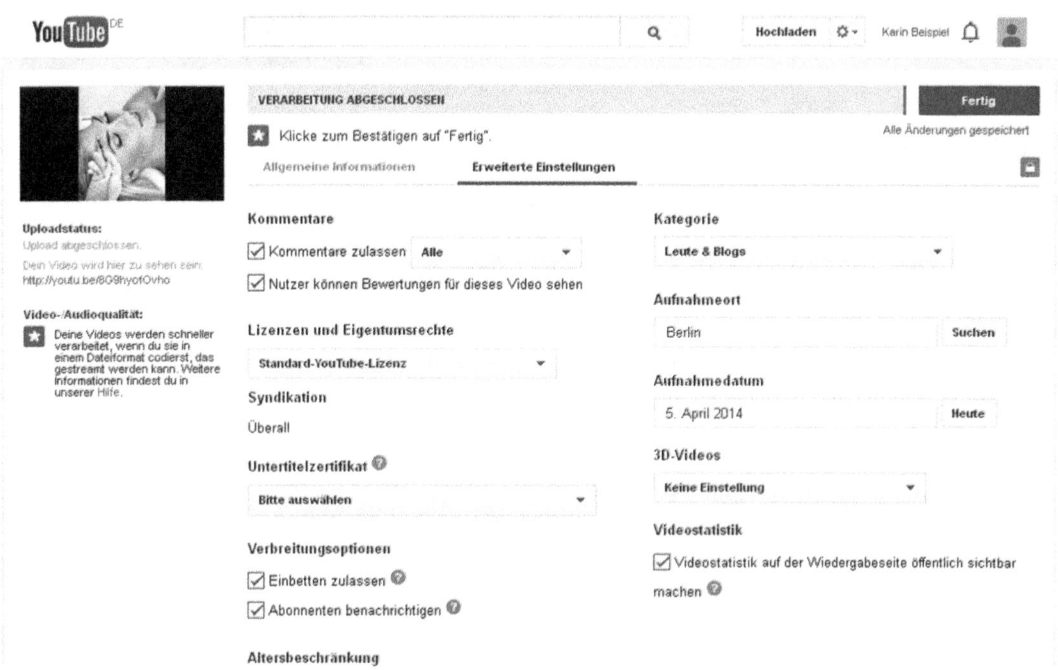

Youtube zeigt Ihnen nun die URL-Adresse, unter der Ihr Video zu sehen ist. Klicken Sie doch einmal drauf! Nun öffnet sich die Youtube-Ansicht mit Ihrem ersten Video! Herzlichen Glückwunsch. Unter »Mein Kanal« und »Videos« ist Ihr Video nun gespeichert.

Wenn Sie unter dem »Video-Manager« klicken, können Sie Ihr Video bearbeiten und zum Beispiel entscheiden, dass es »öffentlich« sein soll.

Perfekt Um es perfekt anzubieten, haben Sie außerdem die Möglichkeit, Ihrem Kanal einen Namen zu geben. Klicken Sie dazu unter dem Video auf »Kanaleinstellungen«.

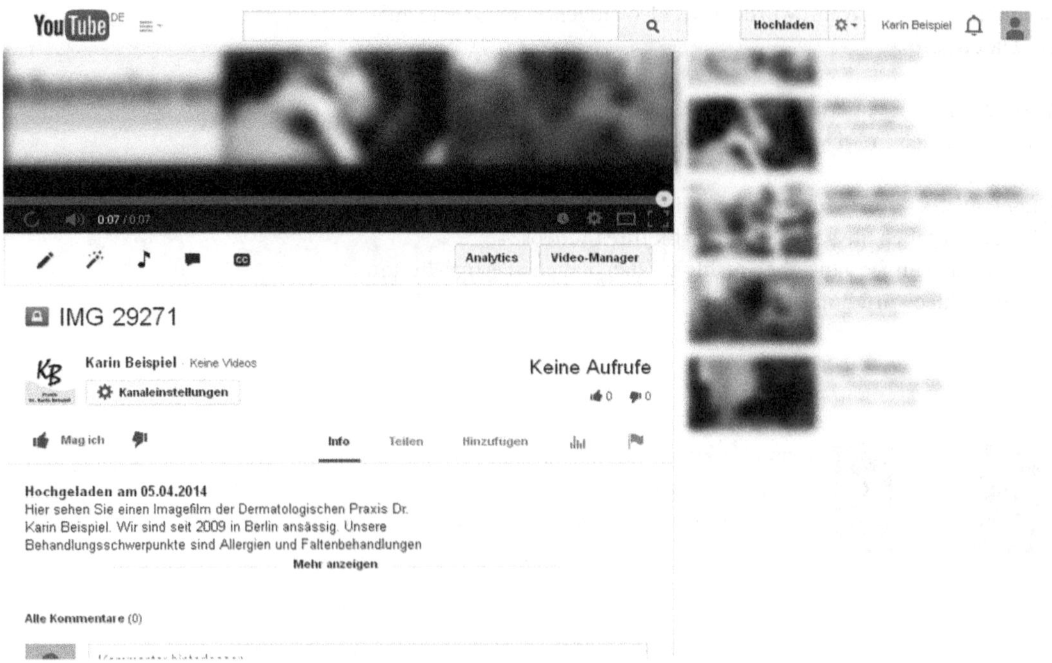

Und klicken Sie hinter Ihrem Namen »Ändern«.

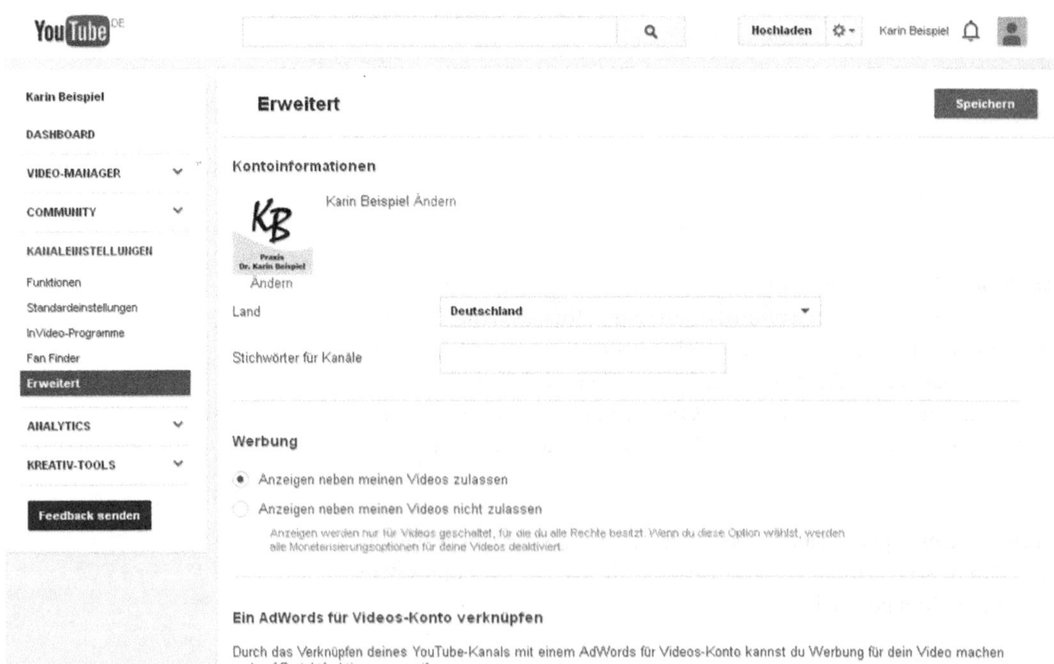

Sie gelangen nun in zu Ihrem Google+-Konto und können darüber einen neuen Namen eingeben, der auch mit Ihrem Youtube-Kanal verbunden ist. In unserem Fall: »Karin Beispiel (Praxis Dr. Karin Beispiel)«. So können Patienten Sie noch leichter finden.

Haben Sie Geduld! Es kann einige Minuten dauern, bis Youtube diese Einstellung von Google+ übernimmt.

Unter dem Video haben Ihre »Zuschauer« nun die Möglichkeit, Kommentare zu dem Video zu schreiben, und Sie selbst können das Video natürlich auch kommentieren.

Name des Videos ändern

Nun kann es sein, dass die Produktionsfirma des Videos genau diesem Video einen internen Namen gegeben hat, in Form einer Nummer oder Ähnlichem. Deutlich besser wäre es natürlich, wenn das Video auch einen entsprechenden Namen besitzt, wie zum Beispiel »Praxisvorstellung«. Dazu gehen Sie auf oben links auf »Mein Kanal«, klicken auf »Videos«, dann auf das entsprechende Video, dann erscheint rechts neben dem Video ein Stiftsymbol. Dort bitte klicken, und nun können Sie den Namen ändern.

Checkliste: Themen für ein Video bei Youtube

- Praxisvorstellung
- Beratungsgespräch
- Aufklärung/Information zu einem aktuellem Thema (zum Beispiel ein Medikamenten-Skandal, der die Öffentlichkeit verunsichert, weshalb nun Menschen nach Informationen suchen)
- Vorstellung von bestimmten Behandlungen oder medizinischen Geräten, dies freilich unter Beachtung der Vorgaben des ärztlichen Werberechts

Checkliste: Eigenschaften eines professionellen Videos

- Maximal 4 Minuten, ideal 2–3 Minuten
- Bei Themen, die länger als 4 Minuten dauern, mehrere Videos anbieten (Teil 1 und Teil 2, ideal als Playlist)
- Professionelle Qualität in Ton und Bild
- Bildauflösung: 1280 × 720 (Verhältnis 16:9 HD)
- Am Ende des Videos wird Ihre Internetadresse eingeblendet, idealerweise mit Logo

Ein Video ist tatsächlich auch mit einem Smartphone schnell gemacht, aber als Arzt unterliegen Sie der Erwartung, dass das, was Sie tun, stets absolut einwandfrei und professionell ist. Ein selbst gedrehtes Video, auch mit einer Profikamera, sieht meistens unprofessionell aus, weil Aufbau, Ton, Licht, Perspektive und Schnitt in die Hände eines Profis gehören. Investieren Sie lieber in einen Imagefilm, der von Profis realisiert wird, das kostet etwa zwischen 4.000 und 15.000 €, aber überzeugt auch Patienten – und das ist Ihr Ziel; den Film können Sie dann auch auf Ihrer Internetseite sehr gut platzieren.

§

Wie steht der Anwalt zur Urheberfrage bei Youtube?

Der Anwalt rät: Bewegtbilder, also Videos, sind als Filmwerke oder Laufbilder eigentlich immer urheberrechtlich geschützt. Lediglich der Urheber oder die Person, die entsprechende Rechte übertragen bekommen hat, darf über die entsprechenden Videos verfügen. Haben Sie das Video selbst anfertigen lassen oder Dritte mit der Anfertigung beauftragt, ist in den Vereinbarungen mit Dritten dafür Sorge zu tragen, dass im Hinblick auf die von Ihnen beabsichtigte Nutzung alle erforderlichen Rechte auch tatsächlich an Sie übertragen werden. Achten Sie hier vor allem auf örtliche, zeitliche oder sachliche Einschränkungen, etwa im Hinblick auf die konkrete Verwendungsform. Sofern Sie das Material nicht nur für einen Youtube-Channel verwenden wollen, sondern zum Beispiel auch für Praxis-TV, sollte dies in der entsprechenden Vereinbarung mit Dritten ausdrücklich beschrieben werden. Ein Rechtsanwalt hilft Ihnen dabei, eine sachgerechte Lizenz- und Nutzungsvereinbarung zu formulieren, die Ihren Interessen im Einzelfall entspricht.

Von Personen, die im Video erscheinen, sollten Sie schriftliche Einwilligungserklärungen einholen. Dies dokumentiert, dass Ihnen die Bildnisverwendung von den Rechteinhabern gestattet wurde. Prüfen Sie im Vorfeld besonders sorgfältig, ob Sie durch das Video eventuell Patientendaten veröffentlichen oder gegen berufsrechtliche Werbeverbote verstoßen.

6.4 Pflege

Youtube ist einerseits ein gigantischer Social-Media-Kanal, und der muss natürlich kontinuierlich gepflegt werden. Andererseits gibt es bei Youtube tatsächlich deutlich weniger Interaktionen als beispielsweise bei Facebook, auf die Sie dann achten und reagieren müssen. Um es einmal platt zu formulieren: Das Video kommt gut an, viele Klicks und viele gute Bewertungen? Toll, dann ändern Sie nichts, und viel tun müssen Sie nun auch nicht. Das Video wird nicht angeklickt oder erhält eher negative Bewertungen oder gar schlechte Kommentare? Dann runter damit.

Speed Rufen Sie einfach regelmäßig Ihr Video auf (einmal im Monat reicht) und beobachten Sie die Veränderungen, also Aufrufe, Bewertungen und Kommentare. (5 Sekunden)

Sollten Sie bei Youtube eine eher umstrittene medizinische Methode »thematisch behandeln«, dann liegt die Wahrscheinlichkeit deutlich höher, einen Kommentar zu erhalten, als wenn Sie dort einen Imagefilm über Ihre Praxis einstellen. Bei sensiblen Themen sollten Sie schon zweimal pro Woche schauen, was es dort für Reaktionen gibt.

Perfekt Gehen Sie oben rechts auf das Zahnradsymbol, und klicken Sie dort einmal. Jetzt sehen Sie u.a. »Analytics«, dort sollten Sie bitte einmal draufklicken. Jetzt sehen Sie auf der linken Seite eine ganze Reihe von Informationsangeboten zu Ihren Videos, beginnend bei »Aufrufe« und »Demografie« über »Geräte« und »Abonnenten« bis hin zu »Teilen« und »Anmerkungen«. Diese Punkte gehen Sie durch, im Idealfall mindestens einmal pro Woche, um auf Kommentare reagieren zu können. (5 Minuten)

Ähnlich wie bei Facebook gibt es auch bei Youtube einen Statistikbereich, über den Sie regelmäßig Einblicke über den Erfolg Ihres Kanals und der eingestellten Videos erhalten.

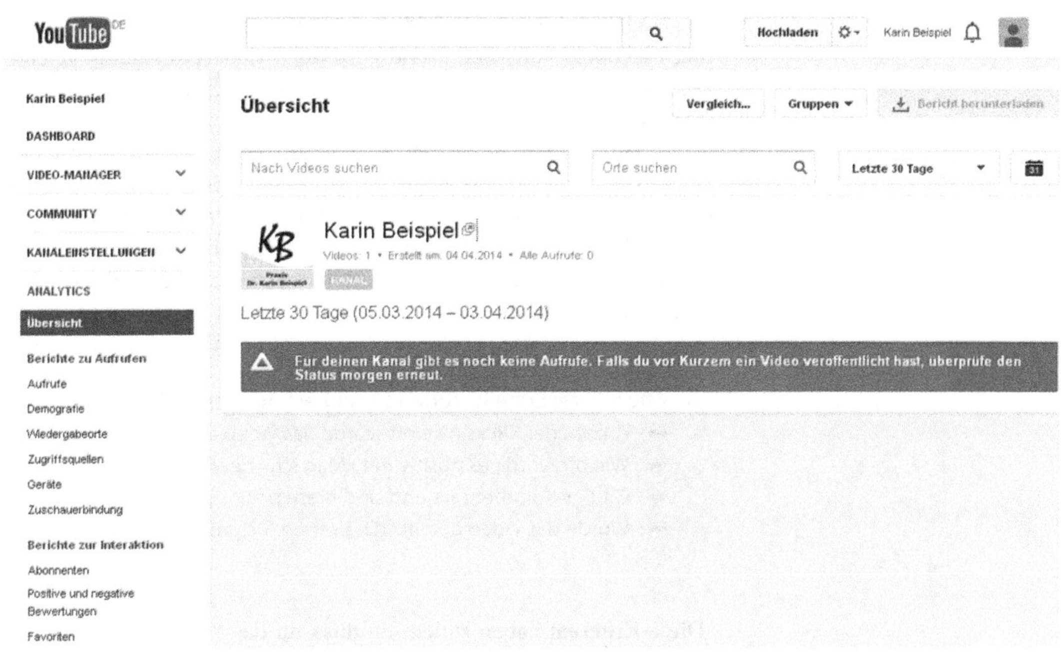

Die Statistik hat nur eine bestimmte Aufgaben für Sie: Herauszufinden, ob die Videos »ankommen«, und woran es liegt, dass Ihre Videos ankommen – oder warum eben nicht. Sie erhalten hier Informationen zu den Aufrufen Ihrer Videos, darüber, wie alt Ihre Zuschauer sind, und wo sich diese befinden. Außerdem sehen Sie auf einen Blick, wie die Interaktion mit Ihren Zuschauern ist: Welche Videos werden wie oft kommentiert oder »geliked«?

Tipp des PR-Beraters

Sie haben ein Video eines Konkurrenten bei Youtube vor sich? Dann klicken Sie doch mal auf den Statistik-Button unter der Zahl der Aufrufe. Manchmal ist dies nicht freigegeben, meistens aber schon. Und nun sehen Sie, wann dieses Video angeklickt wurde und wie es sich in der Beliebtheit entwickelt hat.

Die Bedeutung der einzelnen Analytics-Informationen variiert nun sehr von Praxis zu Praxis und auch bei den unterschiedlichen Videos. So ist es sicherlich interessant zu sehen, ob bei einem allgemeinen Thema, zum Beispiel ein Interview zu einem Skandal, dieses Video von Personen aufgerufen wird, die in Ihrer Nähe wohnen, oder ob Sie damit eher Personen in ganz Deutschland oder womöglich in der ganzen Welt ansprechen. Und wird vielleicht ein älteres Video plötzlich viel häufiger angeklickt? Woran liegt das? Ist das Thema gerade angesagt, oder wurde Ihr Video geteilt oder irgendwo, zum Beispiel bei Facebook, vorgestellt? Und wird dort wiederum ständig geteilt? Aus dieser Analyse kann sich eine sehr spannende Beachtung entwickeln!

Abonnieren: Es gibt einen Anbieter, also jemanden, der entweder Videos einstellt, die Sie interessieren, oder es ist jemand, bei dem Sie stets wissen möchten, was er für Videos gerade wieder einstellt? Vielleicht zur Konkurrenzbeobachtung? Dann abonnieren Sie diesen Kanal, und erhalten stets Nachrichten, wenn dieser Teilnehmer wieder Videos hochlädt.

Checkliste: Erste Kriterien für ein erfolgreiches Video

- Anzahl der Klicks (wie oft wurde das Video angeklickt?)
- Wie oft wurde es positiv mit »Mag ich« bewertet?
- Gibt es Kommentare und sind diese positiv?
- Wurde das Video geteilt? (Das sehen Sie unter »Analytics«)

Diese Kriterien haben zudem Einfluss auf das Youtube-Ranking; an welcher Stelle erscheint das Video, wenn ein Suchbegriff eingegeben wird und gibt es mehrere Treffer (vergleichbar mit dem Google-Ranking). Dazu zählt des Weiteren: Jahre, seit wann der Video-Einsteller angemeldet ist bei Youtube sowie das Verhältnis zwischen »mag ich« und Gesamtklicks.

6.4.1 Kreativ-Tools

Mit diesem kostenlosen Tool können Sie Ihrem Video eine passende Hintergrundmusik geben.

Wenn Sie für die Praxis Videos einstellen, dann können und sollten dies nur professionelle Videos sein, die eine Individualität besitzen. Aus einem kostenlosen Tool selbst eingespielte Hintergrundmusik verbessert sicherlich nicht die Videoqualität. Tun Sie es nicht.

6.4.2 SEO bei Youtube

Youtube arbeitet eigentlich wie eine Suchmaschine. Jemand gibt einen Suchbegriff ein, und ein Such-Algorithmus »findet« dann alle relevanten Videos dazu, ausgewählt anhand der Titel der Videos, der Beschreibung, der Tags sowie der Anzahl derer, die das Video ansahen oder Bewertungen dazu abgaben. Wie beim Googleranking spielt es eine Rolle, in der Liste »oben« zu stehen. Richtig umgesetzt, erscheinen dann bei der normalen Googlesuche nach bestimmten Begriffen auch diese Videos als Treffer, was natürlich besonders effektiv ist. Eine gute Beschreibung mit den richtigen Begriffen ist einfach umzusetzen.

Geben Sie doch einmal relevante Suchbegriffe ein und schauen bei der Konkurrenz, wo die im Ranking stehen, wie viele Klicks die haben und wie deren Beschreibung ist.

Xing

Marc Däumler, Marcus M. Hotze

M. Däumler, M. M. Hotze, *Social Media für die erfolgreiche Arztpraxis,* Erfolgskonzepte Praxis- & Krankenhaus-Management, DOI 10.1007/978-3-642-37073-1_7,

Xing klingt zwar etwas »chinesisch«, und tatsächlich existiert dieses Wort auch im Chinesischen (»es funktioniert«), aber der Begriff stammt aus dem Angelsächsischen, und ist die Abkürzung für »Crossing«, was für die Zusammenführung von Kontakten steht. Laut gängiger Meinung können Sie als Person mit jeder gewünschten Person auf der Erde über sechs Personenkontakte dazwischen direkt in Kontakt treten. Sie möchten einen bestimmten Arzt in der östlichen Tiefebene der Tundra in einem bestimmten Ort ansprechen? Unmöglich! Aber Sie kennen bestimmt jemanden, der wiederum jemanden kennt, der beruflich mit Personen aus dieser Gegend zu tun hat, und von denen kennt jemand einen, der kennt Leute aus der Tundra, und einer von denen kennt jemanden aus dem Ort, und der kennt diesen Arzt. Es ist möglich! Das Problem ist: Wie soll wer wissen, wen er ansprechen kann? Xing wüsste das (theoretisch). Sie geben dort einen Namen ein, und Xing sucht die Personen, die genau diese Kette ergeben. Die meisten Personen aber nutzen Xing wie eine persönliche Adressdatenbank, in der die Personen, mit denen man in Kontakt steht, aufgelistet sind, mit einigen Details, die eine konkrete Ansprache erleichtern.

Xing bietet eine kostenlose Basismitgliedschaft an sowie eine kostenpflichtige Premiummitgliedschaft. Der Vorteil der Premiummitgliedschaft liegt vor allem in vier Punkten:

- Sie können sehen, wer sich Ihr Profil angesehen hat, also sich für Sie interessiert, und wie er auf Sie aufmerksam wurde.
- Sie können ohne Einschränkungen jedes Xing-Mitglied über Xing anschreiben.
- Sie haben mehr Möglichkeiten sich bei Xing darzustellen.
- Mit einem erweiterten Filtern finden Sie gezielter Personen.

In der Klinikwelt besitzt Xing einen komplett anderen Stellenwert, denn die Personalwelt arbeitet sehr intensiv mit Xing und spricht über Xing konkret Fachpersonal an, da dort auch Lebensläufe sehr anschaulich dargestellt sind. Monatlich nutzen etwa 3 Millionen Menschen Xing, und es sind dort fast 6 Millionen Menschen registriert.

Wie kann ein Praxisarzt Xing nutzen, um strategische Vorteile für die Praxis zu erhalten oder damit direkt Patienten zu gewinnen? Zwar können berufliche Kontakte bei Xing sehr gut gepflegt und organisiert werden, doch in diesem Buch steht im Vordergrund, welchen spezifischen Nutzen Arztpraxen aus Xing ziehen können.

Um es vorwegzunehmen: Patienten werden und sollen nicht über Xing mit Ihnen oder der Praxis kommunizieren. Der Austausch von Informationen zwischen Ärzten wird auch selten über Xing laufen, obgleich es hier zahlreiche so genannte Gruppen gibt. Und die Ärzte, an die Sie überweisen oder nach denen Sie suchen, werden Sie wahrscheinlich auch nicht über Xing kontaktieren, obwohl es leicht ginge. Eine Bewerbung, zum Beispiel aufgrund einer dort gesetzten Stellenausschreibung der Praxis, kann tatsächlich über Xing erfolgreich sein. Sie haben auf einem Kongress interessante Kollegen kennengelernt und Visitenkarten getauscht? Und nun? Werden diese abgeheftet oder in eine Box gelegt? Suchen Sie lieber genau diesen Arzt bei Xing, und fügen Sie diesen Arzt zu Ihren Kontakten hinzu, und nun wissen Sie stets, wo Sie ihn »finden«, nämlich bei Xing, inkl. aller Kontaktdaten.

7.1 Anmeldung

Gerade für junge Ärzte mit Praxis ist es hilfreich, schnell bei den überweisenden Ärzten in Erscheinung zu treten. Ein Brief, eine Einladung oder ein Besuch sind sicherlich sehr persönliche und gute Wege, sind aber auch zeitaufwändig, und eventuell wird es auch als aufdringlich angesehen. Xing als Social-Media-Kanal bietet hier große Vorteile. Erstellen Sie Ihr persönliches Profil als Arzt, suchen Sie dann gezielt bei Xing nach Ärzten, die für Sie relevant sind. Denen senden Sie eine Kontaktanfrage. Der Vorteil liegt darin, dass Sie sich professionell vorstellen und somit dezent auf sich aufmerksam machen. Gleichzeitig verdeutlichen Sie auf dem Portal Ihre Kompetenz, inkl. der Möglichkeit, dass diese Ihnen antworten oder Ihre Internetseite besuchen können.

Speed Mit einer Basisanmeldung sind Sie immerhin dort auffindbar, und tatsächlich erhöht auch diese Xing-Präsenz Ihre Suchmaschinenergebnisse, wenn nach Ihnen gesucht wird. (0 Sekunden)

Rufen Sie die Internetseite ▶ www.xing.de auf und geben Sie unter »Regisitrieren« folgende Daten an:

- Name,
- Vorname,
- E-Mail,
- Passwort.

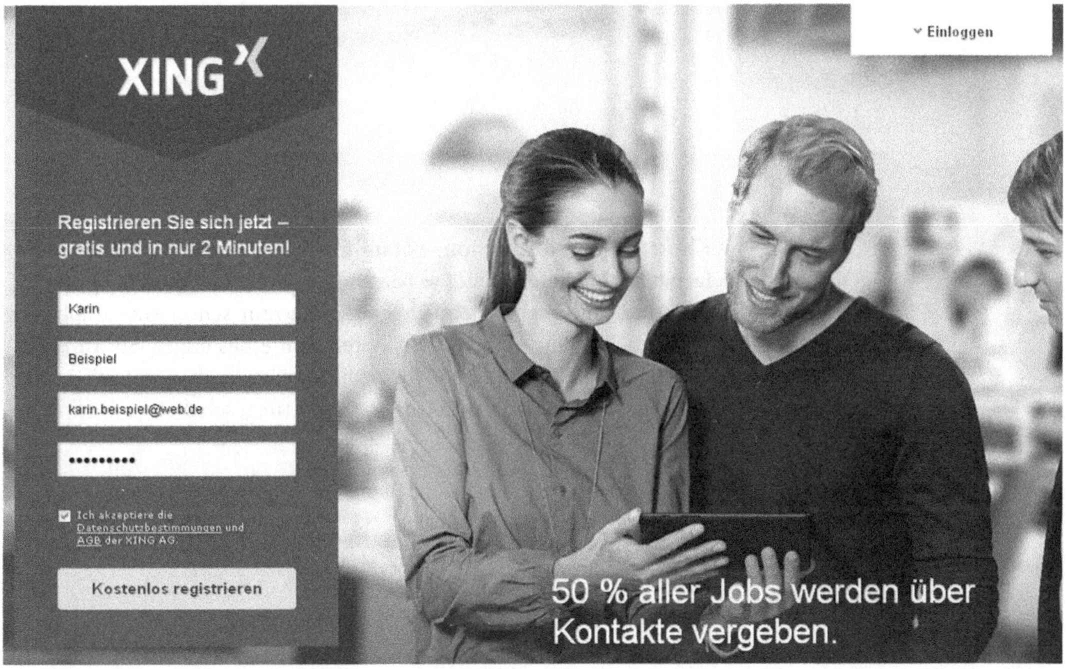
Einloggen
XING
Registrieren Sie sich jetzt – gratis und in nur 2 Minuten!
Karin
Beispiel
karin.beispiel@web.de
Ich akzeptiere die Datenschutzbestimmungen und AGB der XING AG.
Kostenlos registrieren
50 % aller Jobs werden über Kontakte vergeben.

§ Was sagt der Anwalt zur Registrierung bei Xing?

Der Anwalt rät: Mit der Registrierung müssen Sie die Datenschutzbestimmungen und die Allgemeinen Geschäftsbedingungen von Xing akzeptieren. Dies ist Voraussetzung für die Nutzung des Dienstes. Die Nutzungsbedingungen, die Sie über den angegebenen Link einsehen können, stellen ihre Geschäftsgrundlage für alle Aktivitäten auf Xing dar und sollten daher von Ihnen durchgelesen werden. Denn nur wer die Spielregeln der Plattform kennt, kann für sich entscheiden, ob er damit einverstanden ist oder die Plattform meidet. Hier wird u.a. geregelt, welche Pflichten Sie bei Ihren Aktivitäten auf Xing haben und welche Grenzen für Sie gelten. Das Positive an Xing: Im Vergleich zu den meisten anderen (ausländischen) Anbietern richtet sich das Rechtsverhältnis ausschließlich nach deutschem Recht, Sie bewegen sich also in bekannten Gefilden.

Auf der Xing-Seite erscheint die Nachricht »Sie haben Post«.

Zusätzlich erscheint die Möglichkeit, Angaben darüber zu machen, wie Sie auf Xing aufmerksam geworden sind; den überspringen Sie. Es erscheint ein grüner Button, der zu dem angegebenen Postfach-Anbieter weiterleitet.

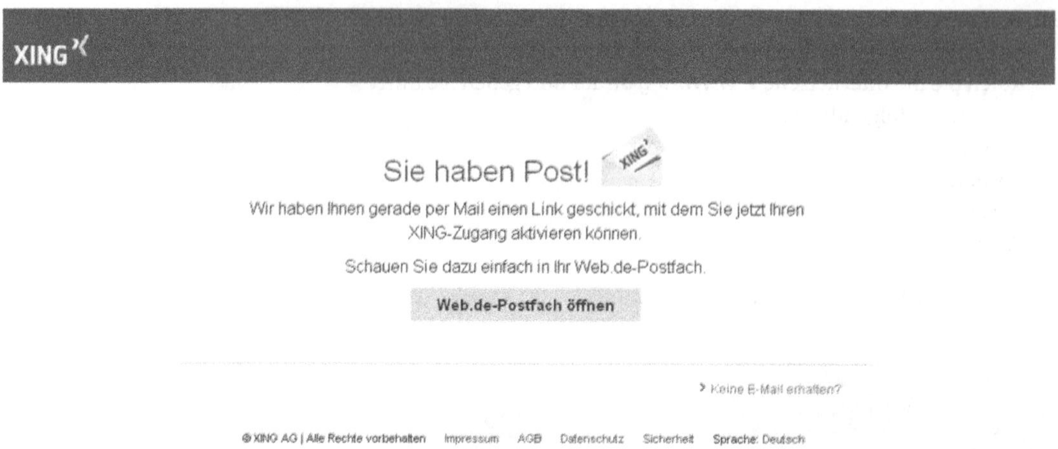
XING
Sie haben Post!
Wir haben Ihnen gerade per Mail einen Link geschickt, mit dem Sie jetzt Ihren XING-Zugang aktivieren können.
Schauen Sie dazu einfach in Ihr Web.de-Postfach.
Web.de-Postfach öffnen
Keine E-Mail erhalten?
© XING AG | Alle Rechte vorbehalten Impressum AGB Datenschutz Sicherheit Sprache: Deutsch

Klicken Sie auf den Button, woraufhin Sie zu dem angegebenen Postfachanbieter weitergeleitet werden. Hier geben Sie nun die Anmeldedaten an, und wahrscheinlich haben Sie nun schon eine Mail von Xing im Posteingang mit dem Bereff »Bitte bestätigen Sie Ihre Registrierung«. Nach einem »Klick« auf den angegebenen Link in der Bestätigungsmail wird der Xing-Account freigeschaltet.

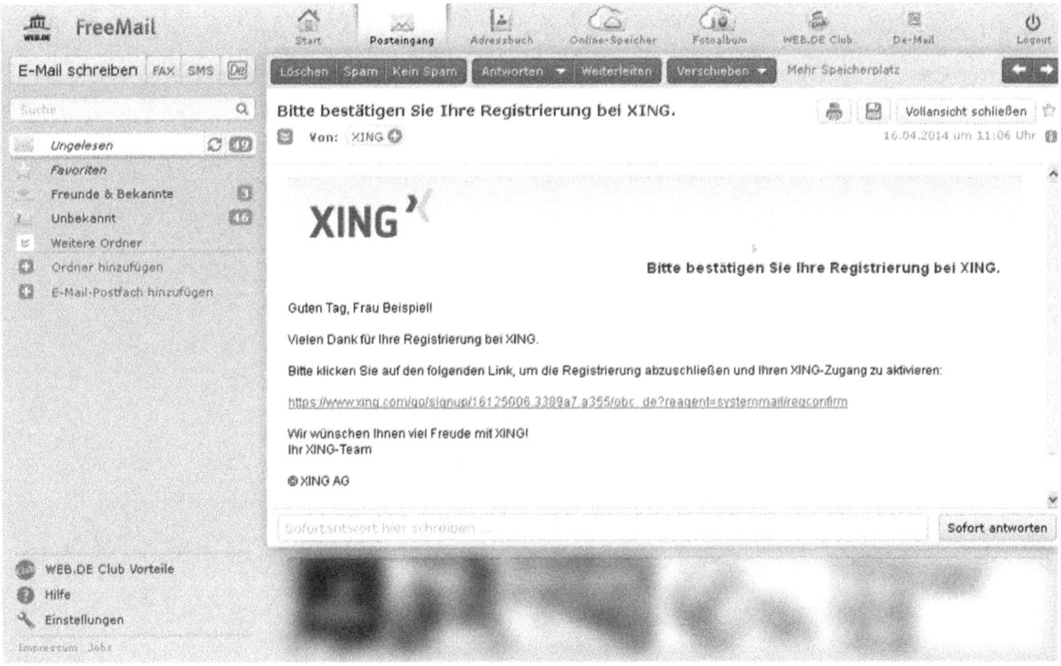

Jetzt geben Sie persönliche Informationen für sein Xing-Profil ein:
- Anrede,
- Art der Beschäftigung,
- Stellenbeschreibung,
- Unternehmen,
- Branche,
- Land,
- Arbeitsort und
- die fünf wichtigsten Fähigkeiten und Fachkenntnisse in Stichworten.

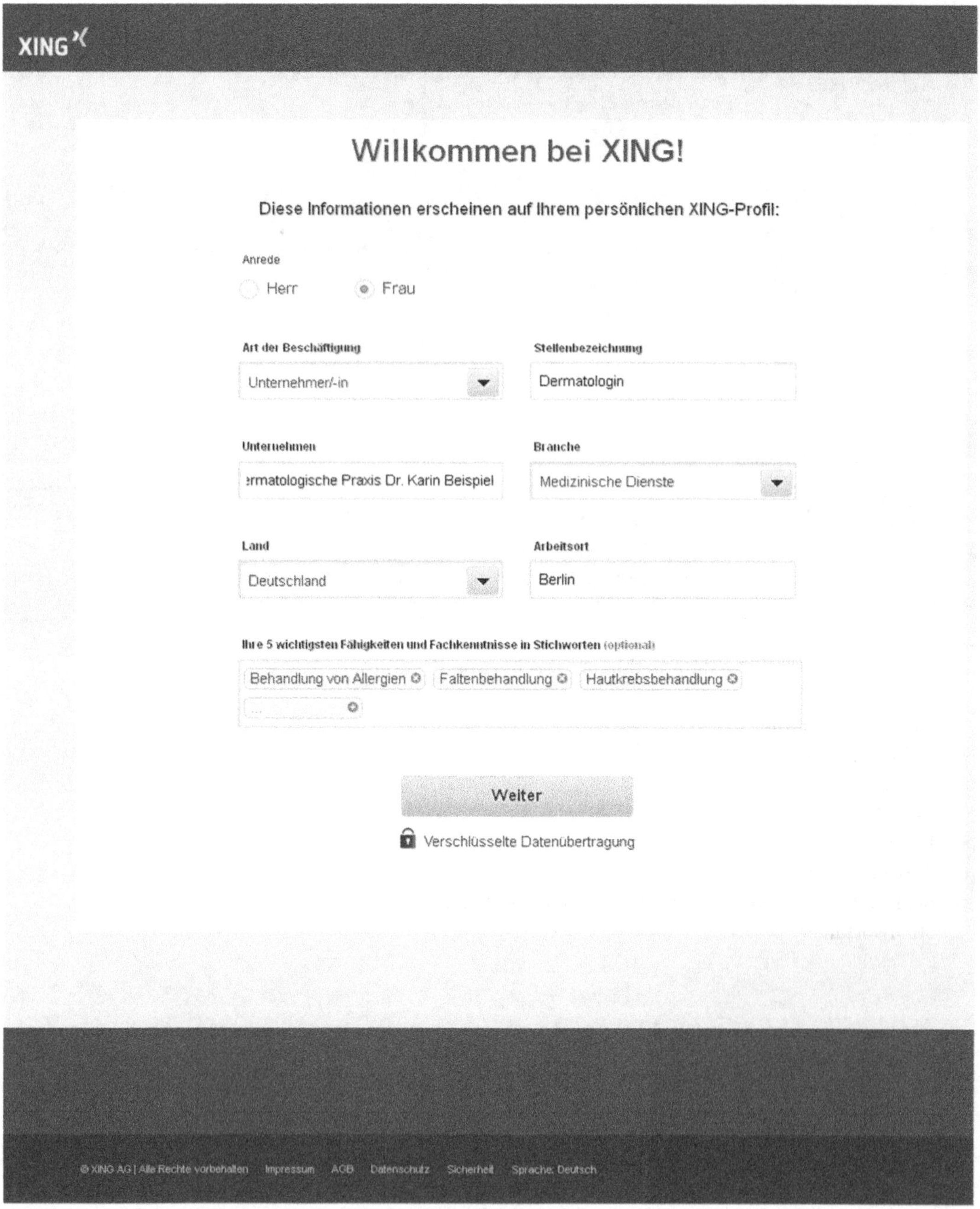
XING
Willkommen bei XING!
Diese Informationen erscheinen auf Ihrem persönlichen XING-Profil:
Anrede
Herr
Frau
Art der Beschäftigung
Unternehmer/-in
Stellenbezeichnung
Dermatologin
Unternehmen
ermatologische Praxis Dr. Karin Beispiel
Branche
Medizinische Dienste
Land
Deutschland
Arbeitsort
Berlin
Ihre 5 wichtigsten Fähigkeiten und Fachkenntnisse in Stichworten (optional)
Behandlung von Allergien
Faltenbehandlung
Hautkrebsbehandlung
Weiter
Verschlüsselte Datenübertragung
© XING AG | Alle Rechte vorbehalten
Impressum
AGB
Datenschutz
Sicherheit
Sprache: Deutsch

Anhand der Fragen merken Sie, dass Xing stark danach ausgerichtet ist, als Jobportal zu agieren. Bei den fünf wichtigsten Fähigkeiten tragen Sie tatsächlich die Daten/Wörter ein, unter denen Sie auch gerne bei Google gefunden werden möchten. Strategisch gesehen sollten Sie hier auch Begriffe nennen, die Sie auszeichnen, also Behandlungen, die kaum jemand anbietet. Bei einer MKG-Chirurgin könnte es »Lippen-Kiefer-Gaumenspaltenkorrektur« sein oder bei einem Gynäkologen »Brustaufbau mit Eigenfett« oder bei einer Internistin »Diabetesbehandlung«.

So sieht das Ganze dann für Dr. Karin Beispiel aus:

- Anrede: »Frau«
- Art der Beschäftigung: »Unternehmerin/-in«
- Stellenbeschreibung: »Dermatologin«
- Unternehmen: »Dermatologische Praxis Dr. Karin Beispiel«
- Branche: »Medizinische Dienste«
- Land: »Deutschland«
- Arbeitsort: Berlin
- 5 wichtigste Fähigkeiten: Behandlung von Allergien, Faltenbehandlung, Behandlung von Neurodermitis, Behandlung von Hauttumoren

Sie haben die Angaben eingegeben und bestätigt? Willkommen, Sie sind nun bei Xing (Basis-Mitgliedschaft). Nun können Sie entscheiden zwischen einer Basis- und einer Premium-Mitgliedschaft.

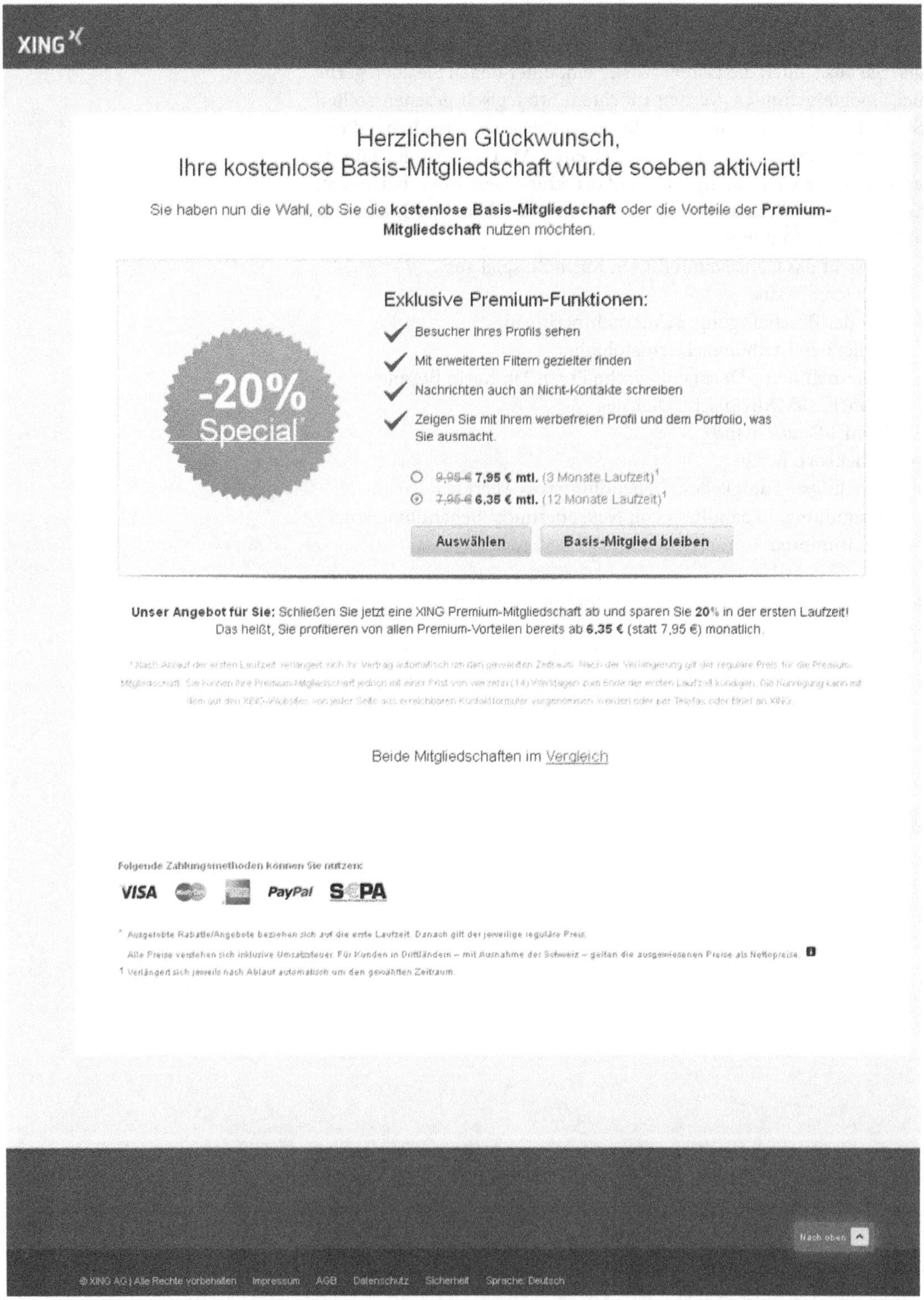
XING
Herzlichen Glückwunsch,
Ihre kostenlose Basis-Mitgliedschaft wurde soeben aktiviert!
Sie haben nun die Wahl, ob Sie die kostenlose Basis-Mitgliedschaft oder die Vorteile der Premium-Mitgliedschaft nutzen möchten.
Exklusive Premium-Funktionen:
-20% Special
Besucher Ihres Profils sehen
Mit erweiterten Filtern gezielter finden
Nachrichten auch an Nicht-Kontakte schreiben
Zeigen Sie mit Ihrem werbefreien Profil und dem Portfolio, was Sie ausmacht.
9,95 € 7,95 € mtl. (3 Monate Laufzeit)
7,95 € 6,35 € mtl. (12 Monate Laufzeit)
Auswählen
Basis-Mitglied bleiben
Unser Angebot für Sie: Schließen Sie jetzt eine XING Premium-Mitgliedschaft ab und sparen Sie 20% in der ersten Laufzeit!
Das heißt, Sie profitieren von allen Premium-Vorteilen bereits ab 6,35 € (statt 7,95 €) monatlich.
Beide Mitgliedschaften im Vergleich
Folgende Zahlungsmethoden können Sie nutzen:
VISA
PayPal
SEPA
Nach oben
© XING AG | Alle Rechte vorbehalten
Impressum
AGB
Datenschutz
Sicherheit
Sprache: Deutsch

7

Wenn Sie Xing erst einmal kennenlernen wollen, dann reicht zunächst eine Basis-Mitgliedschaft. Allerdings können Sie mit dieser kostenfreien Mitgliedschaft zwar Personen suchen und finden, diese aber nicht sofort direkt anschreiben. Mit einem Trick geht es dennoch: Ist diese Person ein Kontakt von Ihnen, können Sie nämlich diesem Kontakt auch eine Mitteilung schreiben. Also senden Sie einfach eine Kontaktanfrage mit Text, fertig. Wir empfehlen Ihnen, es auszuprobieren! Lernen Sie erst Xing einmal kennen, und begnügen Sie sich mit der Basis-Mitgliedschaft.

Sie haben den Button »Basis-Mitglied bleiben« gedrückt und bekommen sofort erste mögliche Kontakte vorgeschlagen. Bei Dr. Karin Beispiel sind es beispielsweise Xing-Mitglieder, die ebenfalls aus Berlin kommen bzw. momentan in Berlin beruflich tätig sind.

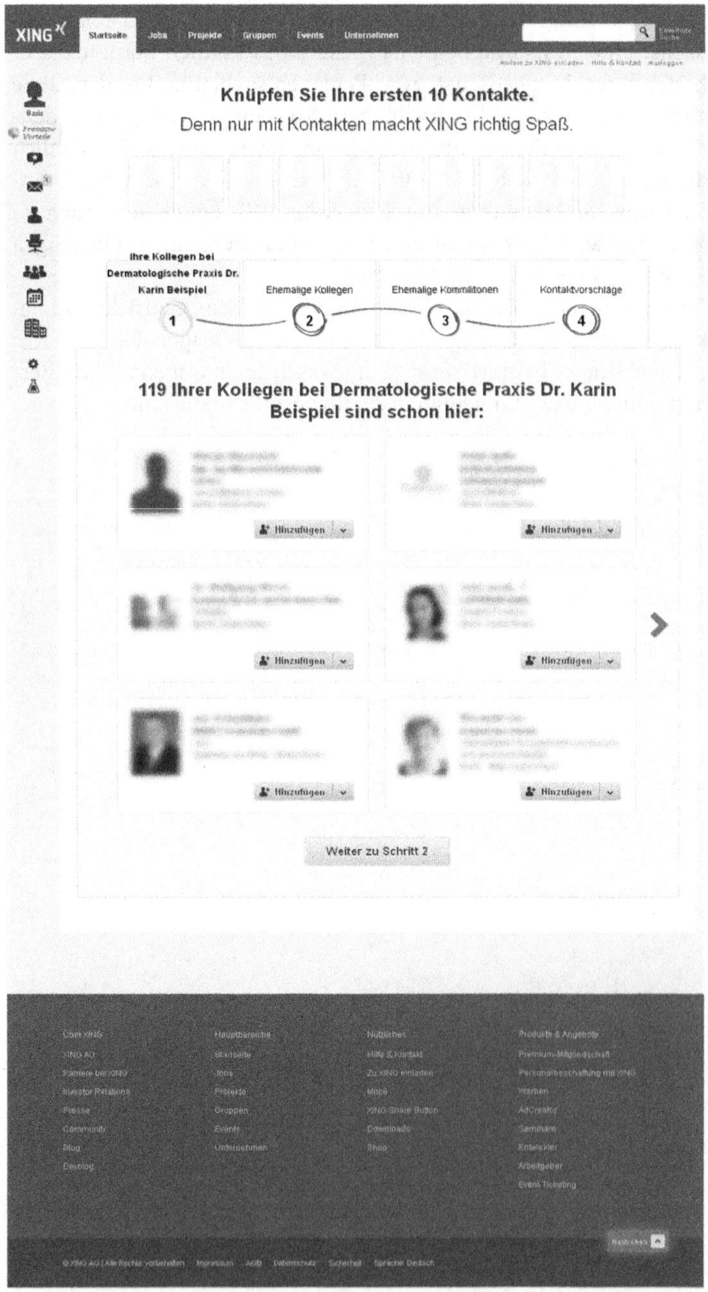
XING
Startseite
Jobs
Projekte
Gruppen
Events
Unternehmen
Knüpfen Sie Ihre ersten 10 Kontakte.
Denn nur mit Kontakten macht XING richtig Spaß.
Ihre Kollegen bei Dermatologische Praxis Dr. Karin Beispiel
Ehemalige Kollegen
Ehemalige Kommilitonen
Kontaktvorschläge
1
2
3
4
119 Ihrer Kollegen bei Dermatologische Praxis Dr. Karin Beispiel sind schon hier:
Hinzufügen
Hinzufügen
Hinzufügen
Hinzufügen
Hinzufügen
Hinzufügen
Weiter zu Schritt 2

Speed Gehen Sie auf »Weiter zu Schritt 2«. (0 Sekunden)

Perfekt Hier können Sie nun beliebig viele Kontakte hinzufügen (dafür auf den Button »Hinzufügen« im jeweiligen Profil klicken, dann erhält die betreffende Person eine Kontaktanfrage). (10 Minuten)

Es ist wie mit den Fans bei Facebook und den Followern bei Twitter oder den Klicks bei Youtube: »Alle« schauen erst einmal auf die Zahl Ihrer Kontakte und bilden sich sofort einen ersten Eindruck. Zwar wissen Profis, dass zum Beispiel bei Facebook die Zahl der Fans nicht wirklich etwas aussagt, aber in der Tat spiegelt sich bei Xing in der Zahl der Kontakte Aktivität wider. Deshalb, so egoistisch es klingt und auch ist, fügen Sie zunächst viele Kontakte hinzu, auch wenn Sie diese Kontakte gar nicht kennen. Später können Sie die wieder löschen. Und manchmal ergeben sich exakt daraus wichtige berufliche oder private Kontakte, die man vorher nicht ahnte!

Nun gelangen Sie zu dem Punkt »Ehemalige Kollegen«. Hier können Sie ehemalige Kollegen, die auch ein Xing-Profil besitzen, suchen.

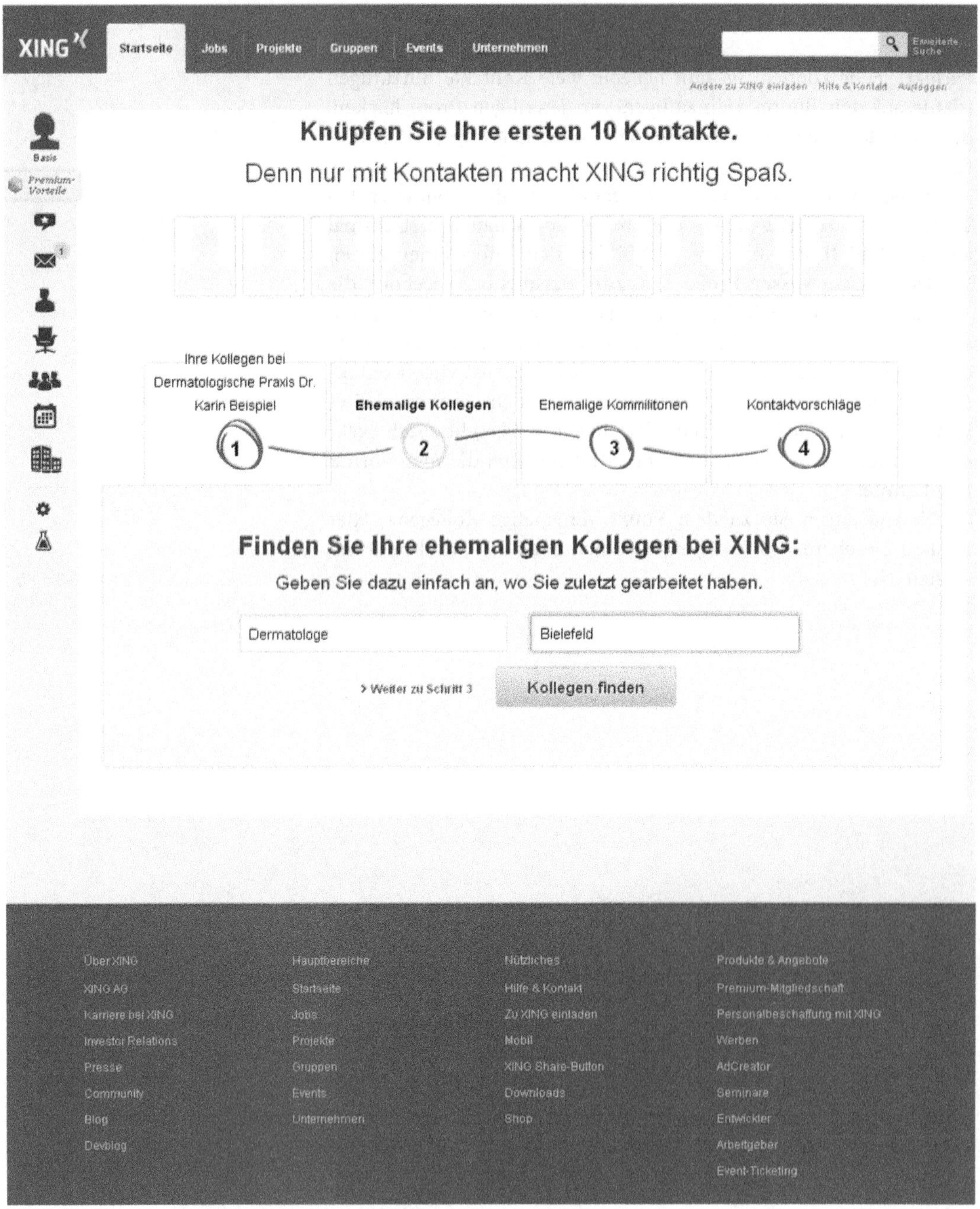

Speed Überspringen! (0 Sekunden)

Perfekt Geben Sie die »Art« und den »Ort« des letzten Arbeitgebers an, drücken Sie dann den Button »Kollegen finden«, und diesen senden Sie eine Kontaktanfrage. (10 Minuten)

Versuchen Sie einen Trick! Geben Sie bei »Art« doch mal Ihre Spezialisierung ein, zum Beispiel »Dermatologie« oder »Chirurgie« oder »Faltenbehandlung«; auch dann erscheinen »gute« Treffer.

Wenn beide Angaben getätigt wurden, erscheint eine Auswahl von Xing-Mitgliedern, die ehemalige Kollegen sein könnten (diese haben entweder den gleichen Ort oder die gleiche Art des Arbeitgebers angegeben).

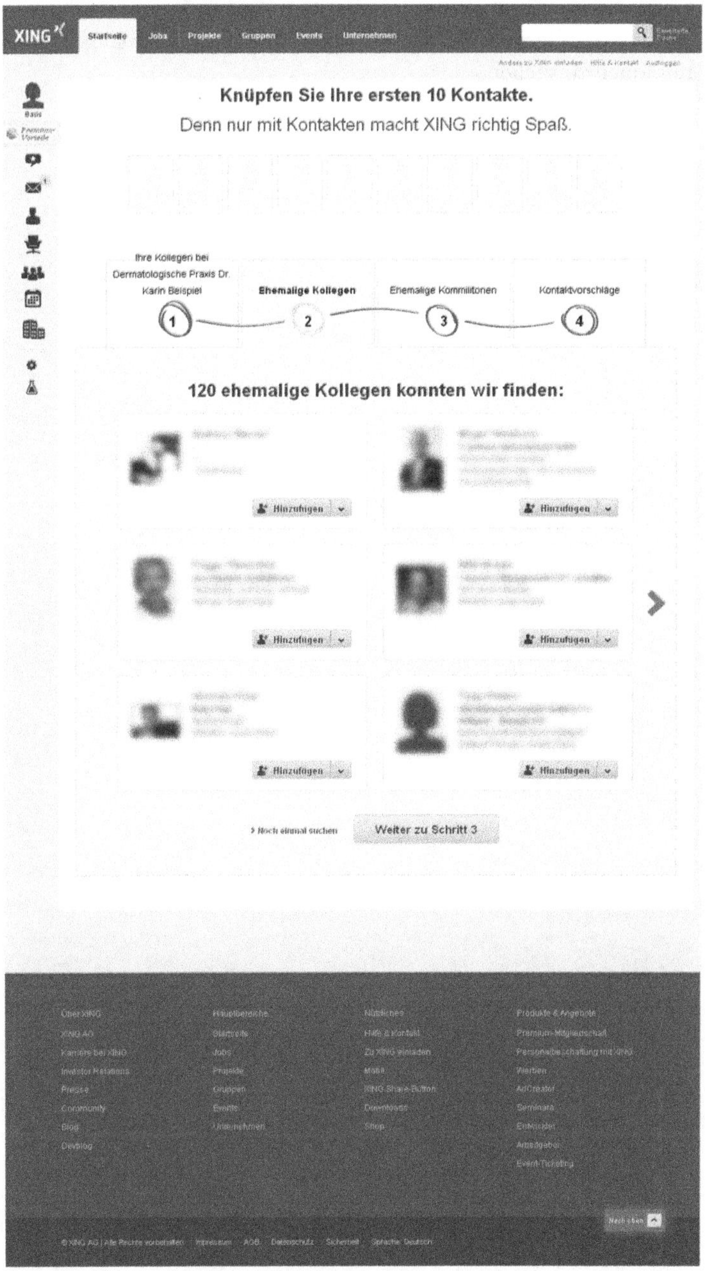

Speed Überspringen! (0 Sekunden)

Perfekt Hier können Sie wieder gezielt Kontakte auswählen und dem eigenen Profil hinzufügen. Dafür muss der Button »Hinzufügen« im jeweiligen Profil gedrückt werden. (10 Minuten)

Viele Xing-Nutzer schauen gar nicht genau hin, wer eigentlich eine Kontaktanfrage versendet, sondern bestätigen einfach. Deshalb seien Sie sicher, dass viele sofort bestätigen werden. Das hat zwar eigentlich keinen Wert, erhöht aber zumindest Ihre Zahl an Kontakten.

Im Anschluss sehen Sie die Möglichkeit, nach ehemaligen Kommilitonen zu suchen.

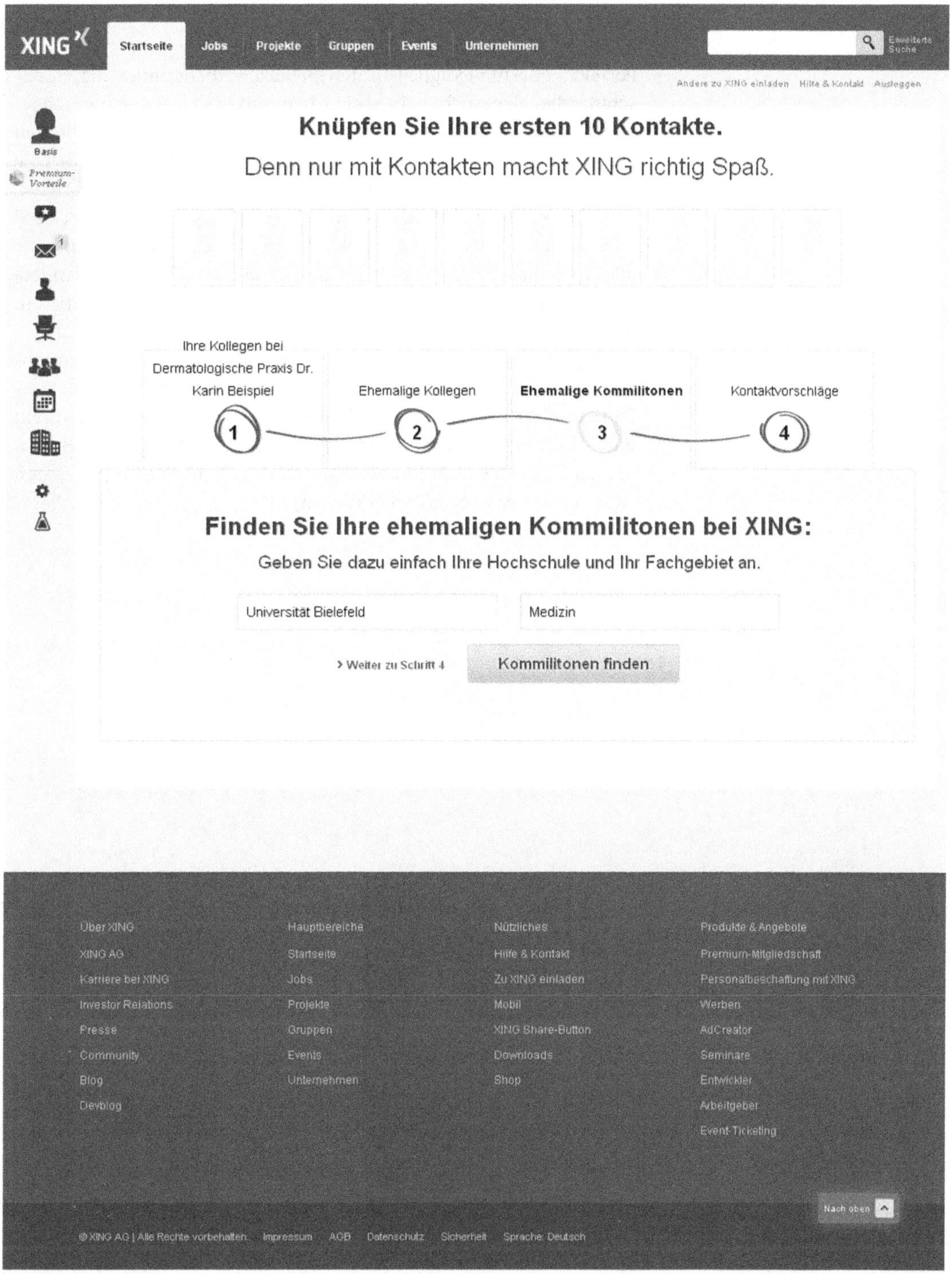
XING
Startseite
Jobs
Projekte
Gruppen
Events
Unternehmen
Erweiterte Suche
Andere zu XING einladen
Hilfe & Kontakt
Ausloggen
Basis
Premium-Vorteile
Knüpfen Sie Ihre ersten 10 Kontakte.
Denn nur mit Kontakten macht XING richtig Spaß.
Ihre Kollegen bei Dermatologische Praxis Dr. Karin Beispiel
Ehemalige Kollegen
Ehemalige Kommilitonen
Kontaktvorschläge
1
2
3
4
Finden Sie Ihre ehemaligen Kommilitonen bei XING:
Geben Sie dazu einfach Ihre Hochschule und Ihr Fachgebiet an.
Universität Bielefeld
Medizin
> Weiter zu Schritt 4
Kommilitonen finden
Über XING
XING AG
Karriere bei XING
Investor Relations
Presse
Community
Blog
Devblog
Hauptbereiche
Startseite
Jobs
Projekte
Gruppen
Events
Unternehmen
Nützliches
Hilfe & Kontakt
Zu XING einladen
Mobil
XING Share-Button
Downloads
Shop
Produkte & Angebote
Premium-Mitgliedschaft
Personalbeschaffung mit XING
Werben
AdCreator
Seminare
Entwickler
Arbeitgeber
Event-Ticketing
Nach oben
© XING AG | Alle Rechte vorbehalten. Impressum AGB Datenschutz Sicherheit Sprache: Deutsch

Speed Überspringen! (0 Sekunden)

Perfekt Hierfür lediglich in den Bereich »Hochschule« die Hochschule, die Sie besucht haben, eingeben und in den Bereich »Fachgebiet« das Studienfach. Im Anschluss auf den Button »Kommilitonen finden« drücken. Wählen Sie die Ihnen bekannten aus und senden Sie denen eine Kontaktanfrage. (10 Minuten)

Xing versucht mit diesem Vorgehen, dass Sie möglichst schnell viele Kontakte haben, und in der Tat werden Sie überrascht sein, wer alles an »alten Bekannten« bei Xing ist, und wo diese »so gelandet« sind. Sie werden hier auch eindrucksvoll bemerken, wie wichtig ein gutes Foto ist!

Im Anschluss sehen Sie eine Auswahl an ehemaligen Kommilitonen, die, wie bei Dr. Karin Beispiel angegeben, zum Beispiel in »Bielefeld« studiert haben. Auch hier besteht wieder die Möglichkeit, direkt einen Kontakt auszuwählen (hierfür wieder auf den grünen Button »Hinzufügen« drücken) oder diese Seite zu überspringen (dafür den Button »Weiter zu Schritt 4« drücken).

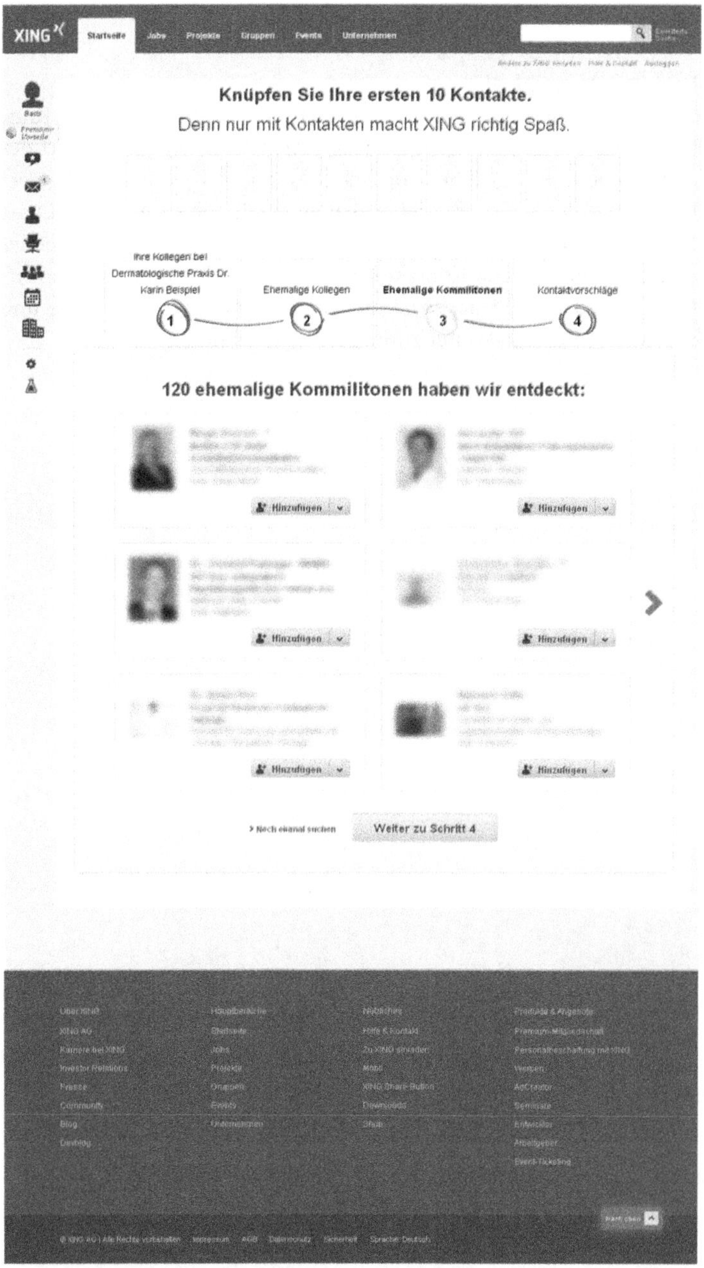
XING
Startseite
Jobs
Projekte
Gruppen
Events
Unternehmen
Knüpfen Sie Ihre ersten 10 Kontakte.
Denn nur mit Kontakten macht XING richtig Spaß.
Ihre Kollegen bei Dermatologische Praxis Dr. Karin Beispiel
Ehemalige Kollegen
Ehemalige Kommilitonen
Kontaktvorschläge
1
2
3
4
120 ehemalige Kommilitonen haben wir entdeckt:
Hinzufügen
Hinzufügen
Hinzufügen
Hinzufügen
Hinzufügen
Hinzufügen
Noch einmal suchen
Weiter zu Schritt 4

Speed Überspringen! (0 Sekunden)

Perfekt Auswählen!

Xing schlägt einem User nun noch einmal eine Reihe an Kontakten vor, die den gleichen aktuellen Arbeitsort, die gleiche Art des Arbeitgebers, die gleiche Hochschule oder das gleiche Fachgebiet in ihrem Xing-Profil angegeben haben. Es ist oben zu lesen: Diese Xing-Mitglieder könnten Sie interessieren«. Hier besteht jetzt wieder die Möglichkeit einen Kontakt direkt auszuwählen (auf grünen Button »Hinzufügen« drücken). Oder man überspringt diese Seite und drückt den Button »Weiter zum Profil«. (10 Minuten)

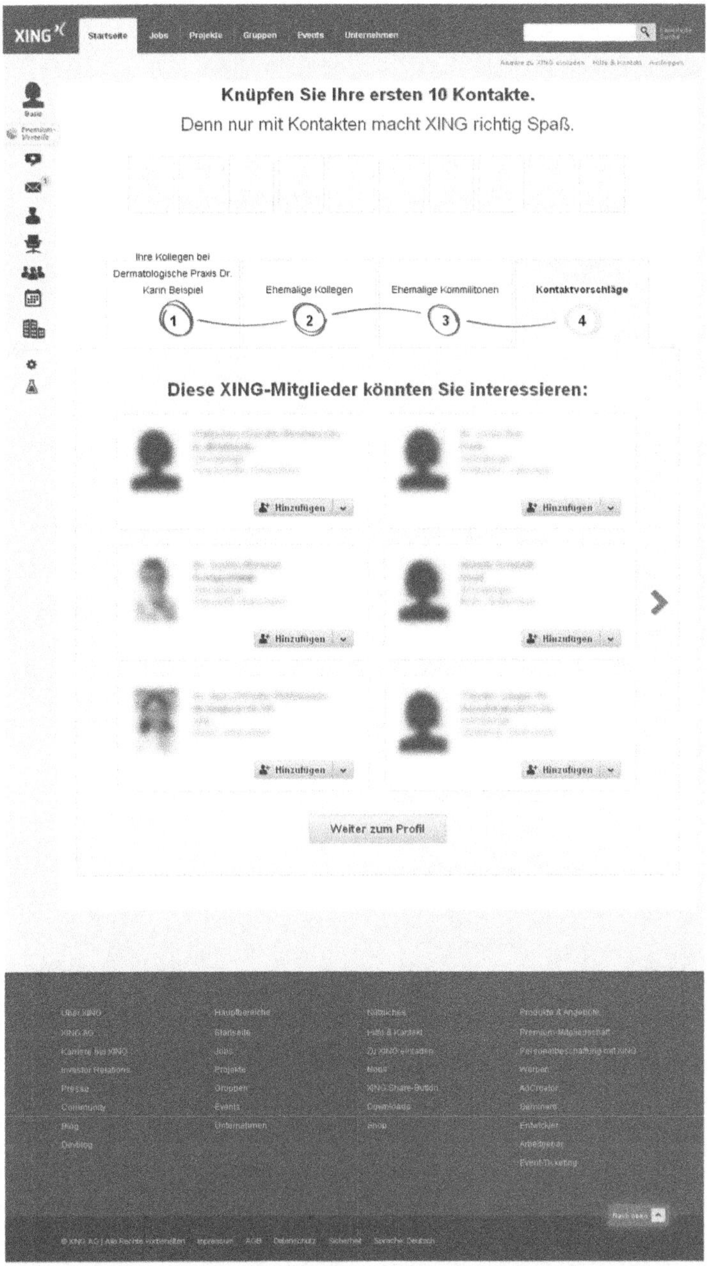

Speed »Weiter zum Profil« klicken. (0 Sekunden)

Perfekt Wählen Sie möglichst viele Kontakte aus. (10 Minuten)

Nun erscheint das Xing-Profil mit den Daten, die bereits angegeben wurden (Vorname, Nachname, Stellenbeschreibung, Ort). Unter dem Punkt »Ich biete« sind die fünf wichtigsten Fähigkeiten und Fachkenntnisse aufgeführt, die Sie angegeben haben.

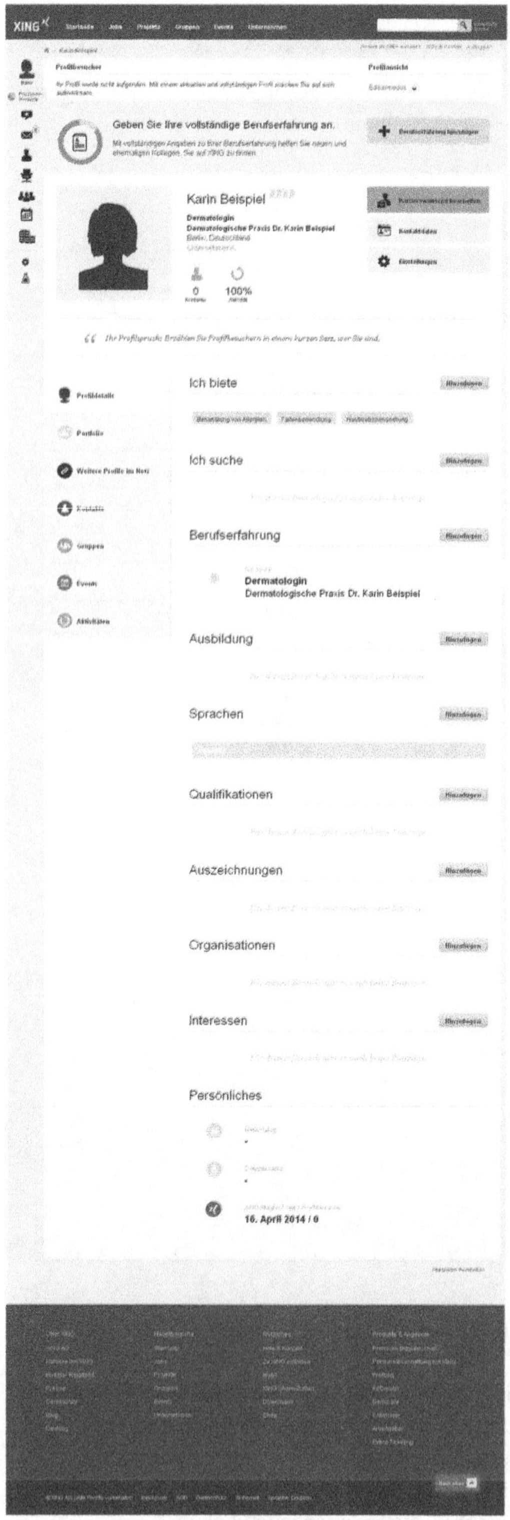
XING
Geben Sie Ihre vollständige Berufserfahrung an.
Karin Beispiel
Dermatologin
Dermatologische Praxis Dr. Karin Beispiel
0
100%
Ich biete
Ich suche
Berufserfahrung
Dermatologin
Dermatologische Praxis Dr. Karin Beispiel
Ausbildung
Sprachen
Qualifikationen
Auszeichnungen
Organisationen
Interessen
Persönliches
16. April 2014 / 0

7

7.2 Foto

Fahren Sie mit Ihrer Maus in das schwarze Fotofeld und klicken Sie doppelt. Nun öffnet sich Ihre Festplatte. Wählen Sie ein Foto aus, Doppelklick auf das Foto, fertig.

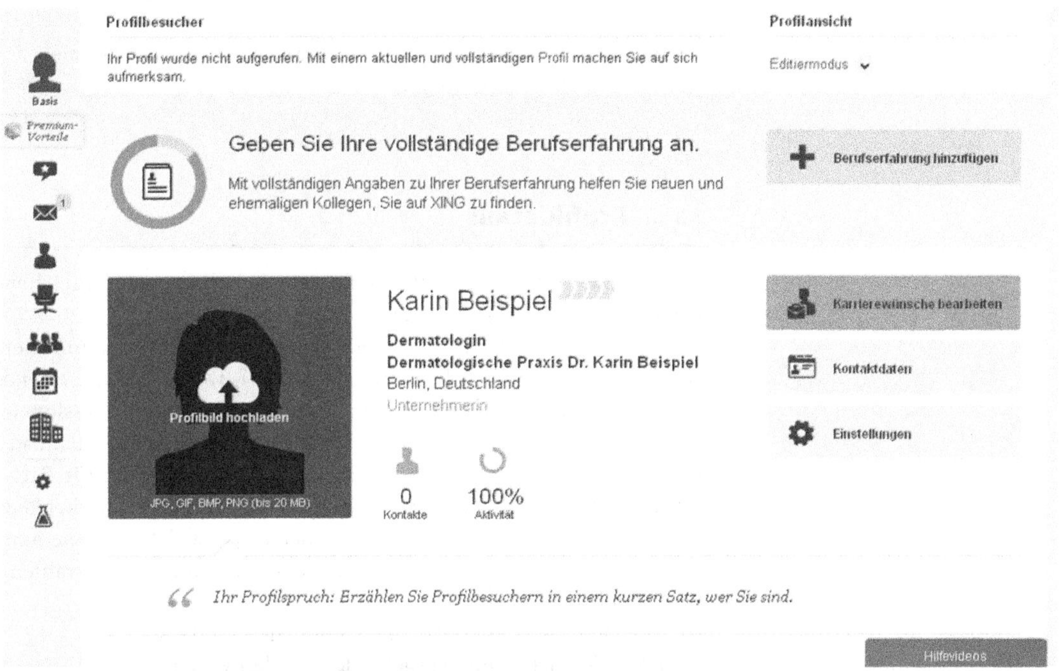

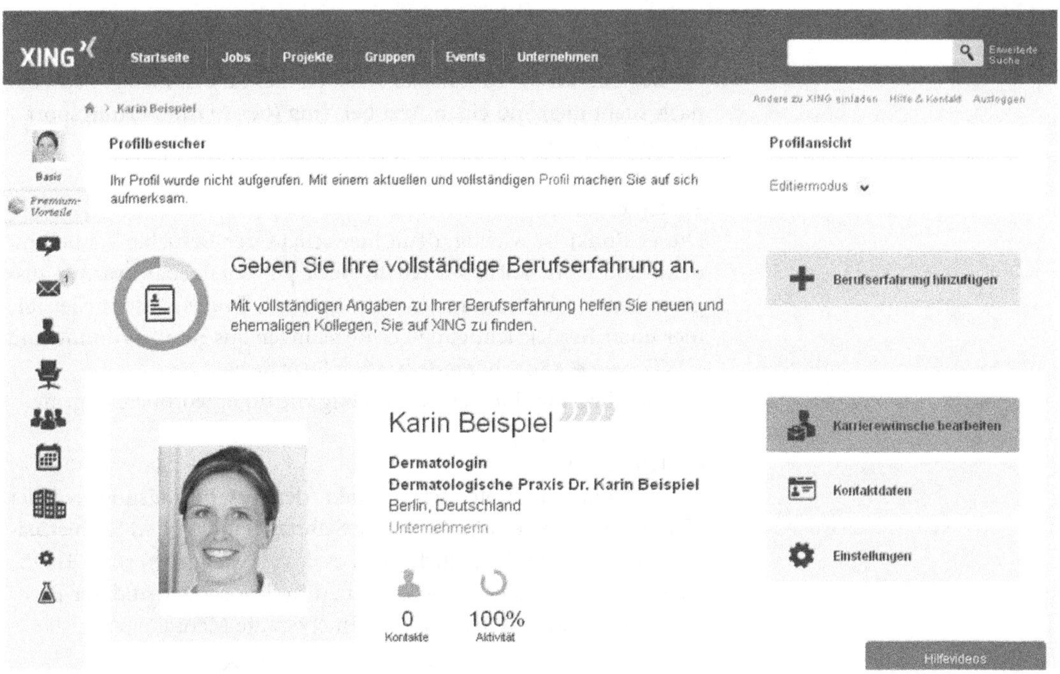

Checkliste: Fotoeigenschaften
- Die Größe sollte maximal 20 MB umfassen
- Porträt
- Kein Freizeitfoto, denn Xing ist Business
- Sie alleine sollten darauf zu sehen sein, denn Xing ist im wahrsten Sinne »persönlich«
- Es kann durchaus das gleiche Foto sein, das Sie zum Beispiel bei Facebook verwenden

7.3 Profildetails

Klicken Sie hier, und es öffnet sich rechts ein Feld mit zahlreichen Feldern, die Sie ausfüllen können.

Was ist Ihr Ziel? Einen neuen Job werden Sie wohl kaum hier suchen oder angeboten bekommen (wollen), wenn Sie eine eigene Arztpraxis haben. Also geht es vor allem darum, sich im professionellen Kollegium kompetent darzustellen – primär, um sich als adäquate Praxis für Überweisungen zu positionieren, sekundär, um für Partnerschaften, Angebote oder Kongresse als interessante Persönlichkeit wahrgenommen zu werden. Genau danach richtet sich auch die nun folgende Beschreibung Ihrer Person. Die Begriffe, die Sie hier wählen, sind Suchbegriffe, also
- Begriffe, nach denen Personen Sie suchen, und
- Begriffe, nach denen Sie gefunden werden wollen.

Vergleichen Sie das mit der Googlesuche und Ihrer Website.

Begriffe wie »Freundlichkeit« haben hier keinen Erfolg, denn danach sucht niemand einen Arzt bei Xing (bei Arztbewertungsportalen übrigens schon!).

▪ Ich biete
Dieser Punkt ist wichtig, denn hier schaut der Besucher schnell hinein, und es ist auch mit einem Blick gut darstellbar, warum ausgerechnet Sie interessant sind als Arzt mit Praxis. Also stellen Sie hier unter Berücksichtigung der Regelungen aus Berufsordnung und HWG (wie ▶ Kap. 2 dargestellt) viele Begriffe ein.

Oberbegriffe sind genauso wichtig wie untergeordnete Begriffe.

▪ Ich suche
Dies ist nun ein strategischer Punkt, denn »Überweisungen« oder »Patienten«, am besten noch »gute Selbstzahler« können Sie hier natürlich nicht schreiben (auch wenn es das als Ziel geben soll). Tragen Sie hier zum Beispiel ein: »Kontakt zu Kollegen, auch anderer Fachrichtungen, zwecks Austauschs«, »Interessante Menschen«.

- **Berufserfahrung**

Hier tragen Sie Ihre medizinische (!) Ausbildung ein. Dass Sie vielleicht mal nebenbei eine Schauspielausbildung machten, ist spannend, aber verwässert hier den Eindruck des medizinischen Experten.

Bitte nicht zu bescheiden! Sie verfolgen nur ein Ziel, nämlich das, sich kompetent und interessant darzustellen, und das klappt nicht, wenn Sie sich klein machen. Schauen Sie ruhig mal bei den anderen, wie die das machen.

- **Ausbildung**

Hier schreiben Sie möglichst viel an Zusatzausbildungen hinein.

- **Sprachen**

Grundkenntnisse? Dann schreiben Sie dies hinein, denn Sprachen machen interessant und kompetent, und das ist Ihr Ziel!

- **Qualifikationen**

Sie schreiben diese Qualifikationen bei Xing quasi für Ärzte, und ein halbstündiger Kurs »Pflaster richtig kleben« mag verängstigte Patienten mit einer Schürfwunde sehr beruhigen, aber zieht bei Kollegen doch eher ein verächtliches Lächeln nach sich. Deshalb: Es müssen schon »wirkliche« Qualifikationen sein.

- **Auszeichnungen**

Bitte eintragen, wenn es im Bereich Medizin welche gibt.

- **Organisationen**

Sie sind in medizinischen Verbänden, Gesellschaften oder Organisationen Mitglied oder unterstützen diese? Hervorragend! Alles muss hier stehen.

- **Interessen**

Dieser Punkt ist teilweise geschäftlich und teilweise privat zu sehen. Forschen Sie oder verfolgen Sie ein ganz bestimmtes medizinisches Thema intensiv oder mit größerem Interesse? Dann sollte und kann das nicht nur oben bei »Ich suche« stehen, sondern auch hier!

Dennoch können Sie auch ein privates Interesse einstellen, aber mehr als zwei sollten es nicht sein, das passt dann doch besser zu Facebook.

- **Persönliches**

Diese Daten bitte ausfüllen.

Bitte unbedingt Ihren Geburtstag angeben (auch wenn Sie jünger aussehen). Denn Ihr Geburtstag erscheint dann als Hinweis bei Ihren Kontakten: Die anderen sehen es dann bei sich (bei Xing) und erhalten auch eine Mail als Erinnerung. Es ist ein Service von Xing, den Sie natürlich auch für sich nutzen können. Ganz gleich, ob diese Kontakte bzw. die Personen Ihnen gratulieren oder nicht: Sie erscheinen dort, und man nimmt Sie wahr.

7.4 Portfolio

Stellen Sie sich vor, Sie führen ein Logistikunternehmen oder ein Unternehmen für Verpackungen oder eine Autowerkstatt für Oldtimer, dann ist es sehr hilfreich, sich hier illustrativ mit all seinen Diensten darzustellen.

Speed Überspringen Sie diesen Punkt, denn Unternehmen wie zum Beispiel Verpackungsfabriken oder Speditionen werden auch über Xing gezielt gesucht, und das gleich direkt mit Ansprechpartner. Eine Arztpraxis allerdings suchen weder Patienten noch Ärzte tatsächlich über Xing, deswegen können Sie diesen Punkt auslassen. (0 Sekunden)

Perfekt Sie haben besondere Forschungsergebnisse? Dann können Sie diese hier vorstellen! (10 Minuteu)

7.5 Weitere Profile im Netz

Hier müssen Sie stehen, all Ihre Präsenzen im Internet, allen voran Social Media, also Internetseite, Facebookauftritte (Praxis und privat), Twitter, Youtube usw.

Dies ist Ihre Chance, »Eindruck« zu machen, denn wer hier zahlreich vertreten ist, der verdeutlicht modernes Denken und Handeln.

Perfekt Nutzen Sie die Vorteile eines kostenpflichtigen Premium-Accounts. Die Kosten sind überschaubar, und Sie werden überrascht sein, wer alles dort bereits von Ihren Kollegen als Premiummitglied präsent ist.

7.6 Pflege

Der einfachste Weg ist, wenn Sie stets per Mail bequem informiert werden, sobald es eine Sie betreffende Veränderung gibt, also zum Beispiel, wenn Ihnen jemand über Xing eine Nachreicht gesendet hat oder einen Kontakt bestätigt hat. Dazu klicken Sie bitte mit der Maus einmal unten links auf »Einstellungen« und dann auf »Benachrichtigungen«. Im ersten Feld wählen Sie das HTML-Format aus, da es sich für Sie übersichtlicher darstellt. Im zweiten Feld klicken Sie sämtliche Benachrichtigungen an, aktivieren diese also.

Nun geht es darum, sich über Xing bei der Zielgruppe vorzustellen und bekanntzumachen.

Speed Sie werden angeschrieben oder gebeten, eine Kontaktanfrage zu bestätigen oder einer Gruppe beizutreten, dann tun Sie dies.

Schauen Sie genau hin, wer mit Ihnen bei Xing als Kontakt verbunden sein will. Ist es ein stadtbekannter Unsympath oder der Vorsitzende des Vereins »Prostatakrebs durch Biertrinken heilen«? Dann ist ein Kontakt sicherlich eher schädlich für Sie. In dem Fall bestätigen Sie einfach die Anfrage nicht, fertig.

Perfekt Sie sprechen aktiv Personen an, um mit denen bei Xing als Kontakt verbunden zu sein. Dazu klicken Sie oben rechts neben dem Suchfenster auf »Erweiterte Suche« und geben dann oben in dem neuen Fenster zum Beispiel »Allgemeinmedizin« und in das Feld der Stadt »Ihre Stadt, in der Sie arbeiten« ein. Nun klicken Sie auf »Suchen« und erhalten alle Allgemeinmediziner in der gewählten Stadt, die bei Xing sind. Und denen senden Sie nun eine Kontaktanfrage, und schon nehmen diese Sie wahr.

Tipp des PR-Beraters

Klicken Sie unter Benachrichtigungen auch den XING-Newsletter mit den E-Mail-Tipps an, dann sind Sie wirklich stets gut informiert.

- **Und wenn sich ein Patient meldet und wegen einer Kontaktbestätigung anfragt?**

Dann bestätigen Sie! Wie kommt das wohl an, wenn Sie ein guter/treuer Patient um einen Kontakt bittet und Sie dies ablehnen? Ob der Patient weiterhin gerne zu Ihnen kommt?

- **Was soll ich bei der Kontaktanfrage schreiben?**

Sie kennen die Person überhaupt nicht, die Sie kontaktieren wollen, und suchen den Kontakt »nur«, um am Anfang mehr Kontakte zu haben? Dann schauen Sie, wo es einen Berührungspunkt gibt! Ist es die gleiche Stadt, der gleiche Bezirk, die gleiche Uni, der ehemals gleiche Arbeitgeber, was auch immer: Nehmen Sie das zum Anlass.

Beispiel

»Guten Tag Herr Müller, ich möchte mein Netzwerk mit interessanten Personen erweitern und habe gesehen, dass wir in der gleichen Stadt tätig sind. Über eine Kontaktbestätigung würde ich mich sehr freuen. Mit vielen Grüßen, Dr. Karin Beispiel«

Wenn Sie die Person gar nicht kennen, aber ganz gezielt genau diese Person ansprechen wollen, weil es für Ihre Praxis sinnvoll ist? Dann sprechen Sie den Grund auch direkt an!

Beispiel

»Guten Tag, sehr geehrter Herr Dr. Schneider, ich habe Sie bei Xing entdeckt und sehe, dass wir im gleichen Fachgebiet tätig sind. Ich würde mich freuen, wenn ich Sie zu meinen Kontakten zählen darf. Mit vielen Grüßen, Karin Beispiel.«

Sie wollen diese Person ganz gezielt ansprechen, um Ihr Zuweisermarketing auszubauen, kennen aber diese Person gar nicht persönlich? Dann stellen Sie sich hier vor, damit derjenige gleich weiß, worum es geht und auch ein Interesse spürt, mehr über Sie zu erfahren und auf Ihre Internetseite geht.

Beispiel

»Sehr geehrter Herr Dr. Schmidt, als Dermatologin mit eigener Praxis in der Bergmannstraße in Berlin liegt mir viel an einem guten Netzwerk unter Kollegen. Ich würde mich freuen, wenn wir unsere Kontaktdaten bei Xing austauschen. Meine Schwerpunkte liegen in der Allergiebehandlung und Onkologie, und ich würde mich freuen, mehr über Ihre Schwerpunkte zu erfahren. Mit kollegialen Grüßen, Karin Beispiel.«

§

Wie steht der Anwalt zu Kontaktaufnahmen über Xing?

Der Anwalt rät: Rechtlich wird vertreten, dass es sich bei derartigen Kontaktaufnahmen um eine elektronische Werbung handeln könnte, die als »Cold Mailing« ohne vorherige Einwilligung des Angeschriebenen gemäß § 7 UWG verboten ist. Grundsätzlich sprechen dafür durchaus einige Argumente, weil ein elektronisches Anschreiben unbekannter Personen ohne Zweifel aus kommerziellen Erwägungen erfolgt – und eine Einwilligung dieser Empfänger eben meistens nicht vorliegt. Allerdings ist die Nutzung derartiger Funktionen durchaus typisch für elektronische Netzwerke, denen immerhin sowohl Absender als auch Empfänger in Kenntnis der Nutzungsmöglichkeiten freiwillig beigetreten sind. Trotzdem sollte hier bis zur rechtlichen Klärung dieser Frage im Zweifel immer Zurückhaltung geübt werden – betreiben Sie also keinesfalls »Massen-Spamming«; das wäre übrigens auch nach den Nutzungsbedingungen von Xing verboten.

- **Suche von neuen Kontakten als Premiummitglied**

Gehen Sie links oben auf das Premiumzeichen (einmal klicken), und nun klicken Sie auf »Mitglieder entdecken«. Jetzt erscheint eine Liste an Personen, die in irgendeiner Form eine gleiche Angabe bei Xing gegeben haben wie Sie, also beispielsweise die gleiche Universität genannt haben. Schauen Sie regelmäßig hier durch, ob sich darin für Sie interessante Personen finden.

Auf der rechten Seite sehen Sie »Profilbesucher«, das ist besonders spannend, denn hier können Sie als Premiummitglied sehen, wer Ihr Profil aufgerufen hat, also wer sich über Sie informiert hat. Und das können Sie sehr gut nutzen, um diese Person, falls diese noch kein Kontakt von Ihnen ist, aber als Kontakt geeignet und empfehlenswert ist, direkt anzuschreiben. Doch beachten Sie: Wenn Sie bei Xing eingeloggt sind und ein Xing-Profil anklicken und aufrufen, sehen die entsprechenden Profilinhaber das. Sie sind bei Xing nicht incognito unterwegs! Denken Sie daran, wenn Sie ihren ehemaligen Chef oder gefürchteten Konkurrenten bei Xing »besuchen«.

7.7 Newsmeldungen

Bei Xing können Sie Neuigkeiten mitteilen, was in Ihrem Fall als Arztpraxis eine Patienteninformationsveranstaltung sein kann oder ein Praxistag der offenen Tür. Dazu klicken Sie nun oben links auf das Xing-Logo, und Sie sehen anschließend »Einen neuen Beitrag erstellen« und darunter ein Feld mit »Was gibt's Neues«. Rechts davon sehen Sie ein kleines Feld zum Anklicken, und dort können Sie »Themen« auswählen, wie beispielsweise »Gruppen« oder »Events«. Sie haben eine Patientenveranstaltung oder suchen eine neue Mitarbeiterin für die Praxis? Dann wählen Sie hier das »Thema« aus und tragen Sie den Text ein, fertig.

7.8 Gruppen

Es gibt ein Thema, das Sie besonders interessiert und zu dem Sie gedankliche/wissenschaftliche »Mitstreiter« suchen? Sie haben zum Beispiel vor, eine Gruppe von Radiologen und Orthopäden zu gründen, um Bandscheibenvorfälle besser vorhersehen zu können? Oder vielleicht möchten Sie so einer Gruppe beitreten? Das geht bei Xing.

Eine Gruppe ins Leben zu rufen, die einen so medizinisch-wissenschaftlichen Anspruch besitzt, werden Sie wahrscheinlich eher über Verbände oder die Ärztekammer realisieren. Sollten Sie das dennoch beabsichtigen, dann klicken Sie rechts auf »Gruppe erstellen« und wählen hier den Weg der »Geschlossenen Gruppe«. Und zu dieser Gruppe können Sie dann gezielt Mitstreiter einladen.

Einfacher ist es, Sie schauen bei dem gewaltigen Angebot an Gruppen, ob es schon eine Gruppe gibt, die für Sie beruflich-strategisch oder medizinisch oder privat interessant ist, und treten dieser bei.

Dazu klicken Sie oben auf »Gruppen«, dann auf »Gruppen finden« und wählen dann in dem Menü das aus, was Sie interessiert. Bei den Treffern können Sie sich die Ziele der Gruppe anschauen und entscheiden, ob es das ist, was Sie wollen und erwarten. Dann können Sie der Gruppe beitreten oder nicht beitreten. Natürlich können Sie auch mehreren Gruppen beitreten.

In einer Gruppe, also in irgendeiner Form einer Gruppe von Gleichgesinnten, können Sie natürlich viel besser Ihre Bekanntheit ausbauen!

LinkedIn

Marc Däumler, Marcus M. Hotze

M. Däumler, M. M. Hotze, *Social Media für die erfolgreiche Arztpraxis,* Erfolgskonzepte Praxis- & Krankenhaus-Management, DOI 10.1007/978-3-642-37073-1_8, © Springer-Verlag Berlin Heidelberg 2015

- **LinkedIn oder Xing?**

Diese Frage stellen sich viele, da es schon umständlich ist, zwei vergleichbare Portale parallel zu pflegen, die eigentlich das Gleiche bieten. Zwar ist in Foren eher die Meinung zu vernehmen, dass Xing übersichtlicher als LinkedIn sei – doch das ist als rein subjektiv zu werten. Wer hauptsächlich in Deutschland (als Arzt) agiert, der sollte sich für Xing entscheiden, da ein niedergelassener Arzt mit Praxis vermutlich kaum internationale englischsprachige Medizin-Kongresse besucht oder dort mit ärztlichen Kollegen in beruflicher Verbindung steht. Zudem sind bei Xing etwa doppelt so viele Nutzer im deutschsprachigen Raum registriert wie etwa bei LinkedIn (4 Millionen). Wer allerdings beruflich medizinische Kontakte ins Ausland pflegt, der sollte sich für LinkedIn entscheiden, schon deshalb, weil im englischsprachigen Ausland Xing kaum bekannt ist. Die Patientenkommunikation allerdings hat bei LinkedIn nichts zu suchen.

LinkedIn bietet ebenso wie Xing einen kostenfreien Basiseintrag sowie eine kostenpflichtige Präsenz, die auch mehr bietet. Hier gibt es beispielsweise genauere Suchfunktionen und die Möglichkeit, Kontakte und Nachrichten differenzierter zu archivieren und zu managen, sowie erweiterte Netzwerkstatistiken, die Aussagen darüber geben, wie das Profil angenommen wurde oder wie Personen darauf reagiert haben.

Nutzen Sie dieses Portal nur, wenn Sie es auch wirklich pflegen. Das heißt, dass Ihr Auftritt professionell sein muss, mit Foto und ausführlicher, aktueller Beschreibung. Selbstverständlich schauen Sie dann auch regelmäßig in Ihre dortigen Nachrichten. Sind Sie dort aber als »Karteileiche« registriert – einmal angemeldet, und das war es –, dann können Sie sich denken, wie vertrauenswürdig das bei Kollegen oder Patienten (auch die sind bei LinkedIn) eingeschätzt wird.

Instagram, Flickr, Pinterest und Tumblr

Marc Däumler, Marcus M. Hotze

M. Däumler, M. M. Hotze, *Social Media für die erfolgreiche Arztpraxis,* Erfolgskonzepte Praxis- & Krankenhaus-Management, DOI 10.1007/978-3-642-37073-1_9, © Springer-Verlag Berlin Heidelberg 2015

Bilder sagen mehr als 1000 Wörter. So in etwa könnte die Idee hinter Apps und Fotodiensten wie Instagram, Flickr und Pinterest klingen. Von Ihrem eigenen Account aus können Sie Fotos und Videos hochladen, mit Kommentaren versehen und anderen Nutzern zugänglich machen. Die Fotos vom »Tag der offenen Tür«, einer »Patienten-Veranstaltung« oder die »Weihnachtsdekoration in der Praxis« – hier finden Ihre Fotos die passende Plattform und können mit verschiedenen Tools und Bearbeitungsfunktionen in Szene gesetzt werden. Ihre Patienten können Ihnen folgen, ähnlich wie bei Twitter und Facebook. Und durch das Setzen von Schlagworten, den sogenannten Keywords, können die Bilder von anderen Nutzern noch besser gefunden werden.

Für Sie als Arzt und Praxisteam eignen sich Dienste wie Instagram, Flickr und Pinterest nur zusätzlich zu Facebook und Google+, da Sie auf diesen Seiten mehr Funktionen finden und Ihre Praxis besser vorstellen können. Ihre Beiträge der hier beschriebenen Fotodienste können Sie jedoch bei Facebook oder Twitter teilen und somit alle Social-Media-Aktivitäten verbinden.

Was sagt der Anwalt zur Online-Veröffentlichung von Fotos?

Anwalt: Achten Sie darauf, dass Sie von allen Personen, die auf Ihren Fotos erkennbar sind, eine Einwilligung in die Veröffentlichung erhalten haben. Weisen Sie in Einladungen zu Veranstaltungen, am Veranstaltungsort oder vor Behandlungen schriftlich oder mündlich darauf hin, dass Fotos gemacht werden, die zu Zwecken der Öffentlichkeitsarbeit auch in den sozialen Medien genutzt werden sollen. Schweigen der Betroffenen ist zwar keine Zustimmung, aber wer nach einer solchen expliziten Aufklärung freundlich in die Kamera lächelt und posiert, wird seine Ablehnung der späteren Bildnisverwendung schwerer begründen können.

Trotzdem: Sorgen Sie sicherheitshalber immer für eine (schriftlich) dokumentierte Einwilligung, insbesondere bei der Ablichtung von Mitarbeitern und Patienten. Gerade bei Patienten ist sicherzustellen, dass durch die Veröffentlichung die ärztliche Schweigepflicht nicht verletzt bzw. der Patientendatenschutz gewahrt wird. Achten Sie besonders bei der Ablichtung von Kindern darauf, dass nur die Erziehungsberechtigten die erforderliche Einwilligungserklärung geben können.

Prüfen Sie alternativ, ob ggf. gesetzliche Ausnahmevorschriften gegeben sein könnten, die eine Bildnisverwendung auch ohne Einwilligung zulässig machen könnten (Vorliegen eines zeitgeschichtlichen Ereignisses, Personen als Beiwerk, Personen bei öffentlichen Versammlungen etc.). Häufig wird dies aber nicht der Fall sein bzw. die Zustimmung der Patienten nicht ersetzen.

9.1 Instagram

Instagram ist eine kostenlose App für Smartphone-Geräte und eine Mischung aus Foto- und Videoanwendung und sozialem Netzwerk. Bilder, die Sie mit dem Smartphone aufgenommen haben, können Sie bei Instagram mit verschiedenen Filtern und Effekten bearbeiten. Anschließend können Sie diese im Netzwerk hochladen und so anderen Nutzern zugänglich machen.

Angemeldete User, zum Beispiel Ihre Patienten, können Ihnen – wie auch bei Facebook und Twitter – folgen und Ihre Fotos kommentieren.

Bei Instagram werden täglich weltweit durchschnittlich 55 Millionen Fotos hochgeladen. So kamen bis zum Dezember 2013 16 Milliarden Fotos zusammen, die von aktuell 150 Millionen aktiver Nutzern gesehen und kommentiert wurden.

9.2 Flickr

Die Bezeichnung kommt vom Englischen »to flick through something« (»etwas durchblättern«) bzw. von »to flicker« (»flimmern«). Flickr ist ein kommerzielles Web-Dienstleistungsportal mit Community-Elementen, das es Benutzern erlaubt, digitale und digitalisierte Bilder sowie kurze Videos von maximal drei Minuten Dauer mit Kommentaren und Notizen auf die Website zu laden und so anderen Nutzern zugänglich zu machen (zu »teilen«). Neben dem herkömmlichen Hochladen über die Website können die Bilder auch per E-Mail oder vom Mobiltelefon aus übertragen und später von anderen Webauftritten aus verlinkt werden. Flickr bietet Ihnen die Möglichkeit, Fotos in Kategorien (auch Tags genannt) zu sortieren, nach Stichworten zu suchen, sogenannte Fotostreams (User-Profile in Form kleiner »Fotoblogs«) anderer Benutzer anzuschauen und Bilder mit Bildausschnitten zu kommentieren. Pro Minute werden bei Flickr 5.000 Fotos hochgeladen.

9.3 Pinterest

Pinterest ist ein soziales Netzwerk, in dem Nutzer Bilder-Kollektionen mit Beschreibung an virtuelle Pinnwände heften können. Sie haben richtig gelesen: Bei Pinterest haben Sie keinen Account und keine Seite, sondern eine Pinnwand. Andere Nutzer können diese Bilder teilen, also an Ihre Pinnwand hängen (repinnen), ihren Gefallen daran ausdrücken oder kommentieren.

Der Name »Pinterest« setzt sich zusammen aus den englischen Wörtern »to pin« (»anheften«) und »interest« (»Interesse«). Gemeint ist damit, dass man durch das öffentliche »Anheften« an der digitalen Pinnwand seine eigenen Interessen herausstellen kann. Die Idee hinter Pinterest ist der gemeinsame Austausch über verschiedene Hobbys, Interessen und Tipps mithilfe virtueller Pinnwände. Die Inhalte von Pinterest können übrigens direkt und automatisch auf Ihrem Twitter-Account dargestellt werden. Durch die gezeigte Bildwelt können Sie Ihren Patienten einen großen Einblick in die Arztpraxis bieten. Der Aufwand besteht darin, Fotos an die eigene Wand zu pinnen und die ankommenden Kommentare zu moderieren. Bei Pinterest geht es in erster Linie um ein visuelles Selbstporträt.

2013 lag Pinterest auf Platz 26 der meistbesuchten Webseiten weltweit, auf Platz 12 in den USA und Platz 58 in Deutschland. Inzwischen verursacht Pinterest ähnlich viel Datenverkehr wie Google oder Twitter.

9.4 Tumblr

Der Name ist erst einmal irreführend, denn er stammt aus dem englischen »to tumble«, was so viel bedeutet wie »etwas durcheinander bringen«. Tumblr wurde 2013 von Yahoo für eine knappe Milliarde Dollar gekauft und rangiert in Deutschland bei den Social-Media-Angeboten auf Rang 4, hinter Twitter und vor LinkedIn (Statista 2014).

Ähnlich wie bei Facebook erhält jeder Teilnehmer eine eigene Domain (»nutzername.tumblr.com«), und in einer Timeline lassen sich Beiträge von Freunden oder Fremden anzeigen. Es sind also wie bei Facebook, Texte, Bilder, Videos oder Links zu sehen bzw. zu zeigen – allerdings ohne Kommentarfunktion. Besonders beliebt bei Tumblr sind die »gifs« (Graphics Interchange Format), bei denen Bilder, etwa ein kurzes Video, animiert werden; die lassen sich mit einer kostenlosen Bildbearbeitungssoftware leicht erstellen.

Literatur

Statista (2014) Top 10 Soziale Netzwerke nach der Anzahl der Besucher im September 2013 (in Millionen). ► http://de.statista.com/statistik/daten/studie/170467/umfrage/besucherzahlen-sozialer-netzwerke-in-deutschland). Zugegriffen: 02. September 2014

Foursquare

Marc Däumler, Marcus M. Hotze

M. Däumler, M. M. Hotze, *Social Media für die erfolgreiche Arztpraxis,* Erfolgskonzepte Praxis- & Krankenhaus-Management, DOI 10.1007/978-3-642-37073-1_10, © Springer-Verlag Berlin Heidelberg 2015

Weltweit gibt es etwa 20 Millionen Nutzer dieses Social-Media-Angebots, in Deutschland sind es etwa 500.000 Nutzer. Foursquare ist ein lokal ausgerichtetes, kostenloses Angebot, bei dem Mitglieder über Ihr GPS-unterstütztes Smartphone bekanntgeben, wo Sie sich gerade befinden. Dieses »Bekanntgeben« heißt dort »Einchecken«. Die Orte, an denen Sie sich befinden – dort, wo sie eingecheckt sind, – können dann auf einer Skala von 1 bis 10 bewertet werden. Nun können nicht nur Parks bewertet werden oder Restaurants, sondern auch Arztpraxen. Es ist also vergleichbar mit dem Dienst Qype. Laut einer Bitcom-Studie im Jahr 2013 nutzen etwa 1% der Social-Media-User Foursquare. Es empfiehlt sich derzeit also eher das Engagement in anderen Social-Media-Kanälen.

Die übereinstimmende Meinung lautet, dass Foursquare sich noch durchsetzen wird. Der Vorteil, jederzeit, an jedem Ort, per Smartphone erfahren zu können, wo sich in der Nähe gute Orte oder gute Unternehmen (oder gute Arztpraxen) befinden, ist evident.

Serviceteil

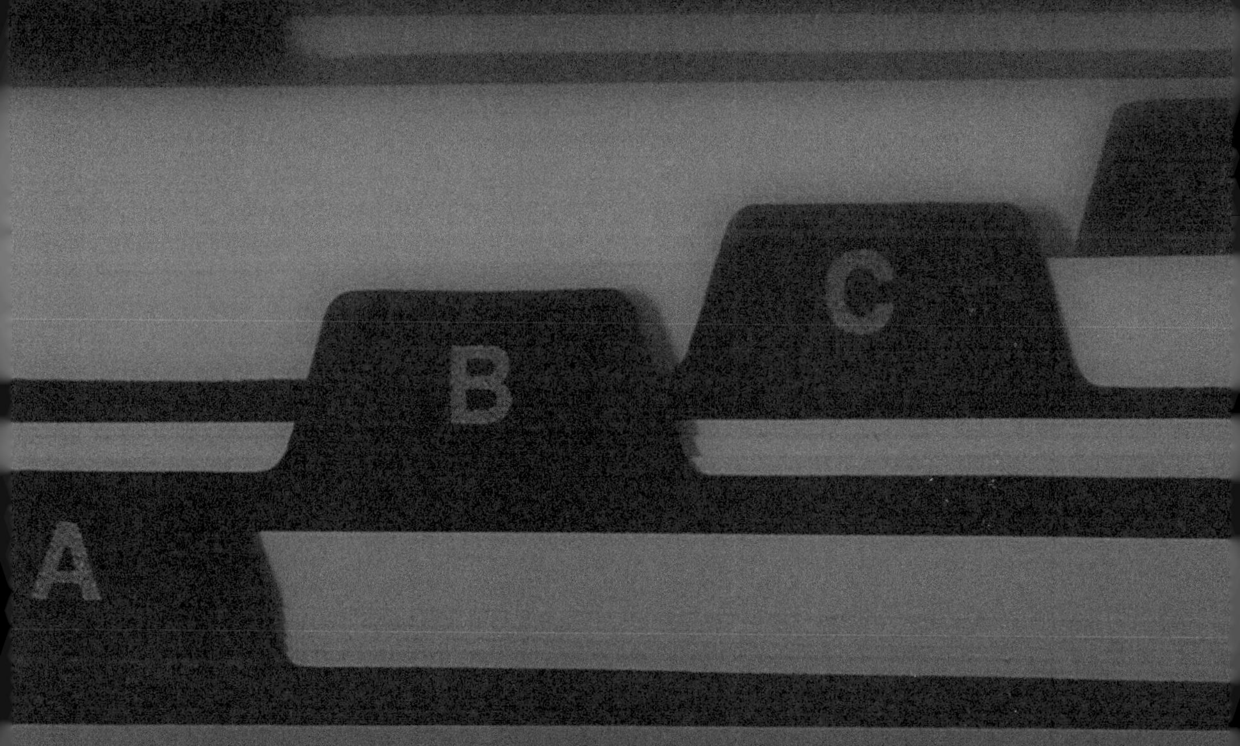

M. Däumler, M. M. Hotze, *Social Media für die erfolgreiche Arztpraxis*, Erfolgskonzepte Praxis- & Krankenhaus-Management, DOI 10.1007/978-3-642-37073-1, © Springer-Verlag Berlin Heidelberg 2015

A Anhang

A1 Bildnisrechte

Bildnisrecht ist nicht gleich Bildnisrecht. Zu unterscheiden sind für die Frage, ob ein Foto für Ihre Seite bei Facebook oder Twitter oder bei sonstigen Social Media verwendet werden darf, ganz unterschiedliche Rechtsmaterien. Um beantworten zu können, ob Sie zum Beispiel das bei einer Behandlung aufgenommene Foto einer Patientin im Rahmen Ihrer Facebookseite verwenden dürfen, stellen sich verschiedene Fragen.

- Urheberrechtliche Fragen: Wer hat das Foto gemacht und ist Inhaber der Urheber- oder Leistungsschutzrechte? Welche Rechte müssen Sie ggf. erwerben, um das Foto wie vorgesehen nutzen zu dürfen?
- Bildnisrechtliche Fragen: Hat die Patientin in Kenntnis der geplanten Verwendung in die Bildnisnutzung eingewilligt? Wie muss eine solche Einwilligung aussehen, um das Recht am Bild und die ärztliche Schweigepflicht sowie das Datenschutzrecht gleichermaßen zu beachten?
- Werberechtliche Fragen: Dürfen Ärzte und Praxismitarbeiter in Berufskleidung zu sehen sein und eine Behandlung des Patienten mit ihrem medizinischen Gerät bildlich dokumentieren?

In der Praxis ist festzustellen, dass sich viel zu wenige Nutzer über diese Fragen ernsthaft Gedanken machen. Dies führt zu einer Vielzahl von rechtlichen Auseinandersetzungen und kostet den (unberechtigten) Nutzer immer Nerven und Geld. Deswegen unterscheiden Sie bitte zunächst immer strikt zwischen dem Recht am Fotomaterial und dem Recht der auf einem Foto Abgebildeten.

Fotografien sind ganz überwiegend urheberrechtlich geschützt – entweder als Lichtbildwerke oder als Lichtbilder, die sogenannten Schnappschüsse. Gehen Sie grundsätzlich zunächst einmal davon aus, dass jedes Foto geschützt ist und es einen Rechteinhaber gibt, der über das Ob und Wie der Nutzung seines Werks entscheiden kann. Dass ein Foto »frei zugänglich« ist, etwa über die Google-Bildersuche, ändert daran nichts – hierdurch werden urheberrechtlich geschützte Inhalte nicht gemeinfrei. Ihre unerlaubte Nutzung erfolgt ganz überwiegend rechtswidrig. Auch kostenlose Bild-Datenbanken verfügen streng genommen nicht über »Freiware« – sie räumen den Verwertern lediglich (kostenlos) begrenzte Nutzungsrechte ein; diese hatte ihnen zuvor der Rechteinhaber übertragen. Auch hier gilt: Prüfen Sie immer, zu welchen Bedingungen Ihnen diese Fotos zur Verfügung gestellt werden – und stellen Sie sicher, dass die von Ihnen konkret beabsichtigte Nutzung hiervon erfasst ist.

Auch bei der von Ihnen vorgenommenen Beauftragung eines Fotografen oder einer kommerziellen Bild-Agentur gilt: Treffen Sie mit Ihrem Vertragspartner eine Vereinbarung, in der Ihnen zeitlich, örtlich und inhaltlich möglichst uneingeschränkt die zur Erreichung des Vertragszwecks erforderlichen Nutzungsrechte eingeräumt werden. Beschreiben Sie mindestens den beabsichtigten Einsatz der Fotos, regeln Sie die Art der Urheberangabe und lassen Sie sich auch das Recht zur Bearbeitung und Unterlizenzierung einräumen. Das brauchen Sie nämlich beispielsweise für Ihre Facebookseite. Eine solche Vereinbarung kann grundsätzlich mündlich getroffen werden; aus Beweisgründen empfiehlt sich aber immer eine schriftliche Dokumentation.

Hiervon unabhängig haben Sie bei Personenaufnahmen das Recht der Abgebildeten am eigenen Bild zu beachten. Eine Nutzung des Bildnisses einer Person ist nur mit deren Einwilligung zulässig, insbesondere wenn eine Nutzung zu werblichen Zwecken erfolgen soll. Nur in ganz seltenen Ausnahmefällen, etwa wenn Personen bloßes Beiwerk sind oder untergeordneter Teil einer öffentlichen Versammlung, kann eine gesetzliche Erlaubnis das Einwilligungserfordernis ersetzen. Achten Sie also auch in diesem Zusammenhang darauf, dass die abgelichteten Personen Ihnen – bestenfalls schriftlich – in Kenntnis des Verwendungszwecks eine Einwilligung in die Nutzung des Fotos erteilt haben. Dies gilt auch für Mitarbeiter und insbesondere Patienten. Beachten Sie insbesondere bei

Minderjährigen, dass hier ausschließlich die Eltern eine entsprechende Einwilligung zugunsten ihrer Kinder erteilen können. In Situationen, in denen Kinderärzte also Darstellungen von Behandlungen mit den kleinen Patienten verwenden wollen, ist insoweit besondere Vorsicht geboten.

Achten Sie also wegen des Rechts am eigenen Bild und datenschutzrechtlicher Bestimmungen darauf, sich vor einer Fotonutzung eine Einwilligungserklärung Ihrer Mitarbeiter und Patienten geben zu lassen. Diese könnte – grob gefasst – wie folgt ausgestaltet werden:

»Hiermit erkläre ich, [Name, Anschrift], mich damit einverstanden, dass [Name der Praxis/des Arztes] die von mir im Rahmen [meines Arbeitsverhältnisses/meiner Behandlung/der Patientenveranstaltung vom …] angefertigten Fotografien zu eigenen Zwecken (insbesondere Öffentlichkeitsarbeit) nutzen und insbesondere unentgeltlich öffentlich zugänglich machen darf, dies insbesondere im Internet und in sozialen Netzwerken wie etwa Facebook, Twitter usw. Die Nutzung darf zeitlich, örtlich und inhaltlich unbeschränkt erfolgen und umfasst im Rahmen des Zwecks der Einwilligung das Recht der technischen Bearbeitung und zur Einräumung einfacher Lizenzen an Dritte.«
[Datum, Unterschrift]

Diese Textfassung ist natürlich sehr knapp und am besten immer an den Einzelfall anzupassen. Insbesondere bei der Ablichtung von Patienten könnte ergänzend klargestellt werden, dass mit der Veröffentlichung auch nach Auffassung des Patienten eine Verletzung der ärztlichen Schweigepflicht oder des Patientendatenschutzes nicht verbunden ist bzw. der Arzt von diesen Verpflichtungen insoweit befreit wird.

Schließlich sind alle Fotos vor Ihrer Verwendung auch darauf zu untersuchen, ob ihr Einsatz zu werblichen Zwecken gegen das Berufsrecht oder das HWG verstößt. Die möglichen Rechtsfragen hierbei sind vielfältig, sodass dies immer eine Einzelfallprüfung voraussetzt. Ganz grundsätzlich: Die Abbildung von Ärzten und Praxismitarbeitern in Berufskleidung sowie die bildliche Darstellung von Krankheiten und von Vorher/Nachher-Vergleichen sind mittlerweile grundsätzlich erlaubt. Zu beachten ist allerdings, dass die Darstellungen nicht in missbräuchlicher, abstoßender oder irreführender Weise erfolgen und zu einer falschen Selbstdiagnose verleiten dürfen. Hiervon unabhängig gilt auch weiterhin das Verbot der Vorher/Nachher-Werbung für operative plastisch-chirurgische Eingriffe, soweit sich die Werbeaussage auf die Veränderung des menschlichen Körpers ohne medizinische Notwendigkeit bezieht. Wenn Sie unsicher sind, konsultieren Sie vor der Foto-Verwendung einen spezialisierten Rechtsanwalt. Das hilft, potentielle Rechtsverletzungen zu vermeiden, und ist im Ergebnis meist billiger.

Anmerkung:
Für das Jahr 2014 hat Facebook eine Änderung im Layout angekündigt. Wann die Umstellung vollständig vollzogen sein wird, war zum Redaktionsschluss des Buches noch nicht bekannt.

A2 Memoliste

Hier sehen Sie die in ► Kap. 1 erwähnte Memoliste (◘ Abb. A.1).

Social Media für die erfolgreiche Arztpraxis	Seite 1

Memoliste

1. Facebook:

E-Mail-Adresse:
Passwort:

Administratoren: ________________ ________________
(Name) (Position)

Facebook-Seiten_ID:

Kreditkartenverbindung:

2. Google+ und Youtube: Google-Konto

E-Mail-Adresse:
Passwort

3. Twitter:

Benutzername oder E-Mail-Adresse:
Passwort:

4. Xing:

E-Mail-Adresse:
Passwort:

Abb. A.1 Memoliste

Stichwortverzeichnis

A

B

C

D

E

F

G

H

I

K

L

M

P

R

S

T

U

V

W

X

Y

Z